食品学（総論・各論）

小島 喜久
渡部 一穂 著

学文社刊

まえがき

　食品は生きるための糧すなわち食糧であり，口に入れる食物でもある。また化学は物質の本質を考究する学問であるから，食品学はこれらの食品の本質を研究していく学問ということになる。
　しかし食品を食糧生産する立場，すなわち，より農学的な立場からみれば食品学は，いわば食糧化学的な色彩を強めるであろうし，食品を食物として調理し消費する立場，すなわち，より家政学的な面からみれば食品学の内容は食物学的なニュアンスを強めるものと思われる。
　従来はより多くの食糧を生産するという面に焦点が注がれ，これを消費する側には余り重点が向けられなかったのが実情であるけれども，今後はこの両者の立場をふまえた食品学の学問体系が発展すべきものと考えている。
　一方化学は種々の専門分野に分かれてきているが，食品を構成する成分からみれば無機物と有機物とになり，食品学は言い換えれば研究対象が食品であるところの無機化学，あるいは有機化学とみることができる。しかし成分相互の関連性からみれば，ほとんどの食品は有機物と無機物との複雑にからみあったものであり，また生物的なものであるから，ただたんに無機化学あるいは有機化学のみで考究していくことはほとんど不可能なことである。
　このような面から考えれば食品学は生物学的な要素，すなわち生物化学的な面をももつ，いわば各種領域にまたがり多方面の学問体系を総合して考究していくべき学問であることも明らかである。
　本書では以上の諸点を考慮して，まず食品を構成する成分を無機物と有機物との両面から述べ，ついでこれらの成分の変化について食物として主要なものをとり上げ，さらに，各個の食品について生物学的な点を考慮してその食品自

体のもつ特色を化学との関連性において述べ，最後に食品添加物について主要な事項をとり上げている。

最近の栄養士養成課程の改編に際し，新たに食品の物性と食品成分表の章を加えて内容の充実を図った。本書は著者が女子大学家政学部および短期大学において講義してきたものを骨子としているが，ひるがえって考えれば，食品学は人間の基本生活である食の基礎学問であるから，広く他の学部，学科の人びと，あるいは社会の人びとにも広くとり上げられ，それらの面で本書が役立てば著者の望外の喜びである。

おわりに遅筆の著者をよく励まし，数々のご助言を頂いた編集部の稲葉由紀子さん，また忙中の間に校正の労をとっていただいた研究室の後藤英子さんに心からなる謝意を表するものである。

1987年　初春

改訂に際して

本書は，1988年に，栄養士養成課程の改編に際して改訂を行ない，13年間版を重ねてきた。その間，1999年（平成11年）12月に「第六次改定日本人の栄養所要量―食事摂取基準」が公表され，さらに，2000年（平成12年）12月には「五訂日本食品標準成分表」が公表された。これを機会に，本書も「食品成分表」の項を大幅に書き改め，同時に「食品学各論」の項の成分表の抜粋を新しいもの（五訂版）に替えて改訂を行った。

この改訂版が，前書にもまして多くの人びとに活用されることを願っている。

2001年　晩秋

著　者

目 次

I 食品の成分

§1 無機成分 …………………………………………………………………… 1
    1.1 水 ……………………………… 1   1.2 無機質 ……………………… 5
§2 有機成分 …………………………………………………………………… 13
    2.1 炭水化物 ……………………… 13   2.2 脂 質 ……………………… 23
    2.3 タンパク質とアミノ酸 …… 34   2.4 ビタミン …………………… 43
    2.5 食品の嗜好成分 ……………………………………………………… 49

II 食品の成分の変化（反応）

§1 炭水化物の変化 …………………………………………………………… 67
    1.1 デンプンの糊化 ………… 67   1.2 デンプンの分解 …………… 69
    1.3 デンプンの酵素による加水分解 …………………………………… 69
    1.4 糖類のカラメル化 …………………………………………………… 71
§2 タンパク質の変化 ………………………………………………………… 71
    2.1 タンパク質の変性 …………………………………………………… 71
    2.2 タンパク質の酵素による加水分解 ………………………………… 73
§3 褐変反応（Browning reaction）………………………………………… 75
    3.1 酵素的褐変 ……………… 75   3.2 非酵素的褐変 ……………… 76
§4 油脂の変化 ………………………………………………………………… 79
    4.1 油脂の酸敗 ……………… 79   4.2 油脂の酸化防止 …………… 81
    4.3 油脂の加熱重合と分解 ……………………………………………… 82

III 食品の物性

§1 食感要素 …………………………………………………………………… 83
§2 レオロジーに関連する諸性質 …………………………………………… 85
    2.1 弾 性 ………………………… 85   2.2 粘 性 ……………………… 86
    2.3 粘弾性 ………………………………………………………………… 88

§3　食品コロイド …………………………………………………88
　　3.1　コロイドの性質 …………88　3.2　コロイドの種類 …………89
　　3.3　主な食品コロイド ……………………………………………89

IV　食　品　成　分　表

§1　五訂日本食品標準成分表の目的及び性格 ……………………94
　　1.1　目　的 ……………94　1.2　性　格 ……………94
§2　収載食品 …………………………………………………………95
　　2.1　食品群の分類と配列 ………95　2.2　収載食品の概要 ………95
§3　収載成分項目 ……………………………………………………96
　　3.1　廃棄率及び可食部 ………96　3.2　エネルギー ………………97
　　3.3　一般成分 …………97
　　　　1) 水分 ………97　2) タンパク質 ……97　3) 脂質 ………97
　　　　4) 炭水化物 ………97　5) 灰分 …………98
　　3.4　無機質 ……………98　3.5　ビタミン ……………99
　　3.6　脂肪酸 ……………103　3.7　コレステロール ……103
　　3.8　食物繊維 …………103　3.9　食塩相当量 …………104
　　3.10　備考欄 ……………104
§4　数値の表示方法 …………………………………………………104

V　食　品　学　各　論

〈食品の種類〉 ………………………………………………………105
§1　植物性食品 ………………………………………………………107
　　1.1　穀　類 ……………108　1.2　いも類 ……………127
　　1.3　豆　類 ……………131　1.4　野菜類 ……………137
　　1.5　果実類 ……………152　1.6　きのこ類 …………163
　　1.7　藻　類 ……………………………………………………166
§2　動物性食品 ………………………………………………………171
　　2.1　肉　類 ……………171　2.2　魚介類 ……………183
　　2.3　卵　類 ……………192　2.4　乳　類 ……………198
§3　嗜好飲料（Beverages）…………………………………………209
　　3.1　茶 …………………209　3.2　紅　茶 ……………212
　　3.3　コーヒー …………212　3.4　アルコール飲料 …213

§4　調味料 ……………………………………………………………………217
　　4.1　み　そ ……………217　　4.2　しょうゆ ………………218
　　4.3　酢 ……………………219　　4.4　化学調味料 ……………220
　　4.5　砂　糖 ……………221　　4.6　ブドウ糖と水あめ ……222
　　4.7　はちみつ …………223　　4.8　食　塩 …………………223
§5　香辛料（Spices and Herbs）………………………………………224
　　5.1　辛味がおもなもの …225　　5.2　芳香をおもにするもの …227

VI　食　品　添　加　物

§1　安全性の基準 ……………………………………………………………231
§2　食品添加物の種類 ………………………………………………………232
　　2.1　甘味料 ………………232　　2.2　着色料 …………………232
　　2.3　保存料と殺菌料 ……233　　2.4　酸化防止剤 ……………236

主な参考書 ………………………………………………………………………238
索　引 ……………………………………………………………………………239

I 食品の成分

§1 無機成分

1.1 水

i 水の性質

　水の1気圧の下での沸点を100.00℃と定め，氷の融点を0.00℃と定め，また密度最大の4℃の水1mlの重量を1gとしている。水の各温度における諸性質は表1のとおりである。

表1 水の性質

水＼温度	0℃	20℃	40℃	60℃	80℃	100℃
蒸気圧(mmHg)	4.58	17.53	55.34	149.5	355.3	760.0
密度(g/cm^3)	0.99984	0.99820	0.99222	0.98320	0.97180	0.9583*
比熱（ジュール/g度）	4.2174	4.1816	4.1783	4.1841	4.1961	4.2156
表面張力（ダイン/cm）	75.62	72.75	69.55	66.17	62.60	58.84
粘性係数 (cP)（センチポアズ）	1.792	1.002	0.653	0.467	0.355	0.282
屈折率（波長 5893Å）	1.3338	1.3330	1.3306	1.3272	1.3230	1.3180
誘電率 ε	87.69	80.08	73.02	66.51	60.54	55.15

　＊ 飽和状態における水の密度　　　　　　　　　　　　　　　（理科年表など）
　　（1気圧の下における水の密度は3.98℃において最大である）

　水は気体では単分子状態であるが，液体では水素結合による二分子状態が多い。水素結合（Hydrogen bond）は一つの分子のなかの水素が他の分子の電気的に陰イオンになりやすい原子との間につくる特殊な結合であるが，水では図のようになり，氷のような固体では水分子はいろいろの会合したかたちで存在する。

　　　　　　　　　　　　　　　H
　　　　　　　　　　　H－O‥‥H
　　　　　　　　　　　　　　　O－H

　したがってこのような特殊な結合があるため水は他の同じようなかたちをし

た液体に比べて比熱，粘性などの物理恒数に異常さがあるばかりでなく溶解性，イオン化傾向などにも違いがある。また0℃で氷の密度は0.917g/cm³，水の密度は0.999g/cm³で約10％の体積変化があり，固体の密度が液体の密度より小さいのは水の特性の一つであるが，これは固体の水分子間の水素結合により会合しているためである。

ⅱ 食品中の水分

食品中の水分は食品の硬軟や消化性，保蔵性などの諸性質に重要な関係があるが，この水分にはつぎの三種類がある。

a) 無機塩類や糖質，有機酸などを溶解している溶媒，またはタンパク質などの高分子化合物の分散媒としての水分。

b) 固体表面に界面現象または毛管現象により薄層状に吸着された水分。

c) タンパク質や多糖類などと水素結合してとりこまれている水分。

ふつう粉砕した食品を100～110℃に加熱乾燥した減量を食品の水分（Moisture）といっているが，このように加熱乾燥や天日乾燥などで簡単に蒸散する水分を自由水（Free water）といい，これにはa)の状態の水分が多い。一方0℃以下に冷却しても凍らない水分が食品中にあり，これを結合水（Bound water）と呼んでいる。これにはc)の水分やb)の水分が多い。加熱乾燥や冷凍乾燥によって自由水や一部のゆるい結合水を除いてしまうか，あるいは食塩や砂糖によって微生物が繁殖などに利用する水分を減らしてしまえば，結合水は微生物には利用できないから食品を保蔵することができる。しかしこのような乾燥食品を湿分の多い環境におけば再び水分を吸収して微生物の繁殖腐敗を受けることになる。

食品を乾燥脱水しても，ふつうは水分含有量2～6％位までで，これ以上脱水すると復水による復元が困難となり，また結合水までの脱水は食品の組織などに悪影響を与えるため，一部の脱水に止めている。

ⅲ 水分活性

食品中の水分はたえず外界の水分含有量（湿度）に応じて吸湿したり乾燥し

たりしているから，動的な立場で食品中の水分を考えるとき従来のようなただ110℃で食品を乾燥したときの減量をその食品の水分含有量とする見方だけでは不充分である。種々の温度で，その食品が外界の湿度に応じてどのような挙動をとるものかに注目したほうがより実際的である。最近はこの考えに基づいて食品の水分活性（Water activity）が問題とされている。いま，ある温度でその食品の示す水蒸気圧をPとし，そのときの水の最大蒸気圧をP_0とした場合$P/P_0＝A_w$を水分活性という。

食品中の水分量をgとし，水分量を除いた固形分の重量をg_0としたときA_wはg/g_0の変数となり，その関係を現わしたものを水分吸着等温線（Water sorption isotherm）という（図1）。さらにこれには吸湿していく状態を示す吸湿曲線（Absorption isotherm）と脱湿していく様子を示す脱湿曲線（Desorption isotherm）とがある。これらの曲線は食品の種類によって異なるのは当然であるが，また同一食品でも図1のように温度によってもそのかたちが異なり，さらに図のように吸湿，脱湿が同一曲線上を往復しないで別々のかたちを示す場合も多く，このような現象を履歴現象（Hysteresis）といっている。

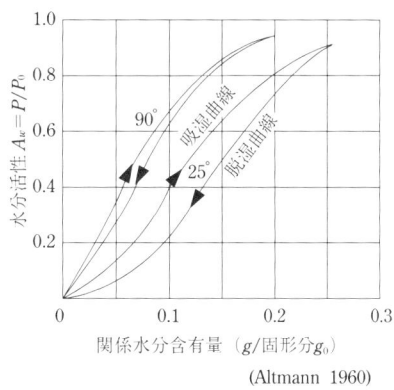

(Altmann 1960)

図1　25℃〜90℃における変性卵白の吸湿曲線

水分活性はその食品の構成成分，あるいは，加工程度，構造組織，気候環境などと密接な関係があり，水分活性の大きいものほど成分の変質や微生物の繁殖を受けやすく食品の保蔵性などに大きく影響する。水分活性は水では1.00となるが，水分の多い野菜，果物，魚介類，肉類では0.98〜0.95となり，よく乾燥した豆類や穀類では0.60〜0.65を示す。ふつうA_wが0.90以上では種々の細菌などにおかされやすく，0.70以下では比較的乾燥に強いカビ類でも生育が極端に遅くなり保蔵性はよくなる。

iv 水とpHの概念

水分子のごく一部はイオンに解離しているが、これを簡単に式で表わすとつぎのようになる。

$$H_2O \rightleftarrows H^+ + OH^-$$

このときの解離恒数 K_T は温度によって変わり、25℃のときの数値は、

$$K_{25°} = \frac{[H^+]\cdot[OH^-]}{[H_2O]} = 1.8\times10^{-16} \tag{1}$$

となる。このときの解離していない水のモル濃度は一定で、

$$[H_2O] = \frac{1000}{18} = 55.5 \text{mol/L}$$

となり、これを式 (1) に代入すればイオン積は、

$$[H^+]\cdot[OH^-] = K_{25}\cdot 55.5 = 1\times10^{-14} = K_w$$

となり、このときの中性の水の各イオンの濃度は、

$$[H^+] = [OH^-] = \sqrt{10^{-14}} = 10^{-7} \text{mol/L}$$

となる。これをわかりやすくするため、

$$pH = -\log[H^+] \text{ あるいは } pOH = -\log[OH^-]$$

とおけば、

$$pH = pOH = \frac{-\log K_w}{2} = 7$$

となり純粋の水は pH＝7 となる。

このように水のなかの水素イオン濃度を表わすのに実用的な水素イオン濃度指数としてpH (Potential of Hydrogen) を用いる。

図2のようにpHの数値が7より小さくなれば水素イオンの濃度は増して酸性となり、7より大きくなれ

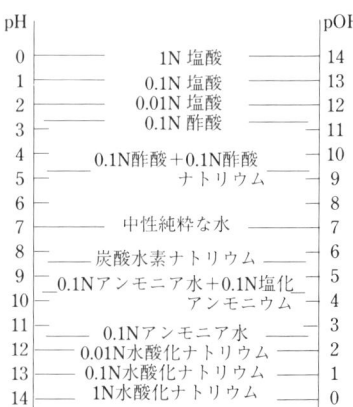

図2 pH尺度表

ばアルカリ性となる。pOHでは逆になるが，ふつうこの方法は使用しない。

　水に溶けている種々のイオンの影響によって，食品はそれぞれのpHを示すが果汁や食品の煮汁は中性から微酸性を示し食用とするものでアルカリ性のものはほとんどない。また食品化学実験などで用いる蒸留水は空気中のCO_2ガスを含むためpH5.8〜6.3ぐらいである。表2のようにpHは温度によって多少変わるがその測定には比色法と電気的測定法とがある。前者は種々なpHで変色する色素を用い，後者は現在ではガラス電極を用いる方法が広く行われている。

表2　各温度による水のK_wとpH値

温度℃	$K_w=[H^+]\cdot[OH^-]$	pH
0	$0.1139\cdot10^{-14}$	7.47
10	0.2920・〃	7.27
20	0.6810・〃	7.08
24	1.000 ・〃	7.00
25	1.008 ・〃	7.00
30	1.469 ・〃	6.92
40	2.919 ・〃	6.77
50	5.474 ・〃	6.63
60	9.613 ・〃	6.51

1.2　無機質（Minerals）

　食品を焼けば初めは有機物が炭化して黒くなり，ついで炭酸ガスとしてなくなりしだいに白くなって灰（Ash）が残る。この灰は食品中のNa，K，Ca，Pなどの各元素の酸化物である。これらの残る元素を食品の無機質と呼んでいる。したがって灰分（Ash content）は食品中の無機質の総量ではなく残る灰の量である。

　動植物体内では無機質は無機物の形で存在することもあるが有機物の一部として存在することも多い。

　人体は表3のように約20種類の元素よりなり，このうち酸素，炭素，水素，および窒素は人体内の水分や有機物を構成して約95％を占め，残りの約5％を無機質が占めている。これらの大半は骨や歯などの硬組織にあり，筋肉中には約1.1％含まれる。各元素のうち表3の銅，マンガン以下の元素のように微量含まれるものは，こん跡（Trace）元素とも呼んでおり表3以外にニッケル，セレンなど数種類のものがある。

表 3　人体を構成するおもな元素

元素名	含有率(％)	元素名	含有率(％)
酸　　　　素（O）	63.0	マグネシウム（Mg）	0.05
炭　　　　素（C）	20.0	鉄　　　　　（Fe）	0.008
水　　　　素（H）	10.0	亜　　　　鉛（Zn）	0.002
窒　　　　素（N）	3.0	銅　　　　　（Cu）	0.00015
カルシウム（Ca）	1.5	マンガン（Mn）	⎫
リ　　　ン（P）	1.0	ヨ ウ 素（I）	⎬ こん跡
カ リ ウ ム（K）	0.25	モリブデン（Mo）	⎬
イ　オ　ウ（S）	0.2	コバルト（Co）	⎭
ナトリウム（Na）	0.15	フッ素（F）	
塩　　　　素（Cl）	0.1		

　各元素のうち酸素，炭素，水素，窒素およびイオウは炭水化物や脂肪，タンパク質からとれるが，これ以外の無機質はそれらを含む食品から摂取しなければならない。しかし人体への無機質の吸収率は一般に低いため，その存在形態や調理方法などを考慮する必要がある。

i　カルシウム（Calcium, Ca）

　酸化物（CaO）は石灰ともいわれ，おもにリン酸カルシウム（$Ca_3(PO_4)_2$）として骨，卵殻，貝殻などをつくり，そのほか牛乳中にはタンパク質と結合したかたちで存在する。その他少量ながら動植物食品に広く分布している。

　しかし食品中のCaの吸収率は悪く，20～30％以下といわれ，とくにほかの成分の影響を受けやすく，たとえば野菜のホウレンソウなどに多いシュウ酸や，穀類に多いフィチン酸，また脂肪からの高級脂肪酸がCaイオンと結合して難溶性の塩をつくり体内への吸収を妨げることになる。人体には約 1 kg含まれ，その99％は骨や歯などの硬組織をつくり，残りが各組織にタンパク質と結合したかたちなどで含まれる。血液中には約 0.01％（100g中10mg）存在する。神経作用や筋肉の収縮，血液の凝固などに関係があり，大人 1 日0.6gを必要とするが発育盛りの小児や，妊婦，授乳婦は多くとる必要がある。また老人には不足しやすい。日光に当たることがCaの吸収や沈着をよくする。

Caの給源としては牛乳やチーズなどの乳製品がよく，これには乳糖が腸内で乳酸となってCaの吸収を良くしている。

一般に不足しがちなため強化食品として小麦粉やみそなどに炭酸カルシウムとして添加することも行われている。

ii リン (Phosphorus, P)

酸化物はP_2O_5であるが，生体内ではほとんど正リン酸（H_3PO_4）のかたちで存在し，広くリン酸塩やリン酸エステルとして生物界に分布している。リン酸塩としてはCaやMgとともに骨などの硬組織をつくるほか，NaやKと種々な塩をつくって細胞の内外に存在して緩衝作用を営み，また浸透圧などを調節している。リン酸エステルとしては核酸，リン脂質，リンタンパク質などに含まれ生体の重要な成分をつくっており，体内の物質代謝にも主要な役割をしている。

食品中には以上のように広く存在するため不足することはまずないが，一般にCaとPの比率が1：1〜2で摂取するのがよいといわれている（人乳，牛乳）。ふつう吸収率は30〜40％であるが，穀類のPはフィチン酸のかたちで含まれるものが多く吸収はあまりよくない。

iii カリウム (Potassium, K) とナトリウム (Sodium, Na)

KもNaも慣用的なドイツ語で呼ばれているがKの炭酸塩K_2CO_3はカリ（加里）といわれNaの炭酸塩Na_2CO_3はソーダ（曹達）ともいう。Kはおもに細胞内液 (Intracellular fluid) 中に塩化物 (KCl)，リン酸塩 (K_2HPO_4)，炭酸塩 (K_2CO_3, $KHCO_3$) のかたちで存在し，Naは細胞と細胞との間隙などにある細胞外液 (Extracellular fluid) 中にKと同じような塩をつくって存在する。それぞれ生体の酸，アルカリ平衡や細胞の浸透圧を調節している。そのほかKとNaは筋肉の収縮や神経の伝達にも関係している。

ふつうの食品ではKがNaよりも多く，表4のように動物性食品ではKはNaの3〜5倍，植物性食品では10〜20倍含まれ，とくに野菜や果物ではKが圧倒的に多い。Naはふつう食塩 (NaCl) としてとることが多い。

表 4　おもな食品中の無機質

(mg/100g (生))

	米	小　麦 (セモリナ)	トマト	牛　肉 (赤身部分)	た　ら (肉部)	牛　乳
Na	6	12	3	61	100	50.0
K	110	177	290	350	360	150
Ca	4	18	13	7	15	120
Mg	13	32	11	20	21	12
Fe	0.5	1.0	0.4	2.1	0.5	0.05
Cu	0.06	0.15	0.10	0.14	0.10	0.02
P	100	110	21	180	240	95
S	78	92	11	190	210	30
Cl	27	71	51	59	120	95
Zn	1.3	—	0.2	4.3	0.5	0.35
塩基度(+) 酸　度(−) (ミリバル)	−7.6	−6.7	+5.6	−18.5	−16.2	+2.7

(The Composition of Food (1978))

iv　塩素 (Chlorine, Cl)

すでに K や Na のところで述べたようにこれらの塩化物が生体内にあるが，とくに胃から分泌される胃液中に HCl のかたちで存在する。また汗のなかに NaCl として含まれている。

食品中には少量ながらほとんどすべてのものに含まれるが，ふつう食塩のかたちでとることが多い。また食塩の使用量の多い加工食品のみそ（味噌），しょうゆ（醤油），つけもの（漬物）などをとるわれわれは1日約15g以上もとっており過剰気味で，最近40歳以上の人の高血圧などの予防法として食塩をなるべく制限し，現在の半量（7〜8g）まで減らすことが推奨されている。

NaCl の1日の所要量は0.5〜5g位となっているが，汗をかく夏期の運動や重労働のときには多くなる。

v　マグネシウム (Magnesium, Mg)

Mg の酸化物（MgO）は苦土というが，人体では約30g含まれている。その大部分（70%）はリン酸塩，炭酸塩のかたちで Ca とともに骨格をつくっている。そのほか筋肉，神経などすべての軟組織中に存在し，種々の酵素の作用を

活性化し，また神経の刺激作用に関係している。人の血清中では100ml中約2mg含まれ，その1/3がタンパク質と結合している。血清中のMgの濃度が低下するとけいれんをまねくといわれている。Mgはまた植物のクロロフィル（Chlorophyll，葉緑素）の中心にあってわれわれの生命にたいせつな光合成を行っている。

一般に穀類，豆類，魚肉，野菜，海藻類に多いが，最近不足が指摘されている。ふつう1日0.32gが必要といわれている。

vi 鉄 (Iron, Fe)

酸化鉄（Fe_2O_3）は赤鉄鉱としても存在している。鉄は人体では約5g含まれ，その60〜70%は赤血球のヘモグロビン（Hemoglobin）中にあって酸素を運ぶ重要な役割をしている。10%は筋肉色素のミオグロビン（Myoglobin）中にあって酸素の貯蔵所となっている。また約1gがフェリチン(Ferritin)やヘモシデリン(Hemosiderin)などの鉄タンパク質複合体のかたちで肝臓，脾臓，骨髄に貯えられている。さらに細胞中の酸素呼吸酵素シトクロム(Cytochrome)や，酸化酵素ペルオキシダーゼ（Peroxidase），カタラーゼ(Catalase)などは鉄を含むタンパク質である。広く皮膚，毛髪，汗などに存在する。

人では皮膚や腸粘膜などの外表面がはがれることにより1日約1mgの鉄を失っており，さらに女性は毎月血液を失うから男性の約2倍量（60mg）の鉄を1ヵ月に失うことになる。これを補わなければ貧血（Anaemia）におちいる。このため10倍の10mgの鉄を含む食事を毎日とる必要がある。これは鉄の吸収が10%位しか行われないためである。ふつう二価のFe^{2+}イオンのかたちで吸収されるため，食品中に多く存在する三価のFe^{3+}を還元する必要があり，野菜や果物のビタミンCが鉄の吸収率をよくするのはこのためである。穀物に多いフィチン酸やリン酸は難溶性の塩をつくり吸収を悪くする。なお大人でも2mlの血液を失えば1mgの鉄を失うことになるから注意する必要がある。

肉類ことに肝臓に多く，その他卵黄，魚介類，豆類，ホウレンソウ，しそ葉，海藻などに比較的多く含まれ，また鉄鍋などから出る鉄も吸収されるという。

vii 亜鉛（Zinc, Zn）

軟膏に使う亜鉛華は酸化亜鉛（ZnO）であるが，亜鉛はすべての組織に含まれ，ことに生殖器の卵巣，睾丸に多く，とりわけ前立腺に多く含まれる。最近の報告では男性の生殖器の発育や毛生に関係があり，また欠乏すると味覚障害をおこす。膵臓から分泌されるホルモンのインスリン（Insulin）やカルボキシペプチダーゼ（Carboxypeptidase）などの酵素のなかにも含まれている。

穀類，豆類，肉類などほとんどすべての食品に微量ながら含まれているが，貝のカキ（0.3%）には多く，そのほか牛肉，パセリー，サラダ菜，牛乳に比較的多い。ふつうは不足することはない。

viii その他の無機質

(a) イオウ（Sulfur, S）

イオウはおもにタンパク質を構成するアミノ酸のメチオニン（Methionine），シスチン（Cystine），システイン（Cysteine）のいわゆる含硫アミノ酸のなかに含まれている。またわずかながら硫酸イオンのかたちで軟骨に多いコンドロイチン硫酸（Chondroitinsulfuric acid）や腎臓などに含まれるタウリン（Taurine）中にある。ビタミンB_1（Thiamin）にも含まれイオウの役割はそれぞれの化合物によって行われている。

$NH_2CH_2CH_2SO_3H$
タウリン

(b) 銅（Copper, Cu）

人体のすべての組織に含まれ，全身で100mg位となる。またチロシナーゼ（Tyrosinase）などの酵素のなかにある。

銅は鉄の造血作用を助け，鉄の$\frac{1}{10}$位の1.8 mgが必要とされているが日常の食事で充分に摂取できる。薬品などで過剰にとるのはかえって有害である。

軟体動物のイカ，タコ，貝類に比較的多く，パセリーにも多い。

(c) 微量元素（Trace elements）

銅以下の含有量が100万分の50以下のものをこん跡あるいは微量元素として取扱っているが，このなかにはいまだ生理作用の明らかでないものも多い。

(1) マンガン（Manganese, Mn）は肝臓，腎臓などの内臓に含まれ，その

ほか毛，骨などの組織に広く含まれている。酵素のアルギナーゼ（Arginase）などの活性化に必要なものである。人では欠乏症状は起きていない。抹茶（茶葉），シジミに比較的多い。

(2) ヨウ素（Iodine, I）はおもに甲状腺ホルモンのなかにあり，これが不足すると甲状腺腫になるが，海藻を食べる日本ではこの病気はみられない。しかし内陸部の多いアメリカやロシアなどでは法律で食卓塩にヨードカリウムを混ぜてこの病気を予防している。

(3) モリブデン（Molybdenum, Mo）は酵素のキサンチンオキシダーゼ（Xanthine oxidase）系のなかにみられるが生理作用は不明の点が多い。肝臓，腎臓，豆類に含まれ不足することはない。多量はかえって有害である。

(4) コバルト（Cobalt, Co）はビタミンB_{12}のなかに含まれ，造血作用に関係がある。人体では約80μg（マイクログラム，100万分の1g）含まれるがほとんどこのビタミンによる。肝臓に比較的多く，植物性食品にはほとんど含まれていないが，腸内細菌がCoからビタミンB_{12}を合成するという。

(5) フッ素（Fluorine, F）は動植物に広く分布し，とくに歯や骨に含まれほうろう質を固くするといわれ，飲料水などに1ppm位入れて虫歯の予防に用いられたが1.5ppm位になるとかえってほうろう質が侵されるため現在は余り用いていない。飲茶に含まれている。

以上のほかアルミニウム（Al），ニッケル（Ni），ケイ素（Si）など数種類のものが知られているが，いまだ生理作用などは不明である。

ix 無機質（重金属）による食品の汚染

上述した無機質は人体を構成するおもなものであるが，これらの無機質中重金属に属するFe，Cu，Zn，Coでも薬品などで過剰にとればもちろん有害である。まして有毒な重金属である水銀（Hg），鉛（Pb），カドミウム（Cd）などが食品に混入してくることは極力避けなければならない。最近工場廃水などに含まれるこれら重金属が永続的に河川や内湾を汚染し，魚介類などを経て人間の口に入り悲惨な事態を生じていることは周知の事実である。

一般に，これら重金属類は有用な金属類も含めて植物体では種実の部分に，動物体では肝臓などの内臓や脳髄に集まりやすく，ことに無機質の宝庫といわれる魚介類には集積しやすい。したがって田畑や河川，内湾などがこれら重金属で汚染された場合，食品によってはいちじるしく汚染されることを考慮しなければならない。

x 食品の塩基度（アルカリ度）と酸度

食品の塩基度とは食品100gの灰分を中和するのに必要な一規定酸のml数をいう。逆に酸が多くて中和に一規定アルカリ溶液を用いるときは酸度という。単位はミリグラム当量（Millival）となり，塩基度は＋，酸度は－で表わし（表5参照），その食品を塩基性（アルカリ性）食品，あるいは酸性食品という。

一般に表4のように，肉類，魚介類，穀類にはSやPが多く，SO_4^{2-}やPO_4^{3-}となって酸性の強い食品となり，果物類や野菜類にはKやMgなどが多くて塩基性を示す。なお酸味の強いミカン，レモンなどの柑橘類

表 5　食品類の塩基度および酸度

塩基性食品（＋）	酸性食品（－）
海藻類　10～20	獣鳥肉類　10～20
果物類　5～10	魚介類　10～20
野菜類　5～12	穀　類　5～10
きのこ類　5～7	豆　類　1～3

の酸性はクエン酸などの有機酸によるもので燃焼すれば炭酸ガスと水とになり灰分とはならない。人間の正常血液はpH 7.34～7.39の微アルカリ性に保たれており，野菜類をとれば余分なアルカリ性物質が排泄されて，尿はアルカリ性に傾き，肉類をとれば酸性に傾くがこのpHは変わらない。したがって日常の食事では問題はないが，酸中毒症のような病気のときは酸性食品にかたよらないように注意する必要がある。

しかし食品の酸度，アルカリ度といっても一応の目安に過ぎない。これは上述したように食品を焼いて残った灰についての酸性，またはアルカリ性のことであって，食品中の無機質の形態や調理方法などによって人体の吸収率は異なり，またそのまま糞中に排泄されてしまう場合も多いからである。したがって無機質の栄養を考えるとき以上のことを考慮する必要がある。

§2 有機成分

2.1 炭水化物（Carbohydrates）

炭水化物は主にC, H, Oの三元素よりなり一般式$C_m(H_2O)_n$で示されるため炭素と水の結合した炭水化物，または含水炭素とも呼ばれているが分子中に水が含まれているのではなく，最近ではタンパク質（Proteine），脂質（lipid）に対応して糖質（GlycideまたはGlycan）と呼ぶこともある。食品化学では人体でカロリー源とならないセルロースなどの食物繊維も植物性食品の成分としては大きな比重を占めるので五訂成分表では，炭水化物を食物繊維を含めた総量とし，食物繊維を別項目としている。

1) 炭水化物の構造

炭水化物は構造上分子内に少なくとも1個のカルボニル基（アルデヒド基－CHOまたはケトン＝CO基）と2個以上のアルコール性水酸基（－OH）をもつ化合物，あるいはその縮合体と定義されている。ふつうつぎのように分類する。

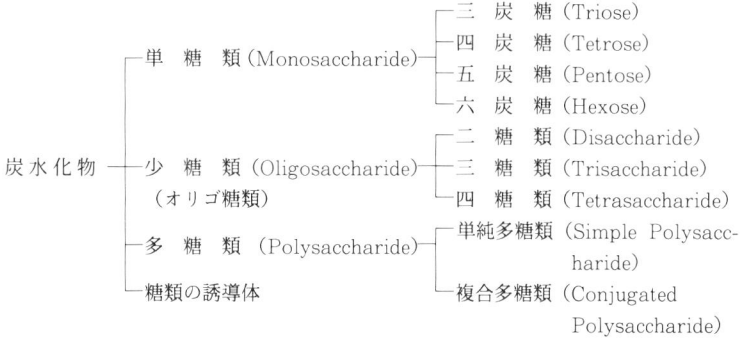

このうち単糖類はもっとも簡単な構成単位の糖で，加水分解を受けないが，少糖類は加水分解で比較的少数（9個以下）の単糖を生ずるもので，多数の単糖を生ずるものが多糖類である。

i　D系とL系（立体異性）

単糖類はカルボニル基の種類によってアルドース（Aldose）とケトース（Ketose）に分けるが，もっとも簡単な三炭糖はアルドースのグリセルアルデヒドとケトースのジオキシアセトンである。

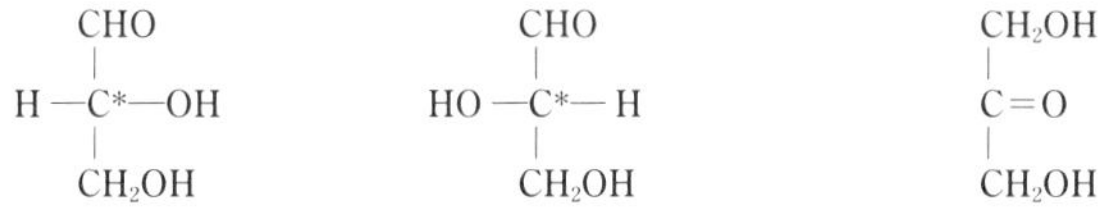

```
      CHO                CHO              CH₂OH
       |                  |                |
   H—C*—OH           HO—C*—H             C=O
       |                  |                |
      CH₂OH              CH₂OH            CH₂OH
  D-グリセルアルデヒド    L-グリセルアルデヒド    ジオキシアセトン
```

このうちグリセルアルデヒドは不斉炭素原子1個をもつため異性体2個が存在し，この炭素原子に対し図のようにOH基が右側につくものをD-(dextro)，左側にあるものをL-(laevo) 系とする。またこの二つは実体と鏡像との関係になるため対掌体（Antipode）といわれる。図3（15ページ）のようにFisherの表示様式によりD-グリセルアルデヒドから導かれるD系のアルドースを示す。これらの糖には合成はできるが天然にはいまだ見出されないものもある。天然に存在する糖はD系のものが多い。同様にジオキシアセトンから導かれるD系列のケトースがある。

ii　炭水化物の環状構造

アルデヒド基やケトン基は水酸基と反応してヘミアセタールやアセタールを形成するがこれを図4のようにグルコースでみると−CHOが5位の炭素原子(C-5)につく−OHと反応すれば六員環（A）をもち，C-4のOHと反応すれば五員環（B）の構造をもつヘミアセタールを生ずる。この六員環をもつ糖をピラノース（Pyranose），五員環をもつ糖をフラノース（Furanose）という。

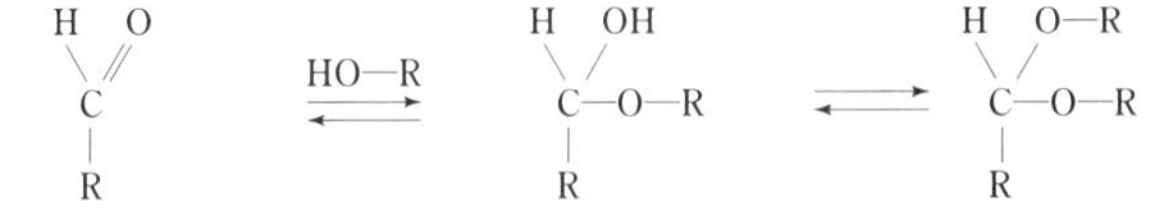

```
    H   O                     H  OH                H  O—R
     \ //         HO—R         \ /                  \ /
      C          ⇌              C—O—R       ⇌        C—O—R
      |                         |                    |
      R                         R                    R
    アルデヒド                ヘミアセタール            アセタール
```

この場合アルデヒド基をつくっていた炭素原子に新しく水酸基がつくのでこの炭素原子はあらたに不斉炭素となり2個の異性体を生じ，グルコピラノース

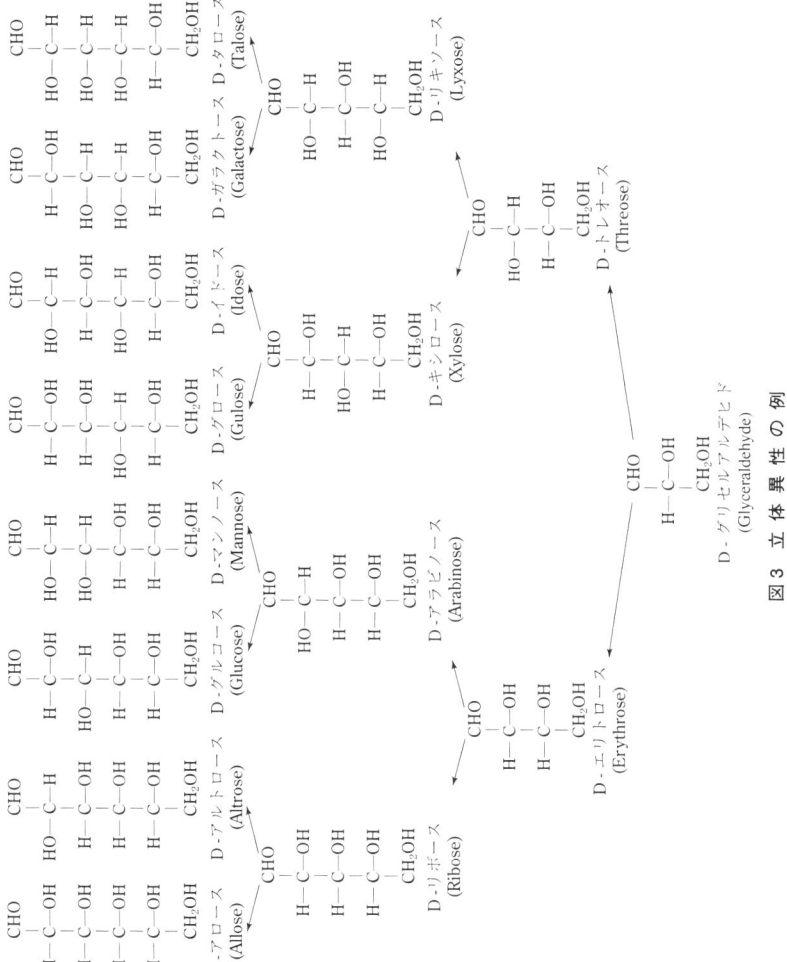

図3 立体異性の例

では図のように α と β 型とを生ずる。この異性体を光学異性体（Optical isomer）と呼び，一般に糖の水溶液ではこの α，β 型が環の開いたアルデヒド形をはさんで平衡を保っている。

ふつうの結晶グルコースは α-D-グルコピラノースであるが，これを水に溶かすと最初比旋光度（$[\alpha]_D$）は $+112°$ を示すが，しだいに下がり $+52.7°$ で

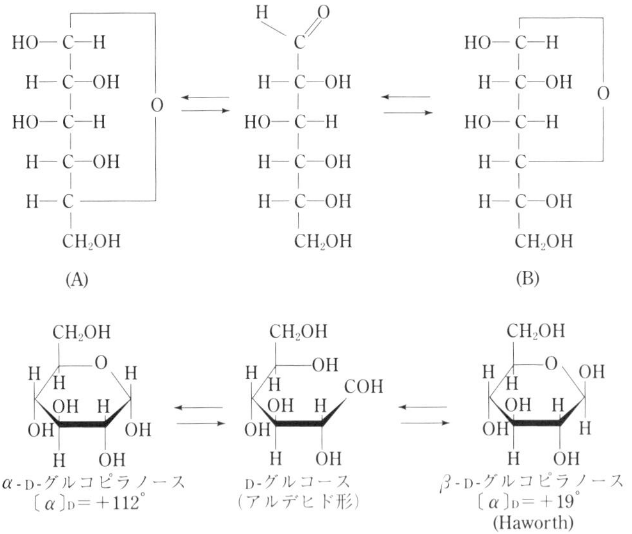

図 4　D-グルコピラノースの平衡状態

一定となる。この現象は変旋光（Mutarotation）といい，αとβ型の比が36：64の所で平衡に達している。この変旋光に応じて単糖類の甘味も変化する。

iii　配糖体（Glycoside）

上述したようにアルドースの（C-1）のOHあるいはケトースの（C-2）につくOHは，糖のほかのOHと異なり反応性に富むので配糖体OH（グリコシドOH）といい，この水酸基がほかの糖や色素化合物の水酸基などと脱水エーテル状に結合して配糖体を生ずる。配糖体は天然に多数存在するが，その非糖質部分をアグリコン（Aglycon）という。

2）炭水化物の種類

i　単糖類（Monosaccharide）

食品中に存在する単糖類としては六炭糖がもっとも多く，ついで五炭糖で三，四炭糖はほとんど見当らない。

（a）六炭糖

（1）　グルコース（D-Glucose, dextrose, ブドウ糖）　　天然に遊離，または

結合形としてもっとも広く存在する糖で，遊離の状態ではブドウなどの果物に多く，ふつうデンプンを加水分解してつくる。

生物はグルコースをエネルギー源に利用し，人間の血液中に血糖として0.08〜0.1%含まれる。甘味料に使用される。結合状態ではショ糖などの少糖類やデンプン，グリコーゲン，セルロースなどの多糖類に含まれる。

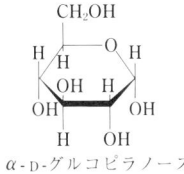
α-D-グルコピラノース

(2) フルクトース（D-Fructose, levulose, 果糖） グルコースとともに広く分布し，遊離の状態では果物や蜂蜜に多い。結合形のときはフラノース形であるが遊離の状態ではフラノースとピラノースの両型が存在する。溶液の旋光度が左旋性（—）を示すのでレブロースともいわれる。甘味が強く甘味料として使われ，ショ糖やイヌリンを加水分解したり，グルコースを化学的あるいは酵素的に異性化してつくる。

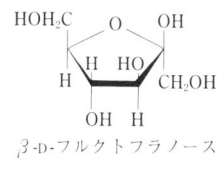
β-D-フルクトフラノース

(3) ガラクトース（D-Galactose） ふつう結合したかたちで乳糖，ペクチン，海藻中のガラクタンなどに存在する。体内ではグルコースとなって利用される。甘味はほとんどない。

(4) マンノース（D-Mannose） 遊離の状態ではほとんど存在せず多糖類のコンニャクマンナンの成分として存在し，また，植物の色素配糖体として広く存在する。

(b) 五炭糖

(1) キシロース(D-Xylose, Wood sugar, 木糖) 遊離の状態でなく木材やわらなどの木質化した部分に結合したかたちのキシランとして存在している。これらを加水分解し

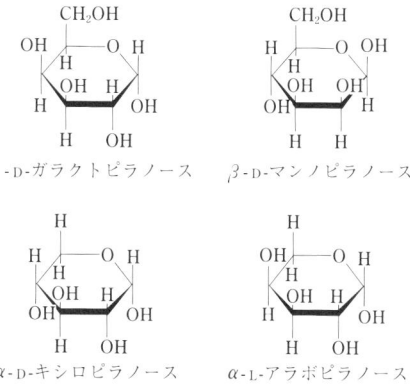
α-D-ガラクトピラノース　β-D-マンノピラノース

α-D-キシロピラノース　α-L-アラボピラノース

てつくられ，木糖ともいわれる。

(2) アラビノース（L-Arabinose） 植物ゴム中のアラバンを構成する糖で植物中のペクチンと共存することが多い。松や杉などの心材中には遊離状態でも存在する。

(3) リボースとデオキシリボース（D-RiboseとD-Deoxyribose） それぞれ動物や植物細胞中のリボ核酸（RNA）とデオキシリボ核酸（DNA）の構成成分である。

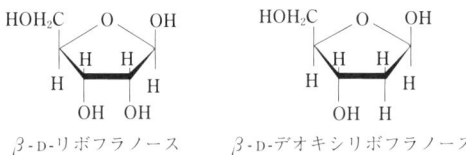

β-D-リボフラノース　　β-D-デオキシリボフラノース

ii 少糖類 (Oligosaccharide)

単糖類が2～9個グリコシド結合でつながったもので，それぞれ二糖，三糖，……などという。還元性を示すものと非還元性のものとがあり，食品中では二糖類がもっとも多く，三糖や四糖類は少なく特殊なものである。

(1) スクロース（Sucrose, saccharose, cane sugar, ショ糖） 果物，花蜜など植物界に広く存在し，工業的にサトウキビ（甘蔗，カンショ）やサトウダイコン（甜菜，テンサイ）からつくる。サッカロースとも呼ばれ，強い甘味をもち甘味料として世界でもっとも広く用いられている。日本で砂糖とい

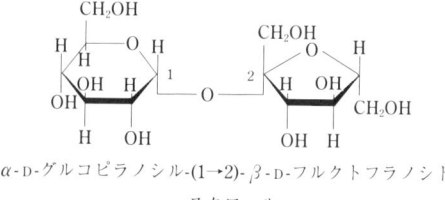

α-D-グルコピラノシル-(1→2)-β-D-フルクトフラノシド
スクロール

えばショ糖をさすが，これには種々の純度のものがある（各論参照）。グルコース，フルクトースとの両者のグリコシド性水酸基で相互に結合しているので還元性は示さない。また変旋光も示さないので甘味に変化がなく甘味度の標準ともなっている。酸や酵素（Invertase）で加水分解すると，グルコースとフルクトースを生じ旋光度が右旋性（＋66°）から左旋性（－20°）に転換するため

この変化を転化（Inversion）といい，その生成物を転化糖（Invert sugar）という。甘味はスクロースより強くなり結晶も析出しがたくなるので菓子製造などに用いられる。また蜂蜜は花蜜のスクロースが蜂蜜の酵素により分解した転化糖が主成分である。

(2) マルトース（Maltose, 麦芽糖） 植物の根などに広く分布する。とくにオオムギを発芽させた麦芽中の酵素アミラーゼによりデンプンを加水分解してつくる飴のなかには多く存在する。酸または小腸の酵素マルターゼにより加水分解されて2分子

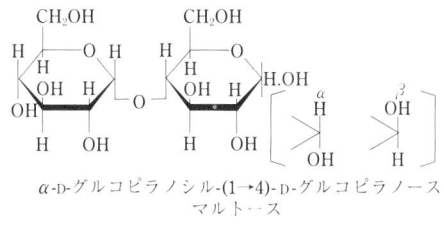

α-D-グルコピラノシル-(1→4)-D-グルコピラノース
マルトース

のグルコースとなる。甘味があり還元性を有する。二つのグルコースが α-1,4 結合でつながったもので α-マルトースと β-マルトースとがある。

(3) ラクトース（Lactose, 乳糖） 哺乳動物の乳汁中にのみ存在する。牛乳中には約4.5％，人乳中には約6.7％含まれ小腸の酵素 β-ガラクトシダーゼによりガラクトースとグルコースとに分解される。甘味はほとんどなく還元性を有する。α-ラクトースと β-ラクトースとがあり体温では α と β とが 2：3 の比で存在している。チーズ製造のとき生ずるホエイ（whey）からつくる α-ラクトースがふつうであるが，これを高温から結晶化すると β-ラクトースが得られる。両者とも粉乳などに使用され，β-ラクトースの方がやや水にとけやすく乳児

β-D-ガラクトピラノシル-(1→4)-D-グルコピラノース
ラクトース

の腸内では悪性発酵や下痢の原因にならないという。

(4) その他の少糖類　二糖類としてはデンプンを酸で加水分解するとき生ずるイソマルトース（Isomaltose）やゲンチオビオース（Gentiobiose），セルロースの加水分解のとき生ずるセロビオース（Cellobiose），菌類中に含まれ，また

ブドウ糖製造のときに生ずるトレハロース(Trehalose), カカオ豆などに含まれるメリビオース(Melibiose)などがある。三糖類, 四糖類としてはデンプンの加水分解のとき生ずるマルトトリオース(Maltotriose), セルロースの分解物中のセロトリオース(Cellotriose), ダイズや甜菜などに広く分布するラフィノース(Raffinose)などの三糖類や, やはりデンプン, セルロースの加水分解中にみられ四糖類のほか豆などに含まれるスタキオース(Stachyose), トマト中にみられるリコテトラオース(Lycotetraose)が知られている。

iii 多糖類 (Polysaccharide)

単糖類またはその誘導体がグリコシド結合により多数つながったもので, 一般に天然に見出される多糖類は構成糖数(残基数)が100〜1,000個位のものが多く, これを多糖類の重合度(Degree of polymerization)という。そのうち加水分解で糖質のみを生ずるものを単純多糖, 糖質以外の成分をもったものを複合多糖といい, また一種類の単糖よりなるものを均一多糖, 二種類以上の単糖からなるものを不均一多糖という。その分子構造も直鎖状のものや枝分れした分岐状のものなどがあり, その種類は多種多様である。

動植物界に広く分布しデンプン, グリコーゲンのように生物のエネルギー源となるものやセルロース, ヘミセルロース, ペクチンなどのようにおもに植物組織の骨格材料となるもの, また粘質多糖のように保護, 湿潤などの種々の機能をもつものもあり食品としても重要な成分である。

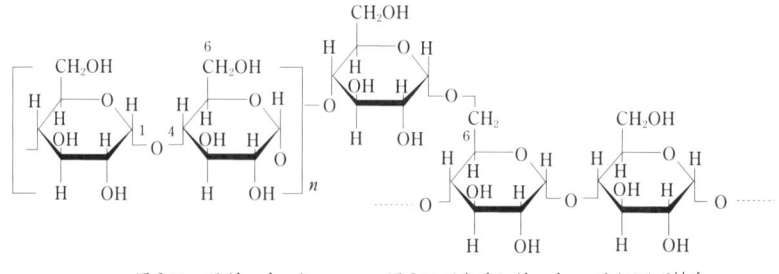

アミロース(Amylose)　　アミロペクチン(Amylopectin)の1,6結合

(1) デンプン（澱粉, starch） 植物の根，種子，果実などにエネルギー源として貯蔵されるもので比重1.6と重く冷水にとけない性質を利用して穀類やいも類から粉砕沈殿してつくる（澱粉）。

デンプン粒の大きさ，形状，性質は原料植物の種類，品種などによって異なり，約200倍の顕微鏡下でそのままか，あるいは淡いヨウ素液で青紫色に染めて観察すればデンプン原料を判別できる。デンプン粒子内ではグルコース分子がα-1,4結合したものが6個で一つの輪をつくりこれがラセン状の長い鎖をつくった分子量100万位のアミロース（Amylose）とα-1,6結合で枝分かれした分岐状のアミロペクチン（Amylopectin）の分子量600万位のものとが規則正しく配列してミセル（Micell）をつくる。ふつうのデンプンはアミロース20％，アミロペクチン80％位のものが多い。モチゴメ，モチトウモロコシなどはアミロペクチンのみからなり，反対にアミロースを80％も含むトウモロコシデンプンもある。ふつうは微量の共雑物として脂肪酸や無機塩を含み，デンプンの触感や糊化状態に影響している。デンプンはそのまま広く食品工業のみならず工業原料としても使用され種々の加工品がある。食品に使用されるものとしては水と加熱して低粘度の溶液となる可溶性デンプン，糊化したデンプンを乾燥してつくったα-デンプン，リン酸をエステル結合させたリン酸デンプン，カルボキシメチル化したデンプンなどがあり，おもに増粘剤として使用されている。なおデンプンの糊化などについては成分の変化のところで述べる。

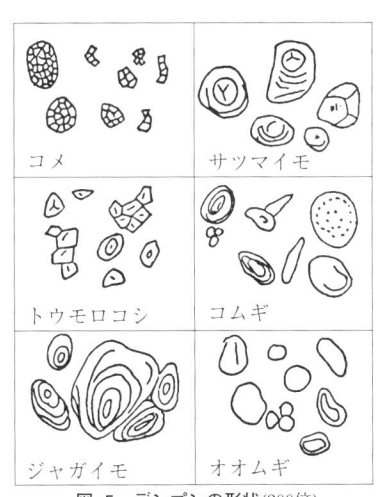

図5 デンプンの形状(200倍)

(2) グリコーゲン（Glycogen） 動物に貯蔵されるエネルギー源で筋肉，肝臓などに多いが動物の死後急速に消費されるため一般の食肉中には少ない。酵

母や菌類にも含まれる。構造はアミロペクチンに似て枝分れが多く分子のかたちは球状に近く，水に分散してコロイド状となる。ヨウ素反応は赤—褐色を呈する。

(3) セルロース（Cellulose，繊維素）　植物の細胞壁の主成分で自然界でもっとも多量に存在する多糖である。ほとんど純粋のセルロースとみられる綿毛は衣料に，また木材から分離精製されたものは紙などの工業原料として広く利用されている。グルコースがβ-1,4結合した直鎖状の高分子化合物で哺乳動物ではこれを分解する酵素（セルラーゼ）をもたないため消化吸収してエネルギー源として直接には利用できない。しかし少量は便秘を防ぐ効果もあり，一部は腸内微生物によって分解され有機酸，メタンガス，炭酸ガスなどを生ずる。セルロースのカルボキシメチル誘導体（CMC）は糊料として用いられ，一部は食品添加物として使用が許

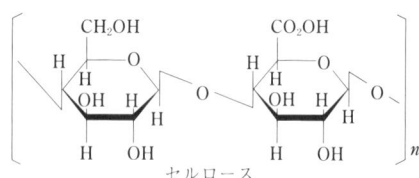
セルロース

可されている。なおウシ，ヒツジなどの反芻動物の胃中にはセルロースを分解する微生物が共生してこれを利用している。

(4)　コンニャクマンナン（Glucomannan）　コンニャクイモの主成分のグルコマンノグリカンでグルコースとマンノースの比が1：2を示しβ-1,4結合が主体のものである。石灰で固めてこんにゃくとして食用にするが栄養価はほとんどない。

(5)　その他の多糖類（植物性）　以上の多糖のほか果実に含まれてジャムなどの原料となるペクチン（ペクチン質）や食品に粘稠性を保持するために使用する植物ガムなどの粘質物，および海藻からつくられる多糖が加工食品に使われるおもなものである。動物性多糖はほとんどが加工食品には使われない。

a）　ペクチン（Pectin）　ペクチン質ともいわれガラクトースの酸化により生ずるガラクチュロン酸の一部がメチルエステル化したものがα-1,4結合により重合したもので果実や野菜の茎などに含まれる。セルロースなどと結合して水に

不溶性のプロトペクチンとなり細胞間隙をうずめ保護作用をしていると考えられる。リンゴの粕や柑橘類の果皮からもつくられペクチンを含む果汁を酸性（pH 2～3.5）でショ糖50％以上加えて煮つめるとゼリー状に固まる性質があるためジャム，ゼリーなどの製造に用いられる。

　b)　植物ガム（Gum）　種々の単糖類の結合した不均一多糖または種々の単糖類の誘導体を含む複合多糖で粘稠性があり，最近の食品に多いゲル状の安定剤として使用されている。おもなものとしてはアカシヤの樹皮に含まれるアラビアガム（Gum arabic），特殊な植物の浸出液からつくるカラヤガム（Karaya gum），トラガカンガム（Gum tragacanth），グアーガム（Guar gum）などがあり，加工食品の物性改良剤として用いるが栄養価はない。

　c)　海藻の多糖類　テングサなどの海藻からつくる寒天（Agar-agar）は加熱して1～2％の水溶液をつくり，冷やすとゼリー状に固まる性質があり，日本では古くから利用されている。主成分はガラクトースが重合したガラクタンの硫酸エステルでCaやMgと塩をつくっている。

　またアルギン酸（Alginic acid）は褐藻に含まれマンノースの酸化したマンヌロン酸などの重合体で，ナトリウム塩がアイスクリームなどの安定剤として用いられている。そのほか紅藻からつくられるカラギーナン（Carrageenan）がある（海藻の項参照）。

2.2　脂　質（Lipids）

1)　脂質の性質

　脂質は動植物に広く分布する有機化合物で大部分は C，H，O の三元素よりなるが，このほか P, N, S を含むものもあり，ふつう水に不溶でエーテル，クロロホルム，ベンゼンなどの有機溶媒に溶けるため炭水化物やタンパク質を含む動植物組織から比較的簡単に抽出分離することができる。この抽出したもの

を粗脂肪または脂質といい，その主体をなすものを油脂（Oils and fats）といい，室温で固体のものを脂，液体のものを油という。油脂を水酸化ナトリウムなどのアルカリで加水分解すると，脂肪酸のナトリウム塩（石けん）とグリセリンとに分解されて水に溶解するが一部分は分解されずに残る。この加水分解をケン化（Saponification）といい，残る不ケン化物中にはステロール，ビタミンなどが含まれる。したがって脂質は大部分がグリセリンと脂肪酸とがエステル結合したトリグリセリドであるが，これを純正脂肪（中性脂肪）といいNなどをもつリン脂質などをリポイド（Lipoid 類脂質）という場合がある。脂質は食品としてつぎのような特徴をもつ。

1) 1gに9kcalの高エネルギーをもつ，したがって同カロリーの糖質，タンパク質より量が少なくて済む
2) 胃に滞留する時間が長く空腹感が起こりにくい
3) 食品の口あたりを滑らかにし独特の風味を与え，調理法に変化を与える
4) ビタミンA, D, E, Kや必須脂肪酸が含まれる

2) 脂質の種類

種々の分類法が行われているが，ふつうつぎのように分類する。

A) 単純脂質（Simple Lipids）
　1) 脂肪（Fat）またはグリセリド（Glycerides）　2) ロウ（Waxes）
B) 複合脂質（Complex Lipids）
　1) リン脂質（Phosphoglycerides）　2) 糖脂質（Glycosylglycerides）
　3) スフィンゴ脂質（Sphingolipids）
C) 誘導脂質（Derived Lipids）
　1) 脂肪酸（Fatty acids）　2) 高級アルコール（Higher alcohols）
　3) 炭化水素（Hydrocarbons）　4) ステロイドとビタミン（Steroids and Vitamins）

以上のうち食品としてとくに重要なものは，脂肪とリン脂質である。なお脂溶性ビタミンについては別に述べる。

i 脂肪またはグリセリド

脂肪は脂肪酸とグリセリンとがエステル結合したグリセリド（Glyceride）であるが，つぎの三種類がある。

表6 グリセリドの種類と構造

A) トリグリセリド (Triglyceride)

$$\begin{array}{c|cc}
\text{CH}_2\text{OOCR}' & \text{位置} \quad 1 & \text{在来法} \quad \alpha \\
\text{R}''\text{COO}-\text{C}-\text{H} & \prime\prime \quad 2 & \beta \\
\text{CH}_2\text{OOCR}''' & \prime\prime \quad 3 & \alpha'
\end{array}$$

1,2,3-triacyl-*sn*-glycerol
(*Sn*-stereospecific numbering system　立体特異性表示番号法)

B) ジグリセリド (Diglyceride)

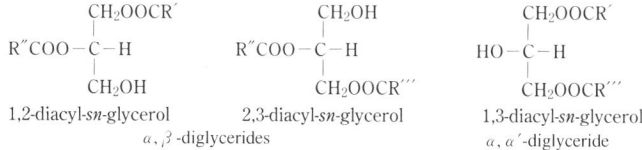

1,2-diacyl-*sn*-glycerol	2,3-diacyl-*sn*-glycerol	1,3-diacyl-*sn*-glycerol
α,β-diglycerides		α,α'-diglyceride

C) モノグリセリド (Monoglyceride)

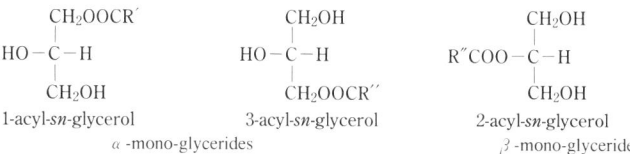

1-acyl-*sn*-glycerol	3-acyl-*sn*-glycerol	2-acyl-*sn*-glycerol
α-mono-glycerides		β-mono-glyceride

天然に存在するものには脂肪酸が3個ついたトリグリセリドで，しかも脂肪酸の種類の異なる，いわゆる，混合グリセリドが多い。また天然油脂を加水分解してえられる脂肪酸は直鎖状の構造をもつモノカルボン酸（R・COOH）で，その炭素数は大部分偶数個のものである。グリセリンは水によく溶け甘味があり湿潤性を保持する性質がある。ロウ（Waxes）はグリセリン以外の高級アルコールと脂肪酸とがエステル結合したものである。

ii 脂肪酸 (Fatty acids)

天然には40種類以上の脂肪酸があるが，そのうち分子中に二重結合をもたない飽和脂肪酸（Saturated fatty acids）と二重結合をもつ不飽和脂肪酸（Unsaturated fatty acids）とがある。一般に常温で固体脂のなかには飽和脂

表 7 飽和脂肪酸

慣用名		炭素数	万国名	主な所在
酪酸	Butyric acid	C4	Butanoic acid	バター
カプロン酸	Caproic acid	C6	Hexanoic acid	バター, ヤシ油
カプリル酸	Caprylic acid	C8	Octanoic acid	バター, ヤシ油
カプリン酸	Capric acid	C10	Decanoic acid	バター, ヤシ油
ラウリン酸	Lauric acid	C12	Dodecanoic acid	ヤシ油, パーム油
ミリスチン酸	Myristic acid	C14	Tetradecanoic acid	一般動植物油脂
パルミチン酸	Palmitic acid	C16	Hexadecanoic acid	
ステアリン酸	Stearic acid	C18	Octadecanoic acid	
アラキジン酸	Arachidic acid	C20	Eicosanoic acid	ラッカセイ油, 魚油
ベヘン酸	Behenic acid	C22	Docosanoic acid	カラシ種子油, 海獣油
リグノセリン酸	Lignoceric acid	C24	Tetracosanoic acid	ラッカセイ油

肪酸が多く,液状油には不飽和脂肪酸が多い。また二重結合を4個以上もつものをとくに高度不飽和脂肪酸ともいい,魚油などに多く含まれている。

(a) 飽和脂肪酸

一般式 $CH_3(CH_2)_nCOOH$ で示される脂肪酸であるが,自然界では炭素原子を14〜20の偶数個もち,直鎖状の構造をもつ飽和脂肪酸が多く見出されている。これらの脂肪酸はその炭素数から命名するのが系統的で簡単であるが,慣用名も広く使われている。

表7のもの以外にC15〜C19の奇数個のものは少なく,特殊な魚油や細菌の脂質,ロウ中にみられる。

飽和脂肪酸は炭素数が増すにつれて水に溶けにくくなり,融点も高くなり,炭素数10以上は室温では固形となる。また一般に化学的に安定な物質である。

(b) 不飽和脂肪酸

分子中に二重結合をもつ脂肪酸で,炭素原子を12〜20の偶数個もち,その二重結合も炭素原子に結合している二つの水素原子が同じ側にあるシス型 (cis-form) のものを1〜4個もつ直鎖状の構造のものが自然界には多い。

ふつう二重結合の位置によって命名され,たとえば二重結合の位置がカルボキシル基の炭素原子から数えて9と10番目の炭素原子の間にあり,シス型のも

表 8 おもな不飽和脂肪酸

種類	名称 慣用名(万国名)	分子式	二重結合位置	主な所在
オレイン酸系(二重結合1ケ)	ラウロレイン酸 (Lauroleic acid) (cis-9-Dodecenoic acid)	$C_{12}H_{22}O_2$	Δ^9	バター
	パルミトオレイン酸 (Palmitoleic acid) (cis-9-Hexadecenoic acid)	$C_{16}H_{30}O_2$	Δ^9	魚油,鯨油
	オレイン酸 (Oleic acid) (cis-9-Octadecenoic acid)	$C_{18}H_{34}O_2$	Δ^9	一般動植物油脂
	バクセン酸 (Vaccenic acid) (cis-11-Octadecenoic acid)	$C_{18}H_{34}O_2$	Δ^{11}	バター,羊油,豚脂,牛脂
	エルシン酸 (Erucic acid) (cis-13-Docosenoic acid)	$C_{22}H_{42}O_2$	Δ^{13}	ナタネ油
リノール酸系*(二重結合2ケ)	リノール酸 (Linoleic acid) (9,12-Octadecadienoic acid)	$C_{18}H_{32}O_2$	$\Delta^{9,12}$	植物種子油
リノレン酸系*(二重結合3ケ)	リノレン酸 (Linolenic acid) (9,12,15-Octadecatrienoic acid)	$C_{18}H_{30}O_2$	$\Delta^{9,12,15}$	大豆油,アマニ油
高度不飽和酸系*(二重結合4ケ以上)	アラキドン酸 (Arachidonic acid) (5,8,11,14-Eicosatetraenoic acid)	$C_{20}H_{32}O_2$	$\Delta^{5,8,11,14}$	肝油,卵黄油,魚油
	チムノドン酸 (Timnodonic acid) (5,8,11,14,17-Eicosapentaenoic acid)	$C_{20}H_{30}O_2$	$\Delta^{5,8,11,14,17}$	魚油(イワシ,サバ,サンマ,アジなど)
	イワシ酸 (Clupanodonic acid) (4,7,10,13,16,19-Docosahexaenoic acid)	$C_{22}H_{32}O_2$	$\Delta^{4,7,10,13,16,19}$	イワシ科(ニシンなど)魚油

*二重結合はすべて cis 型

のは, 万国名では,

$$CH_3(CH_2)_7\overset{10}{C}H=\overset{9}{C}H(CH_2)_7\overset{1}{C}OOH$$

cis-9-Octadecenoic acid となるが, 慣用名ではオレイン酸 (Olein acid) といわれる。また二重結合の位置を示すのにギリシャ語の Δ を用い, Δ^9-Octadecenoic acid ともいう。最近は二重結合の位置を末端のCH_3基の炭素から数えて二重結合の炭素原子までの数で示す方法もある。たとえば上記のオレイン酸は18:1 (n-9) となり, 直鎖の長さ:二重結合の個数:二重結合の位置が示される。不飽和脂肪酸を二重結合の個数によって細分類することもある。

不飽和脂肪酸は一般に液状で二重結合の多いものほど反応性に富み酸化され

やすくなる。また一般にシス型よりトランス型の方が化学的に安定であるため油脂の製造，加工中にトランス型化して栄養などに問題となることが多い。天然にはオレイン酸とリノール酸が広く動植物油脂中に存在し，とくにリノール酸は動物の成長に欠くことのできない必須脂肪酸である。アラキドン酸はおもに動物油脂中にみられ，植物中には余り含まれていない。一方リノレン酸は植物油中にはみられるが動物には少ない。二重結合4個以上のものは，おもに魚油中に含まれ魚油酸ともいわれる。

ⅲ 複合脂質（Complex Lipids）

加水分解するとグリセリン，脂肪酸のほかに無機リン酸，有機塩基，糖類などを生ずるもので，つぎの三群に分けられる。

1) リン脂質（Phosphoglycerides）：加水分解するとグリセリン，脂肪酸，無機リン酸，有機塩基，あるいは多水酸基化合物を生ずるもの
2) 糖脂質（Glycosylglycerides）：加水分解するとグリセリン，脂肪酸と糖類とを生ずるもの
3) スフィンゴ脂質（Sphingolipids）：加水分解すると長鎖状の塩基物質，脂肪酸，無機リン酸や複雑な有機化合物を生ずるもの

リン脂質はすべての動植物および微生物中に存在し，グリセリンを含む糖脂質もまたすべての植物中に，また細菌の脂質にもみられる。スフィンゴ脂質はおもに動物脂質中にみられるものである。

以上のものは極性有機溶媒に溶解するが，リン脂質は一般にアセトンに不溶のため，この性質を利用して糖脂質や単純脂質からリン脂質を分離している。

（a） **リン脂質**（Phosphoglycerides）

① グリセロホスファチジン酸（Phosphatidyl glycerol）　カラジオリピンは心臓筋肉中や細胞のミトコンドリア中にみられるもので脂肪酸はリノール酸が多い。

$$\begin{array}{ccc}
\text{RCOO-CH}_2 & & \text{CH}_2\text{-O-P-O-CH}_2 \\
\text{R'COO-CH} \quad \text{O} & \text{CHOH} \quad \text{O} & \text{CH-OOCR''} \\
\text{CH}_2\text{-O-P-O-CH}_2 & & \text{CH}_2\text{-OOCR'''} \\
\end{array}$$

カラジオリピン　(Caradiolipin)

② コリンホスファチジン酸（Phosphatidyl choline, Lecithin）　コリン塩基を含むホスファチジン酸でレシチンともいわれる。動植物油脂中に広く分布し，とくに卵黄（15〜20％），粗大豆油（1〜2％）などには多い。水に不溶であるが膨潤して，食塩などのあるときはコロイド溶液をつくる性質があるため乳化剤として広く食品に使用されている。マヨネーズは卵黄のレシチンを利用したものである。

レシチン　(Lecithin)

脂肪酸としては1の位置にパルミチン酸やステアリン酸などの飽和脂肪酸がつき，2の位置にはC18, C20, C22の不飽和脂肪酸のつくものが多い。生体内では脂質の運搬や代謝に関係がある。脂肪酸が一つだけ結合したものがリゾホスファチジイルコリン（Lysophosphatidyl choline, Lysolecithin）である。

③ エタノールアミンホスファチジン酸（Phosphatidyl ethanolamine, Cephalin）　セファリンともいわれ，エタノールアミンを含み，レシチンについで，動植物に広く分布している。性質はレシチンと似ており乳化性もある。脂肪酸のつきかたもレシチンと似ている。一つだけ脂肪酸のついたものがリゾホスファチジルエタノールアミン（Lysophosphatidyl ethanolamine, Lyscephalin）である。

セファリン　(Cephalin)

④ イノシトールホスファチジン酸（Phosphatidyl inositide）　動植物や微生物に分布している。動物のものでは1の位置にステアリン酸が，2の位置

にアラキドン酸のつくものが多い。酸性を呈しカルシウムやマグネシウム塩として分離される。

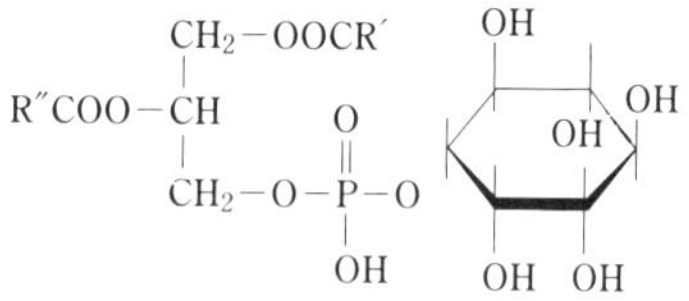

⑤ セリンホスファチジン酸 (Phosphatidyl serine)　アミノ酸のセリンのつくもので，おもに脳髄，赤血球に含まれる。弱酸性の脂質でふつうカリウム塩として分離される。

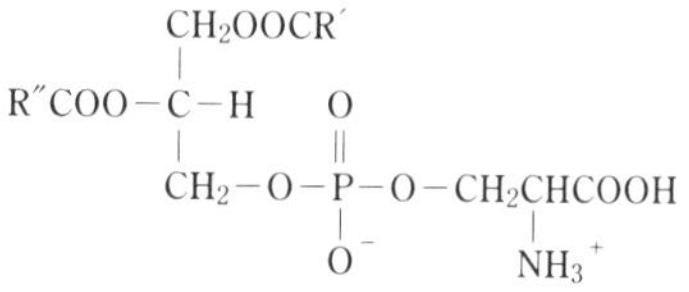

(b) 糖脂質 (Glycosylglycerides)

糖（おもにガラクトース）と結合したもので，植物組織中に多くみられるが，微量には動物組織中にも見出されている。糖脂質はアセトンに溶けるためリン脂質との分離に用いる。図のほかガラクトースが2個ついたものなどがある。

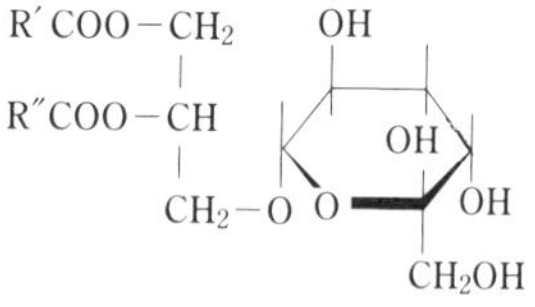

ガラクトースグリセリド
(Monogalactosyl glyceride)

(c) スフィンゴ脂質 (Sphingolipids)

アミノ基と水酸基をもつ長鎖状の塩基物質であるスフィンゴシン (Sphingosine) またはフィトスフィンゴシン (Phytosphingosin) と脂肪酸とがアミド結合したセラミド (Ceramide) である。

$$CH_3(CH_2)_{12}CH=CHCHOHCHCH_2OH$$
トランス型　　NH_2
スフィンゴシン

$$CH_3(CH_2)_{13}CHOHCHOHCHCH_2OH$$
　　　　　　　　　NH_2
フィトスフィンゴシン

$$\cdots CHOHCH-CH_2OH$$
　　　　$NHCOR'$
セラミド

① スフィンゴミエリン (Sphingomyelin)　セラミドの1位置にコリンリン酸がエステル結合したもので，動物組織にみられるが，植物や微生物には見

出されていない。また同じようにエタノールアミンのついたものが昆虫や淡水軟体動物にみられる。

$$CH_3(CH_2)_{12}CH=CHCHOHCHCH_2-O-\underset{O^-}{\overset{O}{\underset{\|}{P}}}-O-CH_2CH_2\overset{+}{N}\begin{matrix}CH_3\\CH_3\\CH_3\end{matrix}$$
$$\underset{NHOCR'}{|}$$
スフィンゴミエリン

② セレブロシド類（Cerebrosides） セラミドの1位置に糖質がついたものでセレブロシド（Cerebroside）が代表的なものである。脳髄中にみられるセレブロシドはガラクトースのついたセラミドである。このほかブドウ糖のついたものも，腎臓，肝臓などにもみられる。

$$CH_3(CH_2)_{12}CH=CHCHOHCHCH_2-O-\text{[糖環]}$$
$$\underset{NHOCR'}{|}$$
セレブロシド

③ ガングリオシド類（Gangliosides） 神経組織のガングリオン（Ganglion）細胞にみられ，一つ以上のNANAをもつ複雑な構造の糖セラミドである。しかしほかの組織にも見出されている。

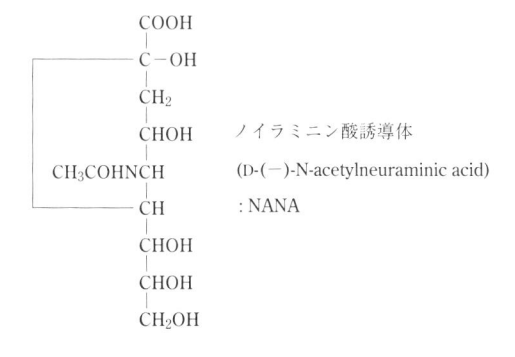

$$\begin{array}{l}COOH\\|\\C-OH\\|\\CH_2\\|\\CHOH\\|\\CH_3COHNCH\\|\\CH\\|\\CHOH\\|\\CHOH\\|\\CH_2OH\end{array}$$

ノイラミニン酸誘導体
(D-(−)-N-acetylneuraminic acid)
: NANA

④ 植物性スフィンゴ脂質 前述したフィトスフィンゴシン（Phytosphingosin）を主体とするセラミドで種々の種子中にみられている。

iv その他の脂質

(a) ロウ (Waxes)

ロウは高級アルコールと高級脂肪酸のエステルで動植物の体表に保護物質としてわずかながら広く分布している。種々の成分が混合しており，たとえば蜜蜂の蜜ロウは高級アルコールのミリスチルアルコールが多く脂肪酸はパルミチン酸，セロチン酸が多い。このほか遊離の脂肪酸や炭化水素を含むロウは有機溶媒や油脂に溶け光沢や滑りを与える。ミカンの果皮などに使う場合がある。

(b) ステロイド (Steroids)

図のような基本骨格をもつ一群の化合物の総称で自然界に広く分布して生化学的に重要な役割をしている。各種ステロール類，胆汁酸類，サポニン類，心臓毒類など多くのものがある。

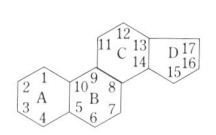

① コレステロール (Cholesterol) 動物ステロール (Zoosterol) の代表的なもので細胞や臓器中に，また表9のように血液中にも存在し，最近はその量が動脈硬化症などの指標として問題にされている。食品でも肉そのものにはさほど多くないが，肝臓はコレステロールを合成する場所なので多く含まれる。また魚卵，鶏卵，ことに卵黄に多い。

表9 血液中のコレステロール含有量

	血液中(100ml中mg)
全コレステロール	175 (130〜230)
遊離コレステロール	95 (80〜110)
エステル型コレステロール	80 (50〜115)

7-デヒドロコレステロールはプロビタミンD_3である。

② エルゴステロール (Ergosterol) 菌類ステロール (Mycosterol) の代表的な

コレステロール ($C_{27}H_{46}O$)　　エルゴステロール ($C_{28}H_{44}O$)

ものである酵母やキノコなどに多くプロビタミンD_2でもある。

③ 植物ステロール (Phytosterol) シトステロールは植物ステロールの一

つで各種の植物油中にみられ，動物油との鑑別に用いられている。

3) 天然油脂の種類

天然油脂は動植物組織を圧搾したり有機溶媒で抽出したものを精製してつくられるが，それら油脂の性質を示すものにつぎのようなものがある。

シトステロール

(1) 酸価（Acid value）　油脂1g中に含まれる遊離脂肪酸を中和するのに必要な水酸化カリウムのmg数で油脂の保存，加熱などにより変化するため油脂および油脂を含む食品の品質判定に使用される。ふつう原料油脂では10位であるが精製した食用油では0.2以下となる。

(2) ケン化価（Saponification value）　油脂1gをケン化するのに必要な水酸化カリウムのmg数で，油脂中の脂肪酸の分子量の小さいものが多いほどケン化価は高くなり，分子量の大きいものでは低くなり油脂の鑑別に役立つ。

(3) ヨウ素価（Iodine value）　油脂100gに吸収されるハロゲンの量をヨウ

表10　各種油脂の性質

油脂の種類		比重 15/15℃	凝固点℃	酸価	ケン化価	ヨウ素価	ライヘルトマイスル価
植物脂	ココナツ脂	0.926	18〜25	2.5〜10	245〜265	8〜10	6.6〜7.5
	パーム脂	0.924	22〜28	10	245〜255	10〜15	5〜6.5
動物脂	バター	0.912	20〜23	0.45〜35.4	216〜235	26〜40	17〜34.5
	豚脂	0.902〜0.907	33〜41	0.2〜1.5	192〜200	51〜70	1.0
	牛脂	0.895	31〜38	0.25	194〜200	31〜47	1.0
	鶏脂	0.924	21〜27	1.2	190〜200	66〜72	1.8
植物油 不乾性油	オリーブ油	0.914〜0.918	2（ニゴリ）	0.3〜1.0	185〜200	74〜94	0.6〜1.5
	落花生油	0.917〜0.919	3	0.8	185〜195	83〜98	0.4
植物油 半乾性油	トウモロコシ油	0.921〜0.928	−10〜−20	1.37〜2.02	188〜193	116〜130	4.3
	綿実油	0.921〜0.925	−12〜−13	0.6〜0.9	191〜196	103〜115	0.95
	ごま油	0.917〜0.924	−4〜−6	0.5	187〜194	103〜116	−
乾性油	大豆油	0.921〜0.927	−7〜−8	0.3〜1.0	188〜195	126〜142	0.5〜2.8
動物	鯨油	0.917〜0.924	−2〜0	1.9	188〜194	110〜150	14

素のg数で表わしたものである。油脂中の不飽和脂肪酸量を表わす値で油脂の種類，水素添加反応度，空気酸化度，油脂の加熱劣化度の目安にもされている。酸化や劣化が進むとヨウ素価は減少し，ほかの指標とともに油脂の変敗を評価するのに用いる。また不飽和酸の多い植物性液状油は酸化重合して皮膜状に乾燥固形化するため，油絵などに使用するアマニ油，ケシ油などのヨウ素価130以上のものを乾性油といい，半乾燥性の綿実油などヨウ素100～130のものを半乾性油，乾燥性のないオリーブ油など，ヨウ素価100以下のものを非乾性油（不乾性油）という。

(4) ライヘルト-マイスル価（Reichert-Meissl value）　油脂5.0gを分解して生ずる揮発性の水溶性脂肪酸を中和するのに必要な0.1規定のアルカリのml数をいう。ふつう1内外であるが，低級脂肪酸の多いバターはこの値が大きい。また変敗したものもこの値が高くなる。

4) 硬化油（水素添加油）(Hardened oil)

　植物油，魚油，鯨油などの液状油にニッケルなどの金属を触媒として水素ガスを吹きこむと，不飽和脂肪酸の二重結合のところに水素が添加されて（Hydrogenation），しだいに飽和脂肪酸となり油の融点は高くなり硬く固まってくる。このような硬化油は現在マーガリンの製造などに広く使用されている。水素添加（水添）により魚油などの不快臭が除かれ，また酸化されにくくなるが，一方二重結合の転位などが起こり，イソオレイ酸などの異性体を生ずる異性化や，触媒や製造装置などによる硬化臭をおびるようになる。ふつう融点30～40℃位まで硬化するが，最近は特殊な触媒を使用してその選択的水素添加により栄養的に必要なリノール酸がなるべく残るような硬化の方法も研究されている。なお触媒に使用するニッケルの残留量は硬化油1kg中1μg程度で，ふつう食品中の含有量と変わらず人体には影響はない。

2.3　タンパク質とアミノ酸（Proteins and amino acids）

　タンパク質は生物体とくに動物体を構成する主要な成分で炭水化物や脂質がおもにエネルギー源に利用されるのに対してタンパク質はさらに人体の各組織

を構成して成長，発育などの機能を果たすのに重要な役割を担っている。

　タンパク質は炭水化物や脂質と異なり，その分子中にC, H, Oの各元素のほかに必ずN元素を含み，このほかS元素をも含むことが大きな特徴である。タンパク質は構成単位である約20種類のアミノ酸が，図のようにペプチド結合（Peptide linkage）によって結合したポリペプチド鎖をもつ高分子含窒素化合物で，その分子量はきわめて大きい。

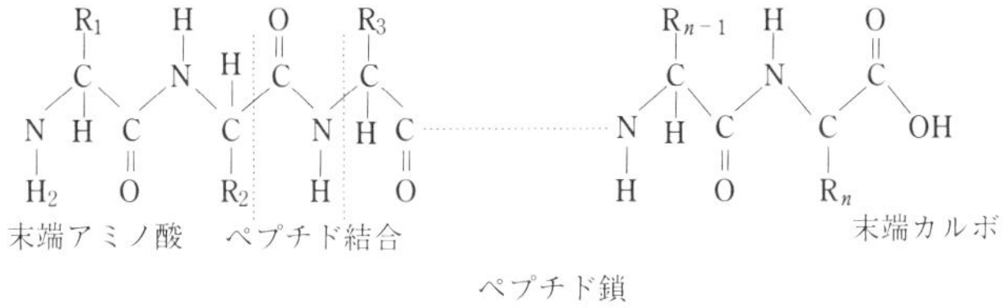

［ペプチド鎖の構造図：末端アミノ酸，ペプチド結合，末端カルボキシル基（R_1～R_nはアミノ酸残基側鎖）］

タンパク質はその構造が非常に複雑であるためいまだ不明の点が多い。

1）タンパク質の種類

タンパク質はその組成と溶解性からつぎのように分類される。

i　単純タンパク質（Simple protein）

加水分解によりアミノ酸だけを生ずるもの。

(1) アルブミン（Albumin）　水に溶け，熱すれば凝固する。
　　　〔例〕卵アルブミン（卵白），乳アルブミン（牛乳），ロイコシン（コムギ），レギュメリン（ダイズ，アズキ）

(2) グロブリン（Globulin）　水に不溶，希薄な中性塩類溶液に溶け熱すれば凝固する。
　　　〔例〕卵グロブリン（卵黄），乳グロブリン（牛乳），グリシニン（ダイズ），ミオシン（筋肉）

(3) グルテリン（Glutelin）　水および塩類溶液に溶けず，希薄な酸またはアルカリに溶け，熱すれば凝固する。
　　　〔例〕グルテニン（コムギ），オリゼニン（コメ）

(4) プロラミン（Prolamin）　水に不溶，70～80％アルコールに溶ける。
　　　〔例〕グリアジン（コムギ），ゼイン（トウモロコシ）

(5) アルブミノイド (Albuminoid)　硬タンパク質 (Scleroprotein) といわれ, 水, 酸, アルカリ, 塩溶液のいずれにも溶けない。

〔例〕　ケラチン（爪, 毛）, コラーゲン（骨）, エラスチン（靱帯, 羽毛）, コラーゲン（骨, 蹄）

(6) ヒストン (Histone)　水, 希酸に溶けアンモニア液に不溶, 熱しても凝固しない。塩基性を示す。

〔例〕　グロビン（血球）, チムスヒストン（胸腺）

(7) プロタミン (Protamin)　水, アンモニア液に溶け熱しても凝固しない。強塩基性を示す。

〔例〕　サルミン（サケ精液）, クルペイン（ニシン精液）

ii　複合タンパク質 (Conjugated protein)

単純タンパク質がアミノ酸以外の非タンパク質成分（補欠分子族 Prosthetic group）と結合したもの。

(1) 核タンパク質 (Nucleoprotein)　核酸とタンパク質とが結合したもの。

〔例〕　ヌクレイン（細胞核）

(2) 糖タンパク質 (Glycoprotein)　糖質とタンパク質が結合したもの。

〔例〕　オボムコイド（卵白）, ムチン（唾液）

(3) リンタンパク質 (Phosphoprotein)　リン酸と単純タンパク質とから成るもの。

〔例〕　カゼイン（牛乳）, ビテリン（卵黄）

(4) 色素タンパク質 (Chromoprotein)　血色素のヘム, 葉緑素のクロロフィル, ビタミンB_2のフラビンなどの色素とタンパク質の結合したもの。

〔例〕　ヘモグロビン（血液）, 黄色酵素（牛乳）

(5) 金属タンパク質 (Metalloprotein)　金属（鉄, 銅, 亜鉛など）とタンパク質とから成るもの。

〔例〕　フェリチン（肝臓）, ヘモシアニン（軟体動物）

(6) リポタンパク質 (Lipoprotein)　レシチン, セファリンなどの脂質と

タンパク質が結合したもの。

〔例〕　リポビテリン（卵黄）

ⅲ　誘導タンパク質（Derived protein）

天然タンパク質を物理的または化学的に処理してわずかに変化させたものである。

(1)　一次誘導タンパク質　　物理的化学的に変化させ，大部分の骨格は残るが性質が変わったもの。

〔例〕　ゼラチン（コラーゲン〈骨〉を水と長時間煮ると熱水に可溶となり冷えるとゲル化するようになる），変性タンパク質（タンパク質が熱，紫外線，機械的攪拌，アルコールなどにより溶解性などの性質の変わったもの）

(2)　二次誘導タンパク質　　一次誘導タンパク質よりも分解の進んだもので，たとえばタンパク質を酵素で分解するとプロテオース（Proteose），ペプトン（Pepton），ポリペプチド（Polypeptide）と順次分子は小さくなりアルコールなどに対する溶解性も変わっていく。

2)　タンパク質の構造の特異性

生体中で行われている重要な生化学反応の中心的役割をしている種々の酵素（Enzyme）が，タンパク質そのものであるという事実はタンパク質の構造が炭水化物や脂質の構造とは異なった，より複雑な特異的なものであることを表わしているが，最近のX線などを使用した研究により今日では少なくとも四種類の基本構造が考えられている。

ⅰ　一次構造

前述したように約20種類のアミノ酸のペプチド結合によりタンパク質の巨大分子はつくられているが，このポリペプチド鎖中のアミノ酸の種類，および，その結合順序を解明したものが一次構造といわれる。タンパク質は末端にアミノ基とカルボキシル基をもつが，まずこの末端基の構成アミノ酸から構造が解明されていくのがふつうである。

ii 二次構造

長いポリペプチド鎖はラセン状（ヘリックス-Helix）をしているが，このペプチド鎖中のカルボニル基とアミノ基の間にできる水素結合（C=O…HN）によって安定度は低いが，一つの規則的な空間構造をつくっている。水素結合がラセン軸に平行なものがα形（α-ヘリックス），分子の鎖方向とほぼ垂直に，鎖間に水素結合をつくっているのがβ形（β構造）といわれる。またポリペプチドの構造に周期的規則性をもつ3回ラセン形と規則性をもたない不規則コイル形（Random coil）構造がある。

iii 三次構造

図6のようにα-ヘリックスの長いコイルが空間的に立体構造をとる場合，その分子中のアミノ酸残基側鎖間で生ずる水素結合や塩類結合さらにシスチン残基によるジスルフィド結合（-S-S-）などによってある一定の緊密な三次構造が形成される。最近はX線回折などによってこの三次構造が解明されている。

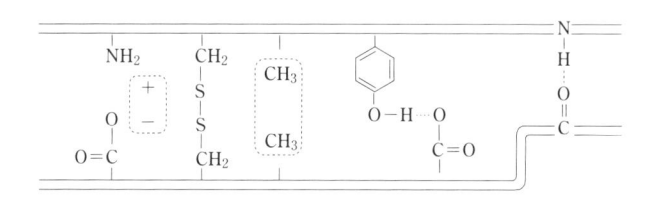

図6 アミノ酸残基間の種々な結合

iv 四次構造

三次構造をもったタンパク質の巨大分子がある条件のもとで可逆的な会合あるいは解離の平衡関係にあってさらに高次の構造を示すものと考えられる。

3) アミノ酸（Amino acids）

i アミノ酸の種類

タンパク質を酸，アルカリまたは酵素で加水分解すると約20種類のアミノ酸を生ずるが，動植物体内にはタンパク質中にみられない特

表11 主要なアミノ酸の種類

分類	名称	構造式	摘要	略号
I 脂肪族				
1)モノアミノ・モノカルボン酸	1. グリシン Glycine	$CH_2(NH_2)COOH$		Gly
	2. アラニン Alanine	$CH_3CH(NH_2)COOH$		Ala
	3. バリン Valine	$(CH_3)_2CHCH(NH_2)COOH$	必須	Val
	4. ロイシン Leucine	$(CH_3)_2CHCH_2CH(NH_2)COOH$	必須	Leu
	5. イソロイシン Isoleucine	$CH_3CH_2CH(CH_3)CH(NH_2)COOH$	必須	Ile
	6. セリン Serine	$CH_2(OH)CH(NH_2)COOH$		Ser
	7. トレオニン Threonine	$CH_3CH(OH)CH(NH_2)COOH$	必須	Thr
2)モノアミノ・ジカルボン酸（酸性）	8. アスパラギン酸 Aspartic acid	$CH(NH_2)COOH$ CH_2COOH		Asp
	9. グルタミン酸 Glutamic acid	$CH(NH_2)COOH$ CH_2CH_2COOH		Glu
3)モノアミノ・ジカルボン酸アミド	10. アスパラギン Asparagine	$CH(NH_2)COOH$ CH_2CONH_2		Asn
	11. グルタミン Glutamine	$CH(NH_2)COOH$ $CH_2CH_2CONH_2$		Gln
4)ジアミノ・モノカルボン酸（塩基性）	12. リジン Lysine	$CH_2(NH_2)CH_2CH_2CH_2CH(NH_2)COOH$	必須	Lys
	13. アルギニン Arginine	$H_2NC(=NH)NHCH_2CH_2CH_2CH(NH_2)COOH$		Arg
5)含硫アミノ酸	14. システイン Cysteine	$CH_2(SH)CH(NH_2)COOH$		Cys
	15. メチオニン Methionine	$CH_3SCH_2CH_2CH(NH_2)COOH$	必須	Met
II 芳香族アミノ酸	16. フェニルアラニン Phenylalanine	⬡-$CH_2CH(NH_2)COOH$	必須	Phe
	17. チロシン Tyrosine	HO-⬡-$CH_2CH(NH_2)COOH$		Tyr
III 複素環式アミノ酸	18. プロリン Proline	CH_2-CH_2 / CH_2 $CH\cdot COOH$ / N H		Pro
	19. ヒスチジン Histidine	HC=C-$CH_2CH(NH_2)COOH$ / N NH / CH		His
	20. トリプトファン Tryptophan	インドール環-$CH_2CH(NH_2)COOH$	必須	Trp

殊なアミノ酸も含まれている。アミノ酸は分子内にアミノ基($-NH_2$)とカルボキシル基($-COOH$)をもつが，タンパク質を加水分解してえられるアミノ酸はアミノ基がカルボキシル基の炭素のつぎのα位の炭素原子につくα-アミノ酸で立体構造は図のように左側につくL型である。そのうちグリシン以外は不斉炭素原子をもち光学活性である。栄養的に重要なのはL型で，D型は効果がなく，この立体異性が呈味性にも関係がある。

このうちバリン，ロイシン，イソロイシン，トレオニン，リジン，メチオニン，フェニルアラニン，トリプトファンの八種類のアミノ酸が栄養的に必須アミノ酸といわれ，人体内では合成されないが，また合成されてもその量が少ないため必ず食物から補わねばないものである。一般に動物性タンパク質には必須アミノ酸が多く植物性タンパク質には少ないが，タンパク質の栄養は必須アミノ酸の種類とその含有量に左右されるため理想の標準タンパク質を想定して，これに食品中のタンパク質の必須アミノ酸を比較算定してタンパク質の栄養価を表わす方法（アミノ酸スコア）がとられている。また小麦粉などの食品や飼料に必須アミノ酸を添加することも行われている。

表12 必須アミノ酸の必要量

必須アミノ酸	必要量 (mg/kg (体重)/日)		
	成 人	幼 児	少年（10〜12歳）
ヒスチジン*	—	28	—
イソロイシン	10	70	30
ロイシン	14	161	45
リジン	12	103	60
メチオニンとシステイン	13	58	27
フェニルアラニンとチロシン	14	125	27
トレオニン	7	87	35
トリプトファン	3.5	17	4
バリン	10	93	33

*最近成人にも必要とされたがその量は未定である。　　　（FAO 1973）

ⅱ 特殊なアミノ酸とペプチド

(1) β-アラニン（β-alanine, $H_2N\cdot\overset{\beta}{C}H_2\overset{\alpha}{C}H_2COOH$）　筋肉中にみられるもので，そのほか肉エキスにも含まれる。カルノシン（Carnosin）やアンセリン（Anserine）中にヒスチジンまたはメチルヒスチジンと結合してジペプチドとして存在している。さらにビタミンのパントテン酸やCo-エンザイムA中にも含まれる。

(2) γ-アミノ酪酸（γ-Aminobutyric acid, $H_2N CH_2\overset{\gamma}{C}H_2\overset{\beta}{C}H_2\overset{\alpha}{C}H_2COOH$）　甜菜，チーズ，脳中にみられる。

(3) オルニチン（Ornithine, $H_2N[CH_2]_3\cdot CH(NH_2)COOH$）　生体内で尿素を生ずる窒素代謝の一連の反応経路（オルニチンサイクル）の中間生成物である。

(4) シトルリン（Citrullin, $H_2NCONH[CH_2]_3\cdot CH(NH_2)COOH$）　オルニチンと関係のある尿素生成の中間生成物であるが，スイカやメロンなどに遊離に含まれている。

(5) シスチン $\left(\begin{array}{l}\text{Cystine, S}\cdot CH_2CH(NH_2)COOH\\ \qquad\qquad\quad |\\ \qquad\qquad\;\; S\cdot CH_2CH(NH_2)COOH\end{array}\right)$　酸化によって生ずるシステインの二量体であり，タンパク質中にも存在して，タンパク質の三次構造を保持する役割をしている。

(6) グルタチオン（Glutathione, γ-L-Glutamyl-L-cysteinyl-glycine）　グルタミン酸，システイン，グリシンからなるトリペプチドで生体内の酸化還元と関係があり眼球などに多い。

$$\text{HOOC}\cdot\underset{\underset{NH_2}{|}}{CH}\cdot CH_2\cdot CH_2\cdot CONH\cdot\underset{\underset{CH_2\cdot SH}{|}}{CH}\cdot CONH\cdot CH_2COOH$$

ⅲ アミノ酸の性質

(a) アミノ酸（タンパク質）の等電点

アミノ酸は分子内に酸性原子団であるカルボキシル基（$-COOH$）と塩基性原子団であるアミノ基（$-NH_2$）を共有す

$$\underset{NH_3^+}{\overset{COO^-}{RCH}}$$

る両性物質（Am-photeric substance）で，溶液中では図のように双極性イオン（Zwitter ion）となっている。一般にアミノ酸は酸性溶液では(＋)に荷電し，アニオンと反応または結合し，アルカリ性溶液では(－)に荷電してカチオンと反応または結合する。そして中間のpHでは電気的に中性となり，このpHが等電点（Isoelectric point）である。等電点ではアミノ酸は溶解度が最小となる。同じような現象は両末端にアミノ基とカルボキシル基をもつタンパク質分子でも起こり，等電点ではタンパク質溶液はもっとも不安定で沈殿しやすくなる。したがってこの性質を利用してアミノ酸やタンパク質を分離精製することができる。

表13 アミノ酸，タンパク質の等電点

アミノ酸	等電点	タンパク質	等電点
グリシン，アラニン	6.1	カゼイン	4.6
バリン，ロイシン	6.0	α-カゼイン	4.0〜4.1
フェニルアラニン	5.9	β-カゼイン	4.5
グルタミン酸	3.2	γ-カゼイン	5.8〜6.0
アスパラギン酸	3.0	β-ラクトグロブリン	5.1〜5.2
ヒスチジン	7.6	ヘモグロビン	6.87
リジン	9.7	アクトミオシン	5.6
アルギニン	10.8	ミオシン	5.4

(b) アミノ酸（タンパク質）の呈色反応

アミノ酸，ペプチド，タンパク質はニンヒドリン（Ninhydrin）と加熱すると着色し青紫色となる。このニンヒドリン反応は鋭敏で広くアミノ酸などの定性定量に用いられている。

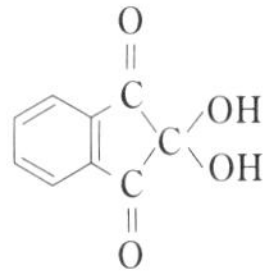

またタンパク質をアルカリに溶解し，薄い硫酸銅液を加えると青紫色となるビュレット反応（Biuret reaction）はタンパク質の検出に利用されている。個々のアミノ酸についてはチロシンに対するミロン反応，トリプトファンのホプキンス・コール反応，アルギニンの坂口反応などがよく使用されている。

ニンヒドリン

2.4 ビタミン (Vitamin)

食品中に微量に存在する有機化合物で正常な生理機能を調節し，完全な物質代謝を行わせるもので，人体内では合成できず，これが不足したり欠乏すると種々の病気となり栄養障害を生ずる。19世紀の後半から20世紀にかけ種々な動物実験の結果判明したもので，たとえば精白しない玄米をニワトリに与えると脚気症状を示さないが，ぬか（糠）をとって精製した白米では脚気症状を起こすことを認め，これに糠のなかの胚芽を与えると治癒することが証明された（Eijkman 1897）。鈴木梅太郎博士は1910年に糠からこの脚気に有効な成分を取り出し，コメの学名をとってオリザニン（Oryzanin）と名づけたが，1911年にフンク（Funk）が同様な成分を取り出しビタミン（Vitamin）と名づけ，これが現在広く用いられている。ビタミンは発見の順序によってA，B，Cと名づけられているが現在は化学構造や生理作用から命名されている。

ビタミンはその溶解性により脂溶性ビタミンと水溶性ビタミンとに大別され，前者にはビタミンA，D，E，Kがあり，人間では肝臓にある程度貯えられるため急性の欠乏症状は起こさないが，後者に属するビタミンB_1，B_2などのB群やCは一時血液中にとりこまれるのみですぐ排泄される傾向があり欠乏症状がでやすい。

i ビタミンA (Retinol, Axerophthol)

天然にはビタミンA_1とA_2の二種類があり，A_1は目の網膜（Retina）中に存在して暗調反応に関係があるためレチノール（Retinol）ともいわれる。またこれが不足して起こる乾燥性眼炎（Xerophthalmia）を治癒できることからアクゼロフィトール（Anti-xerophthalmic Vitamin, Axerophthol）ともいわれる。A_2はおもに淡水魚の肝臓に含まれてその生理効果はA_1の約40％といわれる。ビタミンAの生理効果はネズミの生長度から計られたが，その1国際単位（International Unit, I.U.）はレチノールの$0.3\mu g$に相当する。日本の栄養審議会で定めている所要量はレチノールとして成人1日当たり男子600 μg，女子540 μg，許容上限は1,500 μgとなっている。成長期の子どもや妊婦，授乳婦は

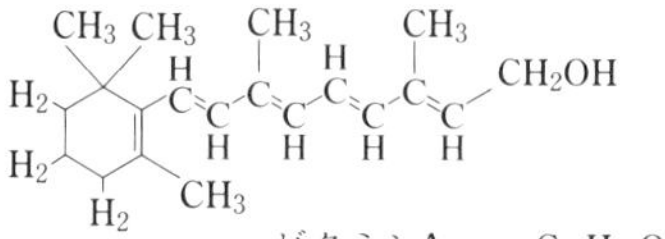

ビタミンA₁ C₂₀H₃₀O

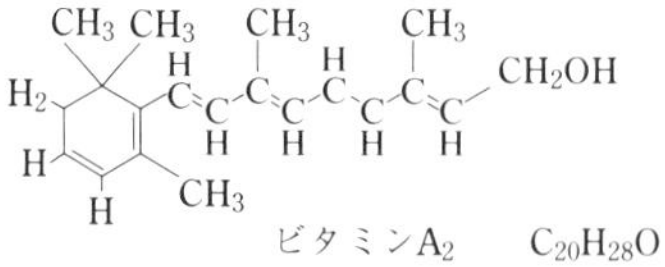

ビタミンA₂ C₂₀H₂₈O

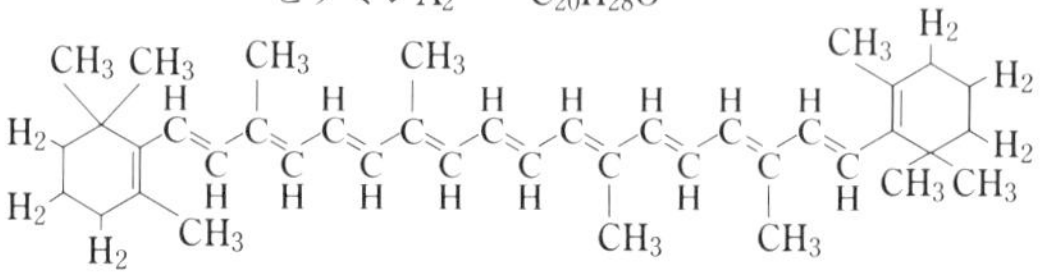

β-カロテン C₄₀H₅₆

これより多くとる必要がある。また植物性食品に含まれる黄色色素のカロテノイド系色素のうち α, β, γ-カロテン，およびクリプトキサンチンなどが人体内で分解してビタミン A_1 になるため，これらをプロビタミン A_1（Provitamin）群というが一般にその利用率は悪く，A_1 の 1/3 といわれ，そのため所要量は 6,000 I.U. となっている。ビタミンAをおもに緑黄色野菜のカロテン類から摂取している日本人はこの利用率を考慮する必要がある。

ビタミンAの欠乏症状としては暗調反応が低下し夜盲症（とり目）となり，また粘膜の乾燥角化が起こり乾燥性眼炎を生ずる。成長期の子どもでは骨格の成長が悪くなる。

ビタミンAを多く含む食品としては肝臓，卵黄，バターなどがあり，タラやカツオの肝油は薬用にも用いられている。プロビタミン A_1 のカロテン類はニンジン，カボチャ，緑色葉菜類（ホウレンソウ，コマツナ等）などに多い。

ⅱ　ビタミンD（Calciferol）

体内でCaの吸収や骨格の形成に関係があるためカルシフェロール（Calciferol）ともいわれ，欠乏症状のクル病（Rickets）を治癒するため抗クル病ビタミン（Anti-rachitic Vitamin）ともいわれる。酵母やシイタケなどの菌類に含まれるエルゴステロールが紫外線に当たって生ずるビタミン D_2（Ergocal-

ビタミンD₂(C₂₈H₄₄O)　　　　　ビタミンD₃(C₂₇H₄₄O)

ciferol) と，動物の脂肪組織に含まれるコレステロールが変化して生ずる7-デヒドロコレステロールがやはり紫外線に当たって生ずるビタミンD_3(Cholecalciferol) とがおもなものである。いずれにしても紫外線に当たることが必要で，日光の少ない地方やスモッグで覆われる大都会では欠乏症状が起こりやすい。効力は国際単位で示され 1 I.U. = 0.025 μgD_3 である。所要量は D_3 として1日 2.5 μg，許容上限は 50 μg である。

このビタミンを含む食品は少なく，肝油中にはビタミンA_1とともに含まれるが，牛乳，バターなどには少ない。成長期の子どもや妊婦，受乳婦 1 日 200 I.U. 必要とされているが薬品などで過剰に摂取すると体内のいたるところでCaの沈着が起こり有害である。

ⅲ　ビタミンE (Tocopherol)

ネズミの実験ではこのビタミンが不足すると雄ネズミの精子は減少し，雌ネズミでは死産して不妊となることから妊娠に関係あるビタミンとしてトコフェロール（Toco, child birth, 出産）といわれる。人間では現在のところはっきりした欠乏症状は知られていない。$\alpha, \beta, \gamma, \delta$ など数種類のトコフェロールが発見されているが α がもっとも効力が強くこの 1 mg が 1 I.U. となっている。植物油，ことにコメやコムギなどの胚芽油や大豆油，綿実油に多い。ビタミンAやカロテン類などの酸化を防止する抗酸化剤として使用されている。所要量は α-トコフェロールとして 1 日男子 10 mg，女子 8 mg，許容上限は 600 mg である。

ⅳ　ビタミンK (Phylloquinone)

血液の凝固（Coagulation）と関係があるため血液凝固ビタミン（Coagulations Vitamin）ともいわれる。緑葉植物に含まれるK_1（Phylloquinone）と

バクテリアがつくるK_2と化学的に合成した有効成分のK_3とがある。広く植物性食品に含まれ，また腸内細菌によってもつくられるため欠乏症状はまれであるが，胆汁の分泌が悪くて油脂類の吸収の悪いときや，新生児のようにいまだ体内に腸内細菌の発育をみないものは欠乏症状の出血性疾患がみられることがある。所要量は1日男子65 μg，女子55 μg，許容上限は30,000 μgである。

v ビタミンB_1（Thiamin（米），Aneurin（英））

脚気（Beri-beri）に有効な成分として最初コメの胚芽から取り出されたが現在は合成されている。分子中にイオウ原子を含む塩基性物質としてチアミン（Thiamin）と呼ばれる。また神経炎に効くことから抗神経炎性ビタミン（Antineuritic Vitamin, Aneurin）ともいわれ，さらに抗脚気性ビタミンともいう。水に溶けやすく，水溶液は熱に比較的不安定で，とくにアルカリ性では簡単に破壊される。天然に存在するB_1は遊離形，B_1-一リン酸塩，B_1-二リン酸塩，およびB_1-三リン酸塩がある。リン酸塩の多くはタンパク質と軽く結合しておりB_1-二リン酸塩は補酵素コカルボキシラーゼ（Cocarboxylase）として有名である。体内の糖質の代謝やトリカルボン酸代謝系に重要な関係があり，デンプンの多い食事では注意する必要がある。これが不足すると脚気症状を起こし，そのほか知覚麻痺，神経炎(妊娠，アルコール)などを起こす。体内に貯蔵されないため毎日補給する必要がある。

チアミン・塩酸塩

比較的多く含むものとしては酵母，胚芽，豆類があり，豚肉，内臓，血合肉（魚）にも含まれる。所要量は成人男子1日1.1mg，女子0.8mgである。またニンニク中などにある有機イオウ化合物のアリインが変化してアリシンとなり，これがビタミンB_1と結合してアリチアミン（Allithiamin）となり，ビタミンB_1の吸収や安定性をよくする。

vi ビタミンB_2（Riboflavin, Lactoflavin）

牛乳の乳清（Whey）中から取り出された黄色の物質（Flavin）であるためラ

クトフラビン（Lactoflavin）ともいわれる。また分子中にリボース（五炭糖）系のリビトールがつくことからリボフラビン（Riboflavin）ともいわれる。水溶液は黄緑色の蛍光があり，日光にさらすと徐々に分解する。体内ではリン酸エステルの型で存在し，酵素タンパク質と結合してフラボプロテインとして補酵素作用をしている。リン酸エステル型にはFMN（Flavin-mononucleotide）のものとFAD（Flavin-adenine-dinucleotide）のものとがあり酸化還元に関係がある。

　これが欠乏すると口角炎，脂漏性皮膚炎，眼精疲労などを生ずるが，ふつうこのビタミンだけの不足でなくいろいろの条件が入ってくる。B_1と同様毎日補給する必要があり所要量は成人男子1日 1.2 mg, 女子 1.0 mg で日本人には不足しがちである。酵母, 肝臓, チーズ, 卵には比較的含まれるが, 穀類には少ない。

ⅶ　ナイアシン（Niacin, Nicotinic acid Vitamin PP）

　ニコチン酸およびニコチン酸アミドを総称してナイアシンというがビタミンP.P.(Pellagra preventive vitamin）ともいう。トウモロコシを常食とする地方にみられるペラグラという病気がこのビタミンの欠乏によって生ずるためである。アミノ酸のトリプトファンが体内でこのビタミンに変化するが，トウモロコシのタンパク質にはこのアミノ酸が非常に少ないため欠乏症状を起こすものと考えられている。一方穀類にはポリペプチドと結合した結合型ナイアシン（ニイアシチン，およびニイアシノーゲン）の存在が知られており，アルカリで処理することによってナイアシンを遊離する。このためトウモロコシを一晩アルカリ処理するメキシコでは案外この病気が少ない。そのほか体内の腸内細菌によってもつくられる。生体内ではNAD (Nicotinamide adenine dinucleotide）あるいはNADP (Nicotinamide adenine dinucleotide phosphate）として脱水素酵素の補酵素となり生体の酸化還元に

重要な役割をしている。

　所要量はニコチン酸として成人男子1日17 mg，女子13 mg，許容上限は30 mgである。含有量の多いものには酵母，肝臓，蓄肉，魚肉，豆類などがある。

viii　ビタミンC（Ascorbic acid, Antiscorbutic Vitamin）

　水によく溶け酸性となり還元性を示すが，空気中の酸素によって簡単に酸化されて効力を失う。体内では細胞組織の構造強化に関係しているといわれ，このビタミンが欠乏すれば壊血病（Scurvy）となる。また歯齦（ぎん）炎，毛細血管抵抗力減退による出血，とくに毛嚢周囲の出血がみられ，小児ではメレル・バロー病となり発育不良となる。動物によってはこのビタミンを体内でつくることができるためネズミでは欠乏しない，またウシは人間ほど必要としないため，牛乳中には人乳よりも少なく，さらに殺菌などのため破壊されて飲用する市乳にはほとんど含まれていないから育児には注意する必要がある。

　レモン，ミカンなどの柑橘類に多く，そのほか新鮮な果物，野菜（トマト，キャベツ，ジャガイモなど）に含まれ，日本茶にも比較的多い。ほとんど遊離の型で存在しているが結合型（アスコルビゲン）のものもあるという。収穫後の日数を経たり，煮たりするとビタミンCはいちじるしく減少する。所要量は日本では成人1日100 mgとされている。

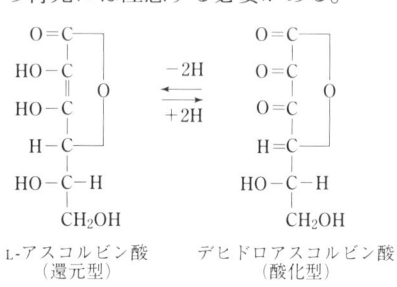

$$
\begin{array}{c}
O=C \\
HO-C \\
HO-C \\
H-C \\
HO-C-H \\
CH_2OH
\end{array}
\underset{+2H}{\overset{-2H}{\rightleftarrows}}
\begin{array}{c}
O=C \\
O=C \\
O=C \\
H-C \\
HO-C-H \\
CH_2OH
\end{array}
$$

L-アスコルビン酸　　　デヒドロアスコルビン酸
（還元型）　　　　　　　（酸化型）

ix　その他のビタミン

　以上のほかパントテン酸(Pantothenic acid)，ビオチン(Biotin)，葉酸(Folic acid)，ピリドキシン(Pyridoxine, Vitamin B_6)，ビタミンB_{12}(Cobalamin)などがあり，ふつうの食事をしておればまず欠乏症状を起こすことはなく，所要量も示されていない。またこれらのビタミンは必要ならば薬品でとる場合が多い。

2.5 食品の嗜好成分

1) 食品の色素

表14 食品の色素類（天然色素）

色素名	色調	溶解性	所在（食品）
1. カロテノイド系色素（Carotenoids）（イソプレノイド誘導体）	黄, 橙, 赤色	脂溶性	主に植物性, 動物性もある
2. ポルフィリン系色素（Porphyrins）（テトラピロール誘導体）			
クロロフィル系（Chlorophylls）	緑色	脂溶性	植物性
ヘム系（Haems）	赤色	脂溶性	動物性
3. フラボノイド系色素（Flavonoids）（ベンゾピラン誘導体）			
フラボン類（Flavones）	黄, 褐色	水溶性	植物性
アントシアニジン類（Anthocyanidines）	橙, 赤, 紫色	水溶性	植物性
4. キノン系色素（Quinones）（キノン誘導体）			
ベンゾキノン類（Benzoquinones）	黄色系	水溶または脂溶性	動物性
ナフトキノン類（Naphtoquinones）	紫色系	水溶または脂溶性	植物性
アントラキノン類（Anthraquinones）	赤色系	水溶または脂溶性	植物性
5. その他の色素			

天然色素は植物性食品の色素と動物性食品の色素とに分け，おもにその性質色調から分類しているが，最近は化学構造の上から分類することが多い。そのおもなものは表14のとおりである。

i　カロテノイド系色素

植物細胞中の有色体（Chromoplast）中や葉緑体（Chloroplast）中に葉緑素とともに存在する。黄，澄，赤色の色素で脂質に溶けており，水には溶けない。

構造的にイソプレン（Isoprene）C_5H_8が8個つながったポリエン鎖をもつためイソプレノイド誘導体ともいわれる。さらに分子内に酸素原子を含まないカロテン類（Carotenes）と水酸基などの酸素原子を含むキサントフィル類（Xanthophylls）とに細分類している。

$$CH_2=C-CH=CH_2$$
$$|$$
$$CH_3$$

イソプレン

カロテンもキサントフィル類も多くの種類があり，植物中ではおもに α, β, γ-カロテン，リコペン（Lycopene）などのカロテン類や，クリプトキサンチン（Cryptoxanthin），ゼアキサンチン（Zeaxanthin），カプサンチン（Capsanthin）などのキサントフィル類とが 2～3 種類ずつ混合して存在している。これらの色素は熱に対しては比較的安定であるが遊離状態では空気中で酸化されやすい。α, β, γ-カロテンやクリプトキサンチンは体内でビタミン A_1 効果があるためプロビタミン A_1 群ともいわれる。またアスタキサンチン（Astaxanthin）はタンパク質と結合して，エビやカニに存在して青藍色を呈するが，加熱によりタンパク質から遊離し，酸化されてアスタシンとなり朱色を呈する。

最近黄，赤色の人工着色料の代わりに β-カロテンなどが使用され，またカロ

表 15　おもなカロテノイド系色素

	名称および構造式	所在
カロテン類	β-カロテン（β-イオノン，β-イオノン） α-カロテン（β-イオノン，α-イオノン） リコピン（リコピン，リコピン）	ニンジン，カボチャ，緑色植物，卵黄 β-カロテンと共存することが多い トマト，スイカ
キサントフィル類	クリプトキサンチン（3-ヒドロオキシ-β-カロテン） ゼアキサンチン（3,3'-ジヒドロオキシ-β-カロテン） アスタキサンチン（3,3'-ジヒドロオキシ-4,4'-ジケト-β-カロテン）	トウモロコシ，オレンジ，カキ，卵黄 トウモロコシ，卵黄，脂肪組織 エビ，カニ，サケ，マス
ポリエンカルボン酸類	ノルビキシン（HOOC～COOH） クロセチン（HOOC～COOH） クロシン（クロセチンの配糖体）	アナトー サフラン くちなしの実

テノイド系化合物と構造の似ているポリエンカルボン酸のビキシン（アナトー），クロセチン，クロシンなどが着色料として使用されている。

ⅱ　ポルフィリン系色素（Porphyrins）

ピロールが4個の誘導体である（テトラピロール）ポルフィリン構造をもつためポルフィリン系色素ともいう。中心にマグネシウムの配位した植物系のクロロフィルと鉄の配位した動物系のヘムとがある。

（a）　クロロフィル系色素（Chlorophylls）

植物の緑色を呈する色素で光合成に重要な役割をしている。ふつうクロロフィルaとbとが3:1で存在する。図の3位のCH_3がCHOに置換したものがクロロフィルbである。植物細胞中ではタンパク質と結合した形で葉緑体中にある。脂溶性の不安定な化合物でシュウ酸のような弱い酸性でもMgが離れてフェオフィチンとなり黄褐色となる。さらに加水分解を受ければフィトールも離れてフェオホーバイドになる。

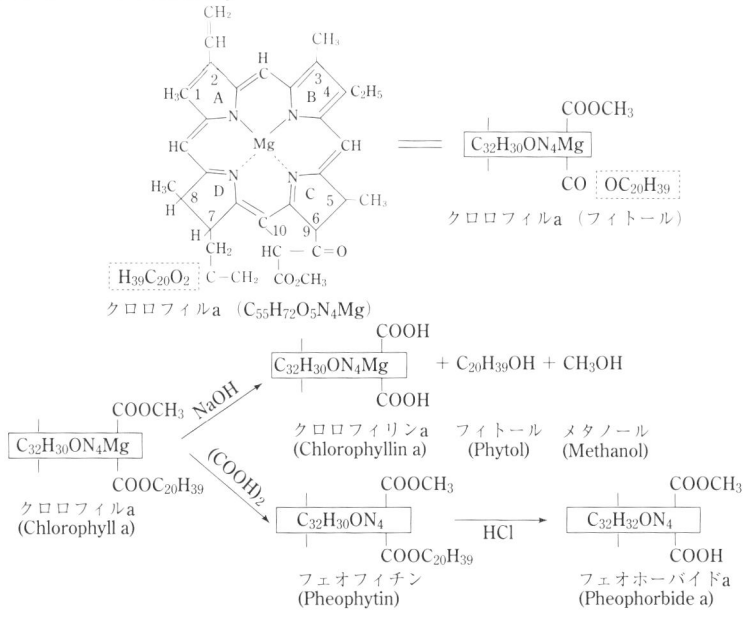

クロロフィルa　（$C_{55}H_{72}O_5N_4Mg$）

クロロフィルa　（フィトール）

クロロフィルa (Chlorophyll a) → クロロフィリンa (Chlorophyllin a) ＋ フィトール (Phytol) ＋ メタノール (Methanol)

フェオフィチン (Pheophytin) → フェオホーバイドa (Pheophorbide a)

これらの関係を示せば上図のようになる。

クロロフィルを塩酸と硫酸銅で処理してMgをCuに置換し，アルカリで処理すれば安定な色素の銅クロロフィリンとなり水溶性の鮮緑色を呈するため食品添加物として着色料に使用されている。

(b) ヘム系色素（Haems）

動物の血色素のヘモグロビン（Hemoglobin）筋肉色素のミオグロビン（Myoglobin）の赤色の主体をなすものである。一般の生肉は屠殺後血抜きするためヘモグロビン系の赤色は少なく，ほとんどがミオグロビンによるものである。

ヘム（$C_{34}H_{32}O_4N_4Fe$）

ミオグロビンはヘムとグロビンタンパク質と結合したもので，分子量17,500位といわれる。ミオグロビンは暗赤色であるが肉を切ると酸素と結合してオキシミオグロビンとなり鮮赤色となるが，しだいに$Fe^{2+} \rightarrow Fe^{3+}$となり褐色のメトミオグロビンになるため食肉加工には塩漬のとき発色剤として硝酸塩や亜硝酸塩

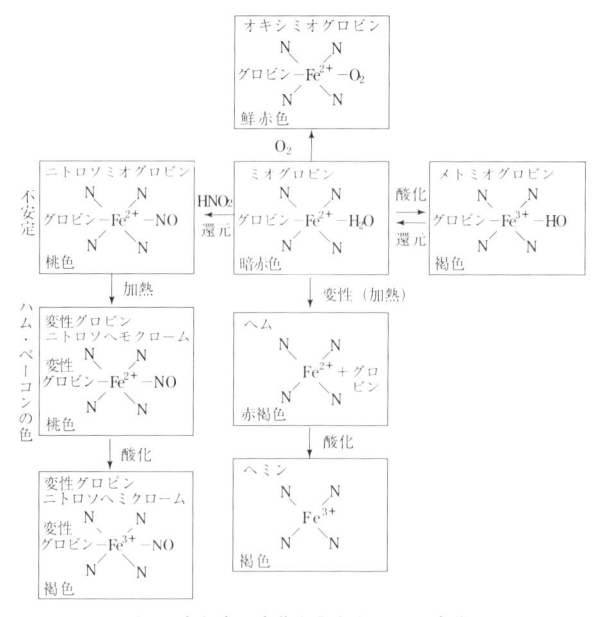

図7　肉色素の変化と発色剤による変化

を加える。これにより生じたNOがミオグロビンと反応して桃色のニトロソミオグロビンとなり，加熱処理すればグロビンタンパク質が変性してニトロソヘモクロームとなり桃色が固定する。これらの関係を示すと図7のようになる。

iii フラボノイド系色素

ベンゼン核2個を3個の炭素で結合した（$C_6-C_3-C_6$）ジフェニルプロパンの骨格をもつ一群のフェノールで，配糖体として広く植物性食品にのみ存在する。黄色のフラボン類と橙，赤，紫色を呈するアントシアニジン配糖体（アントシアン）とがおもなものである。

(a) フラボン類（Flavones）

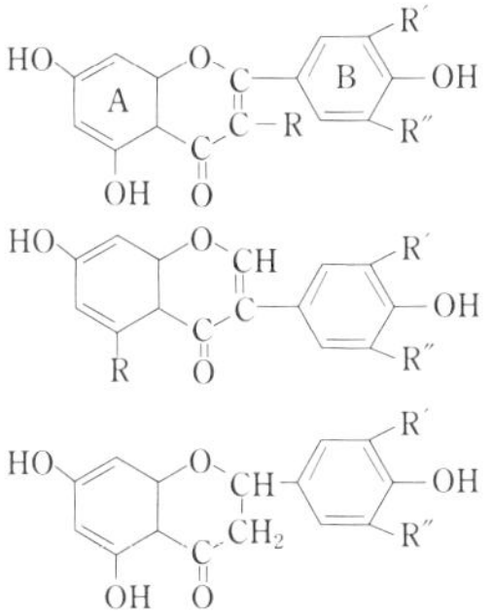

R=H　フラボン (Flavones)
R=OH　フラボノール (Flavonols)

イソフラボン (Isoflavone)

フラバノン (Flavanone)

アントキサンチン（Anthoxanthin）ともいわれフラボン，フラボノール，イソフラボン，フラバノンなどがある。ふつう酸性で無色，アルカリ性で淡黄色を呈する。鉄，アルミニウムイオンとキレートを形成して暗色あるいは緑汚色となる。またフラボン類には正常の毛細管の透過性（Permeability）を維持する作用があり，ビタミンPともいわれる。ミカンの皮などに多いヘスペリジン（ヘスペレチン配糖体）やソバにあるルチン（クエルセチン配糖体）にこの作用があるという。

そのおもなものには，つぎのようなものがある。

フラボン
- アピゲニン（Apigenine）$R'=R''=H$　　無色　コウリャン
- ルテオリン（Luteolin）$R'=OH, R''=H$　　微黄色　ジキタリス

フラボノール
{ ケンプフェロール (Kaempferol) R′=R″=H　微黄色　　ウメモドキ, センナ
　クエルセチン (Quercetin) R′=OH, R″=H　微黄色　　タマネギ, 茶, ソバ
　ミリセチン (Myricetin) R′=R″=OH　　　微黄色　　エリカ

イソフラボン
　ダイズツェイン (Daidzein) R=R′=R″=H　微黄色　　ダイズ

フラバノン
{ ナリンゲニン (Naringenin) R=OH, R′=R″=H　　　無　色　　柑橘類
　ヘスペレチン (Hesperetin) R=OCH$_3$, R′=OH, R″=H　無　色　　柑橘類

(b)　アントシアニジン類またはアントシアン類 (Anthocyan)

アントシアンを塩酸などで加水分解するとアグリコンのアントシアニジンの塩酸塩とグルコースなどの糖類が得られる。したがってアントシアンはアントシアニジンの配糖体である。花や果物, 野菜などの美しい色はこのアント

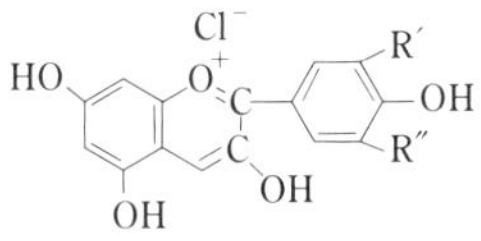

アントシアニジン塩酸塩

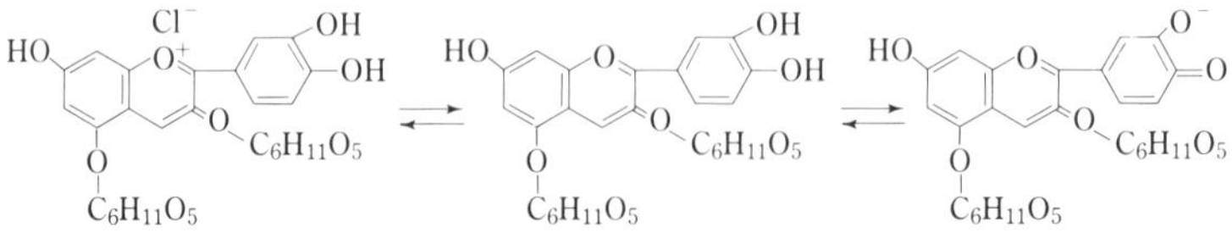

シアンによるもので, 水に溶けやすく図のように酸性で赤色, アルカリ性で紫, 青と変化する色素である。アントシアニジンは遊離では得られず, ふつう塩酸塩の形で分離されている。そのおもなものにつぎのものがある。

シアニン (カチオン型)　　　　シアニン塩基　　　　シアニン (アニオン型)
　pH<3.0　赤　　　　　　　　pH8.5　紫　　　　　　　pH>11　青

1．ペラルコニジン　R′=R″=H　橙赤色　　ザクロ (ペラルゴニン Pelargonin)
　 (Pelargonidin)　　　　　　　　　　　　イチゴ (カリステフィン Callistephin)
2．シアニジン　R′=OH, R″=H　赤　色　　アカカブ (シアニン Cyanin)
　 (Cyanidin)　　　　　　　　　　　　　シソ (シソニン Shisonin)
　　　　　　　　　　　　　　　　　　　オウトウ (ケラシアニン Keracyanin)
　　　　　　　　　　　　　　　　　　　黒豆 (クリサンテミン Chrysanthemin)
3．デルフィニジン　R′=R″=OH　紫青色　　ナス (ナスニン Nasunin)
　 (Delphinidin)　　　　　　　　　　　　ナス (ヒアシン Hyasin)

(c)　その他のフラボノイド系色素

同じような構造をもつものにカテキン，カルコン，オーロン類がある。このうちカテキンは日本茶中のエピカテキンがある。カルコン，オーロンは花には多いが食品には少ない。

iv　キノン系色棄（Quinones）

多くの植物のみならず微生物，昆虫，海産動物にもみられる色素で，遊離形，エステル形，配糖体などの形で存在し，その形態により脂溶性または水溶性を示す。ふつう黄，赤，褐色を呈し生体内では酸化還元の役割をしているものと思われ，構造からベンゾキノン類，ナフトキノン類，アントラキノン類がある。

(a)　ベンゾキノン類（Benzoquinones）

高等植物や心臓にみられるユビキノン（Ubiquinone，Coenzyme Q）がこれである。そのほかかびや昆虫にみられる。

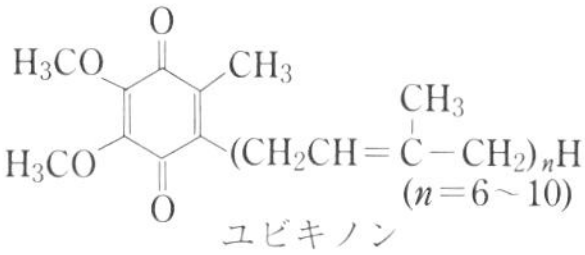

O
H3CO
CH3
CH3
H3CO
(CH2CH=C−CH2)nH
O
(n=6〜10)

ユビキノン

(b)　ナフトキノン類（Naphthoquinones）

おもに植物に多いがビタミンK_1，K_2がこれに属する。

O
CH3
CH3
CH3
CH2CH=C−〔(CH2)3−CH〕3H
O

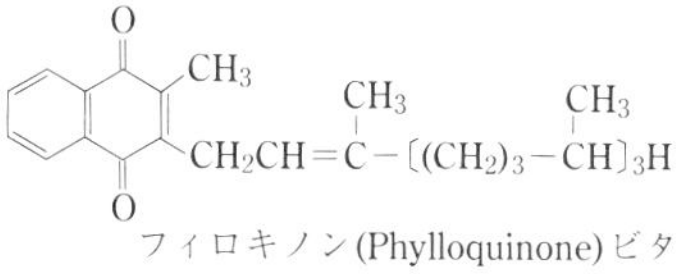

フィロキノン（Phylloquinone）ビタミンK_1

HO
O
CH3
CHOHCH2CH=CCH3
HO
O

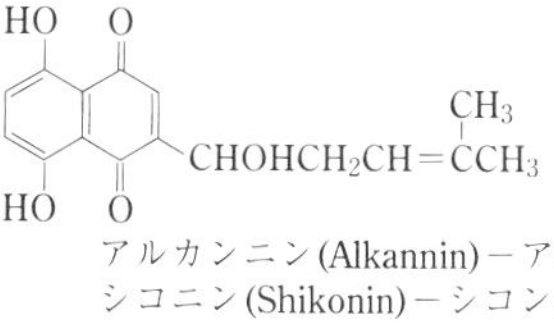

アルカンニン（Alkannin）－アルカンナの根
シコニン（Shikonin）－シコンの根（アルカンナの異性体）

HO
O
HO
C2H5
HO
OH
HO
O

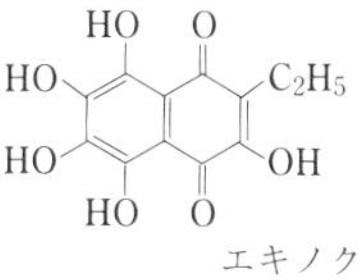

エキノクローム A（Echinochrome A）－ウニ

(c) **アントラキノン類**(Authraquinones)

この種類がもっとも多く、着色料や染料に使われている。

アリザリン(Alizalin)　アカネグサ
　　　　　　　　　　　赤色系－染料

リュイン(Rhein)　ダイオウ
　　　　　　　　黄色系－染料，着色料

カルミン酸(Carminic acid)　カイガラムシ
　　　　　　　　　　　　　赤色系－着色料

v　その他の色素類

以上のほかベタシアニジン系色素として赤ビート中のベタシアニン（Betacyanin）やジケトン系のウコンに含まれるクルクミン（Curcumin），蛍光のあるリボフラビン（ビタミンB_2）などのフラビン系色素があるがその種類は少ない。

クルクミン(Curcumin)　ウコン－黄色着色料

2) 食品の呈味成分

味覚は嗅覚とともに化学的感受性と考えられ食物中の種々の呈味成分により味覚器官などが刺激されて生ずる神経感覚とされている。舌の乳頭には多数の味覚の受容器である味蕾が含まれ，このなかに10〜15個位の味覚細胞があり味覚神経が分布している。味覚は舌の先端や両端ほど鋭敏で奥（舌根）と中央部はにぶい。

おもに甘味は舌の先端で感じ，酸味は周辺で，塩味は先端から両端にいたる間で，苦味は舌根でいずれも強く感じる。一般には呈味を甘味，酸味，鹹(塩)味，苦味の四基本味に分類している。

しかしこのほか旨味，辛味，渋味を入れる場合もあり，さらにこれら化学的成分の刺激のみならず，食物の温度，硬軟などの物理的性質やさらに心理的要因も重なって食物の味を複雑化している。

表 16 呈味物質の閾値

(常温%)

	閾値%		閾値%
食　　　塩	0.05	シ　ョ　糖	0.5
塩　　　酸	0.006	塩酸キニーネ	0.0001
ク エ ン 酸	0.005	グルタミン酸ソーダ	0.03

呈味物質が明らかに感じられる最低濃度をその成分の閾値(Threshold)といい味覚検査などに用いる。

i　甘　味 (Sweet taste)

甘味に対する人間の嗜好はきわめて強く，甘味料の消費量がその国の生活水準を表わすともいわれていたが，その代表的なものはショ糖（蔗糖）である。そのほか，ブドウ糖，果糖，蜂蜜などの種々の甘味料がある。

表 17　糖類および甘味料の甘味度表

(10% 水溶液の甘味度)

種　　類	甘味度	種　　類	甘味度
スクロース(ショ糖)	100	D- キシロース	67
ラフィノース	22	D- マンニトール	69
ラムノース	33	グルコース(ブドウ糖)	69
ラクトース（乳糖）	39	グリセリン	79
ダルシトース	41	転化糖	95
マルトース（麦芽糖）	46	フルクトース（果糖）	114
D- ソルビトール	51	シクラメート	3,380
D- マンノース	59	ズルチン	9,000
ガラクトース	63	サッカリン	30,000

(C. Nieman, (1958))

甘味は一般にOH基を多数もつ多価アルコール系統の物質が示すが，そのほかの甘味を呈する化学物質があり，サッカリンのような合成甘味料も使われている。

甘味度はショ糖の甘さを100としているが，温度，共存物質，個人差の影響があり一概にはいえない。

同じブドウ糖でも加熱したりすると甘味が異なる。これは糖の立体構造の相違によるもので，ブドウ糖ではα型が甘くβ型はαの2/3位と弱い。ふつうの結晶ブドウ糖はα型であるが，その水溶液を加熱したり長時間おくとβ型となり甘味が減ずる（変旋光の項参照）。同じように果糖ではβ型の方がα型より約3倍甘いが水溶液を加温するとα型が増加して平衡に達し甘味度は減少する。

ショ糖ではα型ブドウ糖とβ型果糖とが結合してグリコシド性OHを失ったため異性体はなく甘味が安定で，しかも強く，甘味度の標準となっている。

その他の甘味物質としてはつぎのようなものがある。

カンゾウ（甘草）の甘味成分グリチルリチン酸がしょうゆ（醤油）やみそ（味噌），タバコの甘味料として使用されており，また合成甘味料としてはサッカリンとアスパルテームが使用されている。アスパルテームはアスパラギン酸とフェニルアラニンが結合したペプチドのメチルエステルで，ショ糖の180〜200倍の甘味度をもっている。

ⅱ 酸　味（Sour taste）

食品中の酸味はほとんどが有機酸によるもので，その酸味は溶液中に解離して生ずる水素イオンによるものといわれる。しかし酸味の強さは水素イオン濃度（pH）に比例せず，酸味には未解離の酸分子や水素イオンと同時に生ずる陰イオンなども酸味の強さに関係があるといわれている。

有機酸としては酢酸，クエン酸（Citric acid），酒石酸（Tartaric acid），リンゴ酸（Malic acid），乳酸（Lactic acid）などがあり，それぞれ固有の味をもっている。無機酸としてはリン酸が清涼飲料水に使用されている。

iii 鹹味（塩味）(Saline taste)

塩味は調理の基本的な味とされ，食塩によって代表される味である。鹹味は本来は無機中性塩の示す味であるが純粋な鹹味は食塩のみが呈し，ほかの塩類はいずれも苦味，渋味を伴う。また食品中の塩味は生理的に重要な体液の浸透圧と関係があるため生理的な欲求が強い。人体の体液は約0.9%の食塩水に相当する浸透圧を有している。したがってこの程度の塩味が心地よく感じられ，ほかの甘味，酸味と混合して旨味をつくりやすい。塩味はほかの呈味と比べ舌の上の感度がもっとも平均している。

iv 苦 味 (Bitter taste)

苦味は舌根部にとくに鋭敏に感じられ，比較的長時間持続する味で，味のなかではもっとも感度が高くその閾値はいちじるしく小さい。また個人差ももっともはなはだしい。一般に植物成分であるアルカロイドは，ほとんどみな苦味をもつが，このほか第3級アミン類，二硫化物，配糖体などに苦味をもつものがあり，無機物質中ではCa，Mg，NH_4イオンが苦味を有する。

日常食品で苦味が好まれるものは少なく，特殊な嗜好品に属する食品にその例がみられるくらいである。たとえばビールの苦味はホップの雌花に含まれるフムロン（Humulone）で数種類の同族体が知られている。フムロンはビールに苦味のほかに抗菌性と芳香を与えているといわれる。また日本茶，紅茶，コーヒーの苦味はおもにアルカロイドのカフェイン（Caffein）とされ，ココア，チョコレートの苦味は同族体のテオブロミン（Theobromin）によるものである。

一方好まれない苦味としてよく知られているものにキュウリの末端に苦味を有することがあるが，これはククルビタシン（Cucurbitacine）という配糖体によるもので，さらに柑橘類の果皮などの苦味はフラバノン配糖体のナリンジン（Naringin）によるが，かびの酵素ナリンジナーゼにより分解して苦味を除去することが試みられている。

v 辛 味 (Hot taste, Pungent taste)

辛味は味覚神経を強く刺激して温覚と痛覚を生ぜしめる味をいう。唇，頰の

内側，上あごなど口腔内全体にわたる部分で感じられるので上述した基本的な味と区別している。おもに香辛料（Spices）として使われ，食物の風味の向上や食欲増進に使用される。辛味物質としてはベンゾール核に不飽和側鎖をもつ化合物と含硫化合物とに大別されるが，そのおもなものをあげる。

(1) トウガラシ（唐辛子）：辛味成分はカプサイシン（Capsaicin）である。

$$CH_3O\text{-}\underset{HO}{\bigcirc}\text{-}CH_2NH\text{-}CO(CH_2)_4CH=CHCH\underset{CH_3}{\overset{CH_3}{<}}$$

カプサイシン(Capsaicin) $C_{18}H_{27}O_3N$

(2) クロガラシ（ワサビ，ダイコンなど）：含硫配糖体シニグリン（Sinigrin）が酵素ミロシナーゼ（Myrosinase）によって加水分解されて生じるアリルイソチオシアネート（Allylisothiocyanate）によるものである。

$$CH_2=CHCH_2N=C\underset{OSO_3K}{\overset{SC_6H_{11}O_5}{<}} \xrightarrow{\text{ミロシナーゼ}} CH_2=CHCH_2N=C=S+C_6H_{12}O_6+KHSO_4$$

シニグリン　　　　　　　　　　　　アリルイソチオシアネート

(3) シロガラシ：配糖体シナルビン（Sinalbin）が酵素によって加水分解されて生ずるパラオキシベンジルイソチオシアネート（Hydroxybenzylisothiocyanate）が辛味を呈するが前者よりは弱い。

以上のほかサンショウの辛味のサンショール（Sanshol－イソブチルラウリン酸アミド），コショウのチャビシン（Chavicin－ピペリン誘導体），ショウガのショーガオール（Shogaol）がおもなものである。

タマネギ類に含まれるジメチルサルファイド（Dimethylsulfide CH_3SCH_3）誘導体は弱い辛味を有するが長く煮たり，炒めたりすると分解して甘味のあるメチルメルカプタン系物質に変わるといわれる。ニンニク中の辛味成分アリシン（Allicin）は，酵素アリイナーゼの作用によりアリイン（Alliin）から生成されるもので，これがビタミンB_1と結合してアリチアミンとなる。

$$CH_2=CHCH_2\underset{\underset{O}{\|}}{S}-CH_2CH(NH_2)COOH \longrightarrow \begin{matrix}CH_2=CHCH_2S=O\\CH_2=CHCH_2S\end{matrix}$$

アリイン(Alliin)　　　　　　　　アリシン(Allicin)

vi 渋　味（Astringent taste）

　収斂（しゅうれん）味ともいわれ，味覚神経の麻痺によって生ずるもので，神経タンパク質を凝固させるような成分は渋味を与える。

　タンニンなどの植物性ポリフェノール類によるものが多く，そのほか鉄，銅などの金属類，アルデヒド類などが渋味の原因となる。

　タンニン類は没食子酸（Gallic acid）などのポリフェノール類が結合した化合物でタンパク質を凝固させる性質をもつものもあり，古くから皮革製造などに使用されてきたものである。日本茶のなかにはカテキンと没食子酸の結合した茶葉タンニンがある。コーヒータンニンはクロロゲン酸，くり渋タンニンはエラグ酸（Ellagic acid），かき渋タンニンはシブオール（Shibuol）でいずれもポリフェノール化合物である。

vii 旨　味（Seasoning）

　味としては上述した甘酸塩苦の四つの味を基本的呈味とし，これらが混合調和したとき旨いと感ずるといわれている。しかし旨味として別な味をあげる場合もあり，このときはコンブ，かつお節，シイタケなどのだし汁中にある食欲をそそる味を別に旨味といっている。

　この旨味にはアミノ酸，ペプチド，ヌクレオチド，有機酸などがある。

　(1) グルタミン酸ナトリウム（Monosodium L-glutamate, MSG）：はじめコンブの旨味成分として取り出されたもので現在は発酵法などにより工業的に生産されている。

表18 食品の旨味成分

種類	グルタミン酸ナトリウム（MSG）	アミノ酸ペプチド	5′-イノシン酸（IMP）	5′-グアニル酸（GMP）	有機酸（コハク酸ナトリウム）
畜肉類	+	++	+++		
魚肉類	+	++	+++		
カニ，エビ	+	++	++		
イカ，タコ	++	++	−		
貝	++	++	−		+++
コンブ	+++	++			
野菜，果物		++			
シイタケだし汁				+++	
味噌，醤油	++	++			

（藤巻ら）

(2) イノシン酸ナトリウム（Sodium-5′-inosinate, 5′-IMP）およびグアニル酸ナトリウム（Sodium-5′-guanylate, 5′-GMP）：イノシン酸はかつお節の旨味成分として取り出されたもので最近は工業的に生産されている。また同時にグアニル酸もつくられているが，これがシイタケのだし汁の旨味成分であることがわかり現在は両者とも使用されている。2の位置にNH_2がつくものが5′-GMPのグアニル酸，構造上核酸系調味料といわれるが，その呈味と化学構造との関係をみるとつぎのようになる。

1) リン酸の切れたヌクレオシド（イノシン，グアノシン）は味をもたない。
2) 6位にOH基のあるグアニンとヒポキサンチン系であること。
3) リボースの5′位にリン酸が結合しているものが味があり，3′位のIMPなどは味をもたない。

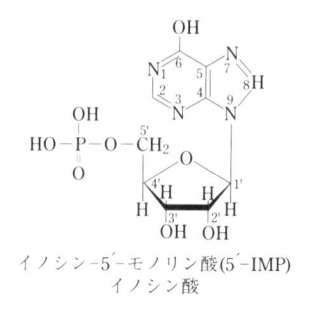

イノシン-5′-モノリン酸(5′-IMP)
イノシン酸

ふつう単独で用いることは少なくグルタミン酸ナトリウムに5～10%位混ぜて使用され，味の相乗作用により呈味力が6倍位になるといわれる（化学調味

料の項参照)。そのほか貝類の旨味成分としてコハク酸ナトリウムが, 茶の玉露(ぎょくろ)中の旨味成分としてテアニン(Theanine-グルタミン酸エチルアミド)が知られている。

3) 食品の香気成分

i 嗅覚と香り

人間では香りは鼻中隔面に色素の沈着した黄褐色の粘膜(嗅斑)があり, この部分を刺激すると電気的変化を生じ, これが複雑な経路により脳に伝わり香りを感ずるといわれている。

ふつう良い匂いを香気(Aroma, good odor)といい, 悪い匂いを臭気(Bad odor)といい, 匂いをかぐことを嗅覚(Smell)というが, 性別, 年齢, 個人, 民族などによってその感受性が異なり, 好ましい匂いも人によっては不快臭となることもあり, 香りの複雑多様性がある。

食品の香気成分としては植物性食品にはアルコール類, カルボニル化合物

香気成分 (アルコール類)

名　称	構　造　式	おもな所在
エチルアルコール Ethyl alcohol	CH_3CH_2OH	酒類
イソアミルアルコール Isoamyl alcohol	$(CH_3)_2CH-CH_2CH_2OH$	フーゼル油(清酒)
β-γ-ヘキセノール (青葉アルコール) β-γ-Hexenol	$CH_3CH_2CH=CHCH_2CH_2OH$	青葉(野菜), 茶葉
キュウリアルコール $\Delta^{2,6}$-Nonandienol	$CH_3CH_2CH=CH(CH_2)_2CH=CHCH_2OH$	キュウリ
マツタケアルコール Matsutake alcohol	$CH_3(CH_2)_4CHOH-CH=CH_2$	マツタケ
オイゲノール Eugenol	HO-C$_6$H$_3$(OCH$_3$)-CH$_2$CH=CH$_2$	ちょうじ油
バニリンアルコール Vanillin alcohol	HO-C$_6$H$_3$(OCH$_3$)-CH$_2$OH	バニリン

香気成分(エステル類)

名 称	構 造 式	おもな所在
ギ酸アミル Amyl formate	$HCOO-CH_2(CH_2)_3CH_3$	リンゴ,モモ
ギ酸イソアミル Isoamyl formate	$HCOO-CH_2CH_2CH\begin{smallmatrix}CH_3\\CH_3\end{smallmatrix}$	ナシ
酢酸エチル Ethyl acetate	$CH_3COO-CH_2CH_3$	パイナップル
酢酸イソアミル Isoamyl acetate	$CH_3COO-CH_2-CH_2-CH\begin{smallmatrix}CH_3\\CH_3\end{smallmatrix}$	ナシ,リンゴ
酪酸メチル Methyl butyrate	$CH_3-CH_2-CH_2-COO-CH_3$	リンゴ
イソバレリアン酸 イソアミル Isoamyl isovalerate	$\begin{smallmatrix}CH_3\\CH_3\end{smallmatrix}CHCH_2COO\cdot CH_2\cdot CH_2\cdot CH\begin{smallmatrix}CH_3\\CH_3\end{smallmatrix}$	バナナ
アンスラニール酸 メチル Methyl anthranilate	ベンゼン環-$COOCH_3$, NH_2	ブドウ
ケイ皮酸メチル Methyl cinnamate	ベンゼン環-$CH=CHCOO\cdot CH_3$	マツタケ

($-CHO$, $=CO$),エステル類,テルペン類や含イオウ化合物が多く,動物性食品にはアミン類などの含窒素化合物,低級脂肪酸系統のものが多い。

ふつう匂いは単一な香気成分ではなく数種類から数十種類の化合物の混合である。これらのものの代表的なものをあげるとつぎのようになる。

ii 植物性食品の香気成分

各成分別に表に示してある。

iii 動物性食品の香気成分

(a) 含窒素成分の匂い

獣肉は新鮮な間はほとんど動物特有の脂肪臭を感ずるのみであるが,魚介類は,生鮮度の落ちるに従い細菌の作用によりトリメチルアミンオキサイドが還元されて揮発性のトリメチルアミンとなり,生臭くなる。

I 食品の成分 65

香気成分(テルペン類)

名 称	構造式	おもな所在	名 称	構造式	おもな所在
シトラール Citral	CH₃ H₃C CH-CHO H₂C CH H₂C-C—CH₃	オレンジ レモン (レモン油の主成分)	ツウヨン Thujone	CH₃ CH CO H₂C CH₂ H₃C-C CH₂ CH	ヨモギ
ゲラニオール Geraniol	CH₃ H₃C CH-CH₂OH H₂C CH H₃C-C—CH₃	バラ油の主成分 オレンジ	ピネン α-Pinene	CH₃ CH H₂C CH H₃C C CH₂ CH₃	テレピン油の主成分 レモン ニンジン
リモネン Limonene	CH₃ H₃C CH H₂C CH₂ H₃C-C—CH₂	レモン オレンジ ダイダイ ハッカ	カンファ Campher	CH H₂C·C·CH₃ H₂C CO C CH₃	ラベンダー 樟脳
メントール Menthol	CH₃ H₃C CH H₂C CHOH H₃C-C CH₂ H	ハッカ	フムロン Humulon	H C CH C C CH₃ CH₃	ホップ

香気成分(含イオウ化合物)

名 称	構 造 式	おもな所在
メチルメルカプタン Methylmercaptane	CH₃SH	ダイコン
プロピルメルカプタン Propylmercaptane	CH₃CH₂CH₂SH	タマネギ
メチオノール Methionol	CH₃S・CH₂・CH₂CH₂OH	しょうゆ
ジアリルジサルファイド Diallyldisulfid	CH₂=CH・CH₂・S・S・CH₂CH=CH₂	ニンニク
S-メチルシスティンスルホキサイド S-methylcysteinesulfoxide	CH₃S・CH₂・CH・COOH O NH₂	キャベツ,カブ
アルキルイソシアネート類 (からし油)	R-N=C=S	カラシ,ダイコン,ワサビ
β-メチルメルカプトプロピオン酸エチル Ethyl-β-methyl-mercaptopropionate	CH₃S・CH₂・CH₂COO・C₂H₅	みそ
レンチオニン (Lenthionine)	S-S H₂C CH₂ S-S-S	シイタケ

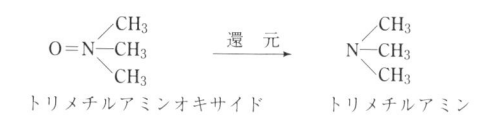

$$\underset{\text{トリメチルアミンオキサイド}}{O=N\begin{matrix}CH_3\\CH_3\\CH_3\end{matrix}} \xrightarrow{\text{還元}} \underset{\text{トリメチルアミン}}{N\begin{matrix}CH_3\\CH_3\\CH_3\end{matrix}}$$

そのほかピペリジン，δ-アミノバレラール，δ-アミノバレリアン酸も生臭さ臭があるが腐敗臭に近い。

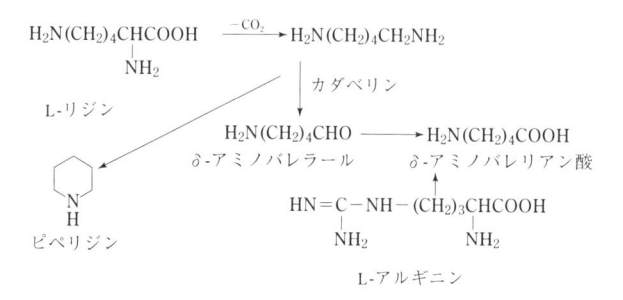

$$\underset{\text{L-リジン}}{H_2N(CH_2)_4CHCOOH} \xrightarrow{-CO_2} H_2N(CH_2)_4CH_2NH_2 \text{ カダベリン}$$

(構造式: ピペリジン, δ-アミノバレラール H₂N(CH₂)₄CHO → δ-アミノバレリアン酸 H₂N(CH₂)₄COOH, L-アルギニン HN=C-NH-(CH₂)₃CHCOOH with NH₂ groups)

(b) 低級脂肪酸系の匂い

牛乳の香りはおもにアセトン，アセトアルデヒド，メチルサルファイド，および低級脂肪酸によるものであるが，低級脂肪酸としてはギ酸，酢酸，プロピオン酸，酪酸などがあげられている。δ-デカラクトンが乳脂様の香りがあるため合成して使用されている。またバターなどの乳製品の香りとしてジアセチル（Diacetyl）やアセトイン（Acetoin）があげられ一部はクエン酸発酵からつくられている。

$$\underset{\text{ジアセチル}}{CH_3CO-COCH_3} \qquad \underset{\text{アセトイン}}{CH_3CHOH-COCH_3} \qquad \underset{\delta\text{-デカラクトン}(\delta\text{-Decalactone})}{CH_3(CH_2)_4-CH(CH_2)_3-CO-O}$$

(c) 食品の加熱香気

食品を加熱すると好ましい香りを発生する場合が多いが，この加熱香気はおもに食品中の糖とアミノ酸とが反応して生じたものである（メイラード反応の項参照）。

II 食品の成分の変化（反応）

§1 炭水化物の変化
1.1 デンプンの糊化

　ふつうのデンプンは約20％のアミロースと80％のアミロペクチンとからなるが，これらが規則正しく配列してミセルを形成している部分と，不規則な部分とからできている。このことはX線回折図をとると生デンプンでは結晶様の回折図が得られ，結晶質の部分と非晶質の部分とが画然とは区別できない状態で混ざり合っていることからもわかる。この結晶化度はじゃがいもデンプンでは40％位，トウモロコシ，コメ，サツマイモでは25％程度といわれ，後者のX線回折図をA型，前者のをB型といい，この両者の性質の中間を示すものをC型としてデンプン粒の一つの特徴としている。しかし同じ種類のデンプンでもその植物の栽培条件によっても少しずつ性質が異なり，固定したものではない。したがってとうもろこしデンプンといってもその品種，栽培条件によって少しずつ性質は異なるものであることを考慮する必要がある。この生の状態のデンプンを β-デンプン（β-Starch）という。これを水とともに加熱すると，デンプン分子の運動が激しくなり，ついにはミセルの間に水が入り，膨潤して，順次ミセルはくずれてついには糊状となる。

　このような変化を糊化（Gelatinization）というが，この状態のデンプンを α-デンプン（α-Starch）と呼び，X線回折図はくずれて無晶質であることを示している（V図型，Verkleisterung（独）糊化）。

　この変化をまた α 化ともいい，この α 化によってデンプンは酵素による消化性もよくなり粘度も大きくなる。このデンプン粒の膨潤や糊化温度，あるいは糊の粘度などの性質は各種デンプン粒にそれぞれ特有のものである（表19）。

　濃厚な α-デンプン糊は放置すると再び結晶ミセルをつくった元の状態に

表19 各種デンプン粒の特性

		ジャガイモ	サツマイモ	コムギ	コメ	トウモロコシ
デンプン含有量（％）		14～25(塊茎)	15～29(塊根)	70～77(種子)	75～85(種子)	68～77(種子)
形状	粒 形	卵形, 単粒	多面形複粒あり	凸レンズ形単粒	多面形複粒	多面形単粒
	粒 径（μ）	5～100	2～40	5～40	2～8	6～21
	平均粒径（μ）	50	18	20	4	16
成分	水 分（％）	18	18	13	13	13
	タンパク質（％）	0.1	0.1	0.38	0.07	0.3
	脂 質（％）	0.05	0.1	0.07	0.56	—
	灰 分（％）	0.57	0.3	0.17	0.10	0.08
	リン(P_2O_5)（％）	0.176	0	0.149	0.015	0.045
	アミロース（％）	25	19	30	19	25
	アミロペクチン平均鎖長	22～24	27	23	—	25～26
物性	X 線 図 形	B	C	A	A	A
	糊 化 温 度	64.5	72.5	87.3	63.6	86.2
	最 高 BU*	1,028	685	104	680	260
	最高BUの温度	88	90.2	92.5	73.4	92.5
	92.5℃ 10分後のBU	940	640	85	445	85

* Brabender粘度計で測定した粘度（Brabender Unit） （二国, 鈴木）

もどろうとする。これをデンプンの老化（Retrogradation）という。糊の老化は水分が30～60％，温度が低いほど起こりやすく，水分を10％以下にすれば老化はいちじるしく遅れる。したがって老化防止にはα-デンプンを高温ですみやかに乾燥するか，または0℃以下で急速に脱水して水分を除いてやればよく，ビスケット，せんべい，α米，インスタントラーメンなどはこの原理に基づいてつくられている。

老化防止のほかの方法としてはデンプン分子と水分との相互作用を変えると思われる物質を共存させることである。ようかん，きんとんなどのショ糖がこの役割をしているものと考えられ，パンやケーキなどの老化防止にモノグリセリドやショ糖の脂肪酸エステルが使用されている。

1.2 デンプンの分解

　高分子のデンプンを熱や酸，あるいは酵素によって分解していけば溶解度の増大とともに分子は漸次小さくなりデキストリン（糊精）から麦芽糖となり，ついにはブドウ糖となる。この分解過程は酸あるいは酵素の場合，いずれも簡単な分解過程ではなく，たとえば酸による加水分解では分解産物であるブドウ糖以外にブドウ糖が再重合してイソマルトースやゲンチオビースなどが逆合成（acid reversion）されて苦味の原因ともなっている。

　デンプンを分解して小分子のマルトースの段階に至るまでには種々の大きさのデキストリンができるが，その分子の大きさによりヨウ素反応も異なり，アミロデキストリン（Amylodextrin）はヨウ素反応が青色で30～35個のグルコース残基よりなり，エリトロデキストリン（Erythrodextrin）はヨウ素反応が赤褐色で8～12個のグルコース残基よりなり，アクロデキストリン（Achrodextrin）はヨウ素反応はなく4～6個のグルコース残基からできている。またデンプンに水を加えないで140℃に1時間程度加熱してつくる乾式デキストリン（Pyrodextrin，焙焼デキストリン）もある。

　最近はデンプンを物理的あるいは化学的に処理して，この高分子物質の物性を変化させたいわゆる化工デンプンが食品工業のみならず，そのほかの方面に広く利用されている。

1.3 デンプンの酵素による加水分解

　デンプンを加水分解する一群の酵素を古くはジアスターゼ（Diastase）といったが，現在ではアミラーゼと総称し，種々の酵素が知られている（表20）。

　このうちα-アミラーゼはデンプン分子内部のα-1,4結合を不規則に加水分解して低分子のデキストリンをつくり，粘性を下げ，ついでゆっくりと還元性のあるマルトースを生ずることからエンドアミラーゼ（Endo-amylase）または液化型アミラーゼ（Liquefying Amylase），あるいは糊精化型アミラーゼ（Dextrogenic Amylase）ともいわれる。α-アミラーゼは動物，発芽種子，微生物に広く分布し，Caを含むタンパク質でCaを除くと活性が消失するものも

表 20 デンプン加水分解酵素

酵素分類番号	系統名	通称名	主な所在
3.2.1.1	α-1,4-glucan 4-glucanohydrolase	α-アミラーゼ (α-Amylase)	唾液, 膵臓, 麦芽, かび, 細菌
3.2.1.2	α-1,4-glucan maltohydrolase	β-アミラーゼ (β-Amylase)	麦芽, サツマイモ, ダイズ, 穀類
3.2.1.3	α-1,4-glucan glucohydrolase	グルコアミラーゼ (Glucoamylase)	糸状菌
3.2.1.9	amylopectin 6-glucanohydrolase	イソアミラーゼ (Isoamylase R-enzyme)	酵母, ジャガイモ, ソラマメ

ある。最適pHは中性もしくは微酸性であるが酵素の原料によって異なる。

　β-アミラーゼはデンプン分子の非還元性末端のつぎのα-1,4結合から加水分解して, β型マルトースを順次生成していくためエキソアミラーゼ（Exo-amylase）または糖化型アミラーゼ（Saccharifying Amylase）といわれる。α-1,6結合の分岐点に達すると作用は止まり, β-デキストリン（限界デキストリン, Limit dextrin）が残る。ふつう約40％が残り, このように反応の初期から還元力が出現し, あとに高分子の限界デキストリンが残るのでヨウ素反応, 粘度などはほとんど変化しない。これらの様相はα-アミラーゼとはまったく対照的である。β-アミラーゼは植物界に多くその分布は非常に広いが, 微生物の一部にも分布している。活性の最適pHは微酸性である。グルコアミラーゼはデンプンの非還元性末端からグルコース単位で切っていく酵素で糸状菌に多く糸状菌糖化アミラーゼともいわれる。

　デンプン中のα-1,6結合のみを切る酵素をイソアミラーゼ（Isoamylase）またはR-酵素と呼び, イソアミラーゼは酵母から, R-酵素はジャガイモやソラマメから得られている。いずれもアミロペクチンやβ-限界デキストリンに作用してα-1,6結合を切るので, β-アミラーゼの分解限度はいちじるしく大きくなる。デンプンに対する作用について述べたがグリコーゲンについても同様である。

　これらの諸酵素による酵素力を測定する場合デンプンの性質を一定にする必

II 食品の成分の変化 71

要があるが，上述したようにデンプンには種々さまざまのものがありその重合度，ヨウ素呈色反応なども個々の製品によって異なる。したがってヨウ素反応などで酵素の加水分解力を測定する場合，ある一定の濃さ以上の青色を示すデンプンを規準とする必要があり，これをデンプンの青値（Blue value）という。

1.4 糖類のカラメル化

糖類を加熱していくと，しだいに粘稠褐色の塊となる。この現象を糖のカラメル化（Caramelization）といい，生じたものをカラメル（Caramel）という。この現象の詳しいことは，いまだ

ヒドロキシメチルフルフラール

よくわかっていないが糖類の分子内脱水により生じたヒドロキシメチルフルフラール（Hydroxymethylfurfural）が重合して起こるものとされている。糖類のみでも生ずるが，アンモニアやβ-アラニンなどを加えると濃厚な着色となり，また銅イオンなどが反応を促進するという。糖類ではフルクトースがカラメル化しやすく，グルコースがこれにつぎ，日本酒，ウイスキーなどの飲料の着色物質として用いられ，ショ糖などのカラメル化は菓子製造に利用されている。

§2 タンパク質の変化

2.1 タンパク質の変性（Denaturation）

われわれが日常取扱う食品のタンパク質はほとんどがいわゆる生きている動植物体にある天然タンパク質（Native protein）そのものではない。タンパク質はすでに述べたように，二次，三次構造をとる複雑な性質をもつ巨大分子であり種々の要因によってタンパク質分子の高次構造が部分的に変化し，その性状が天然タンパク質に比べて異なってくる。この変化はタンパク質の化学結合の破壊あるいは分解を伴わずに起きるもので，この変化の過程を変性といい，生じたタンパク質を変性タンパク質という。したがって変性はタンパク質の二

次，三次構造などの変換（Transformation）で，分子形態の崩壊，ほぐれ（Unfolding）などによるものとされている。

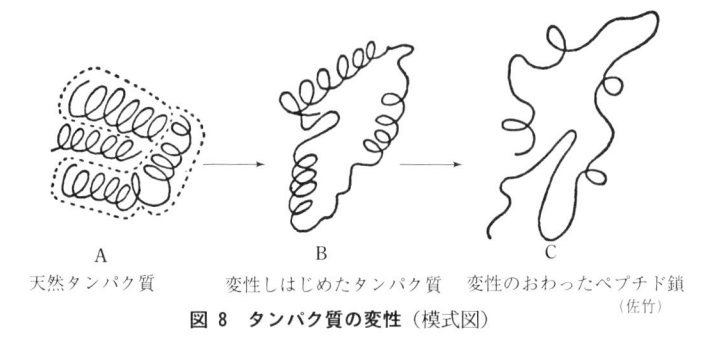

A　　　　　　　B　　　　　　　C
天然タンパク質　　変性しはじめたタンパク質　　変性のおわったペプチド鎖
（佐竹）

図 8　タンパク質の変性（模式図）

　変性の要因としては多くのものがあるが，物理的なものとしては加熱，凍結，攪拌，高圧，表面張力，幅射線の照射などがあり，化学的なものとしては希酸，希アルカリ，アルコール・アセトンなどの親水性有機溶媒，尿素，界面活性剤，アルカロイド，重金属塩などがある。タンパク質の変性によって生ずる物理的諸性質の変化としては，その分子形態が非球形のほぐれた状態に変わるため結晶性を失い，溶解性が減少し，はなはだしい場合にはほどけた分子が互いに集合し沈殿してくる。また粘度が増大するため拡散や超遠心分離による沈降速度が遅くなる。このような物理的諸性質の変化が，タンパク質食品の食味などに微妙に影響してくる。

　変性による化学的性質の変化としては状態変換やほどけることによって，いままで包み込まれていた種々の反応基が外側に現われて反応性を示すようになる。たとえばシステイン残基のスルフヒドリル基（-SH）が現われてきたり，このものがまた新たにジスルフィド結合（-S-S-）をつくることなどが知られている。このほかチロシンのフェノール基，リジンのε-アミノ基，トリプトファンのインドール基なども変性により測定されるようになり，その作用が活発となる。

　このように変性により分子のほぐれが起こり，いろいろの反応基が露出する

結果,一般に変性タンパク質は分解酵素の作用を受けやすくなる。また変性により天然タンパク質のもつ生物活性は低下し,あるいは消失する。しかしタンパク質の変性はそれを生ずる条件が長い時間にわたらなかったり,あまりはげしくない場合は可逆性を示して,もとの天然状態にもどることがあり,もとの物理性,あるいは生活活性を示すことがある。

一方このような変性を防止することは食品の加工や保蔵に重要なことであるが,その方法としてはタンパク質をなるべく低温で,pHが高くならないような条件で速やかに処理することが必要である。さらにこれに安定剤を加えてタンパク質を安定化することも行われている。

安定剤としては食品の場合,ショ糖あるいはソルビトールなどの糖アルコールの高濃度液が使用されている。たとえばかまぼこの原料であるスケソウダラの冷凍すり身を製造する場合,すり身に5％のショ糖を加えるとミオシンタンパク質の変性を防止して原料の保蔵ができ製品の結着性や保水性を維持することができることが開発され実用化されている。

表21 凍結処理のミオシンの影響（家兎筋肉）

凍結処理	ショ糖の添加	ATPase活性 (アデノシン-3-リン酸加水分解酵素)
凍結前	対照	100.0
	0.1モル ショ糖	102.0
融解後	対照	75.7
	0.1モル ショ糖	77.1
凍結乾燥後	対照	25.5
	0.1モル ショ糖	79.6

(安井,橋本(1966))

2.2 タンパク質の酵素による加水分解

タンパク質のペプチド結合を加水分解する酵素プロテアーゼ（Protease）はその基質特異性からタンパク質を大きく切ってペプチドを生じるエンドペプチダーゼ（Endopeptidase），いわゆるプロテナーゼ（Proteinase）と，タンパク質の末端から作用してアミノ酸を生じるエキソペプチダーゼ（Exopeptidase），

表22 ペプチダーゼの種類

酵素分類番号	系統名	通称名	性質
		エキソペプチダーゼ（ペプチダーゼ）	ペプチドの末端から作用してアミノ酸を生ずる
3.4.1	α-Aminopeptide aminoacidohydrolase	アミノペプチダーゼ（Aminopeptidase）	N末端から作用する
3.4.2	α-Carboxypeptide aminoacidohydrolase	カルボキシペプチダーゼ（Carboxypeptidase）	C末端から作用する
3.4.3	Dipeptide hydrolase	ジペプチダーゼ（Dipeptidase）	ジペプチドのみに作用する
3.4.4	Peptide peptidohydrolase	エンドペプチダーゼ（プロテナーゼ）	ペプチド結合の途中に作用して2個のペプチドを生じる

表23 おもなタンパク質分解酵素

酵素名（通称名）	作用特異性
A　エキソペプチダーゼ	
1.　カルボキシペプチダーゼA（膵臓）	α-ペプチド結合のC末端から切るが末端に芳香族アミノ酸（フェニルアラニンなど）があると分解速度は早く，塩基性アミノ酸（アルギニン，リジン）はまったく切らない
2.　カルボキシペプチダーゼB（膵臓）	Aと似ているが末端に塩基性アミノ酸でも切る
3.　ロイシン-アミノペプチダーゼ（ブタの腎臓）	いずれのアミノ酸も切るがとくにロイシンペプチドを速やかに切る
B　エンドペプチダーゼ	
1）ペプシン（胃）Pepsin	大きな特異性はないが側鎖に芳香族のあるとき切る
2）レンニン（キモシン，ラブ酵素）Rennin(Chymosin Labferment)	ペプシン型　乳タンパク質の凝固
3）トリプシン（膵臓）Trypsin（Pancreas）	塩基性アミノ酸（アルギニン，リジン）のC側を切る
4）キモトリプシン Chymotrypsin	大きな側鎖（芳香族など）をもつアミノ酸のC側を切る
5）パパイン（植物性プロテナーゼ）	ほとんど特異性を示さない
6）カテプシン（Cathepsin）	広く動物の組織に存在する．プロテナーゼとペプチダーゼの混合物とみられる
7）プラスミン（Plasmin）	哺乳動物の血漿中に存在するタンパク質分解酵素，トリプシン型

いわゆるペプチダーゼ (Peptidase) の二つのタイプに大別している。前者はこれ以上系統的に分類できないが後者はさらに三つの型に分けられている。この分類法のほかに酵素を取り出した材料によるもの，作用pH領域によって分ける方法など種々の分け方があるが，通称名によっておもなタンパク質加水分解酵素の性質をみると表23のようである。このほか最近は各種の微生物から調製されたプロテナーゼがあり，清酒などのタンパク質の白濁を分解したり，パン生地の改良，肉製品の軟化など食品加工に幅広く利用されている。

§3 褐変反応 (Browning reaction)

　食品の調理加工中や貯蔵中に色素の変色によらないで褐色に着色してくる現象を食品の褐変現象という。褐変反応は食品の色のみならず香りや味にも影響し，さらに食品の栄養価にも関係してくる。たとえばコーヒー豆，ラッカセイの焙焼による特有の香りや，パン，ビスケットなどの焦げめ，または香りなど，この反応の好ましい面もあるが，一方しょうゆなどの濃厚な着色や褐変による食品の栄養価の低下など好ましくない面も多い。

　褐変には酵素が直接関係する酵素的褐変と，直接には関係しない非酵素的褐変とがあり，後者の褐変反応にはその反応機構からアミノカルボニル反応（メイラード反応）とカラメル化反応とがある。

3.1 酵素的褐変

　植物組織中に含まれるチロシンやポリフェノール類のカテキン，クロロゲン酸などが，酸化酵素のポリフェノールオキシダーゼ類により酸化されてキノン類となり重合して褐色の色素のメラニン (Melanin) を生じる。リンゴやモモなどの切り口の褐変や茶葉の紅変による紅茶などはこの例である。またチロシナーゼによるジャガイモの褐変がある。

　酵素的褐変の防止法として野菜や果物などの加工のとき，あらかじめ短時間蒸気で蒸したり，沸とう水につけたりするブランチング (Blanching) はこ

$$\underset{\text{チロシン (Tyrosine)}}{HO-\bigcirc-CH_2-\underset{NH_2}{CH}-COOH} \xrightarrow{\text{チロシナーゼ}} \underset{\text{ドーパ (DOPA - Dihydroxyphenylalanine)}}{\underset{HO}{HO}-\bigcirc-CH_2-\underset{NH_2}{CH}-COOH} \xrightarrow{\text{チロシナーゼ}}$$

$$\underset{\underset{\text{ドーパキノン}}{}}{\underset{O}{O}=\bigcirc=CH_2-\underset{NH_2}{CH}COOH} \longrightarrow \underset{HO}{\underset{HO}{}}-\bigcirc\underset{N}{\overset{CH_2}{\diagdown}}\overset{}{\underset{H}{\diagup}}CH-COOH \longrightarrow \underset{(赤色)}{\underset{O}{O}=\bigcirc\underset{N}{\overset{CH_2}{\diagdown}}\overset{}{\underset{H}{\diagup}}CH-COOH} \longrightarrow \text{メラニン}$$

れらの酵素を不活性化するためである。また皮をむいたリンゴ果肉を薄い食塩水に浸して褐変を防止するのは食塩によるポリフェノールオキシダーゼの阻害によるものである。さらに酵素の作用する基質の含有量を下げることも褐変の防止となる。たとえば果物の缶詰製造のときポリフェノールの含有量の低い品種を選ぶとか、ジャガイモの貯蔵方法を変えてマッシュポテトの着色を防ぐことなどが行われている。さらに還元剤のアスコルビン酸などを褐変防止の目的に使用することもある。

3.2 非酵素的褐変

i メイラード反応 (Maillard Reaction)

この反応はアミノ基とカルボニル基とが共存する場合に起こるものでアミノ-カルボニル反応 (Amino-carbonyl reaction)、またはその発見者の名をとってメイラード (Maillard (仏) の英語読み) 反応ともいわれる。アミノ基としては遊離アミノ酸ばかりでなく、ペプチド、タンパク質、アミン類が反応に関与し、一方カルボニル基としては、アルデヒド、ケトン基をもつ糖やその分解物、あるいは脂肪の酸化などによって生成するカルボニル化合物などが関係するので、ほとんどすべての食品にこの反応が起こる可能性がある。

アミノ化合物のアミノ基とグルコースのグリコシドOHとの脱水によってまず縮合物グルコシルアミン誘導体（II）ができ、これが容易に転位反応、アマドリ転位（Amadori rearrangement）を起こしアルドースからケトース誘導体（IV）に導かれる。逆にケトースから出発するとアルドース誘導体となる。この糖、アミノ結合体は酸加水分解を受けにくいが糖残基の部分は脱水や開裂反

II 食品の成分の変化

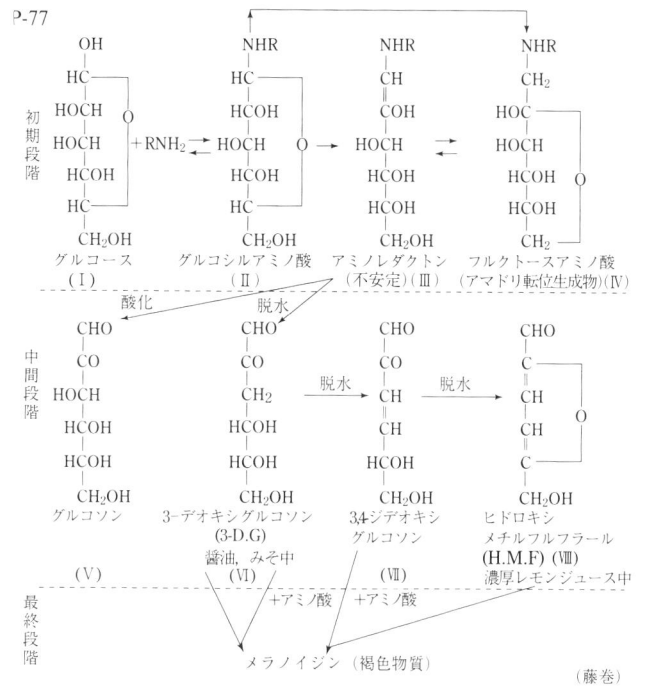

図9 グルコースとアミノ酸による褐変反応の模式図

初期段階:
- グルコース (I) +RNH₂ → グルコシルアミノ酸 (II) → アミノレダクトン (不安定)(III) ⇌ フルクトースアミノ酸 (アマドリ転位生成物)(IV)
- 酸化／脱水

中間段階:
- グルコソン (V)
- 3-デオキシグルコソン (3-D.G) 醤油, みそ中 (VI)
- 脱水 → 3,4-ジデオキシグルコソン (VII)
- 脱水 → ヒドロキシメチルフルフラール (H.M.F) 濃厚レモンジュース中 (VIII)

最終段階:
- +アミノ酸 → メラノイジン（褐色物質）

(藤巻)

応を起こしやすく，あとの変化は非常に複雑なものになってくる。

アマドリ転位生成物から加熱などにより1,2-エノール化したアミノレダクトン(III)を生じ，これが非常に不安定な化合物であるため脱水して3-デオキシグルコソン(VI)を，さらに脱水すれば3,4-ジデオキシグルコソン(VII)，さらに脱水すればヒドロキシメチルフルフラール(H.M.F)となり，不安定な，反応しやすいケトアルデヒド類を生成していくことになる。またこれらが，アミノ化合物と縮合反応を繰返したり互いに重合したりして蛍光物質や分子の大きい着色物質のメラノイジン（Melanoidin）といわれる含窒素高分子化合物（Brown nitrogenous polymers and copolymers）になるものと考えられている。

褐変に影響するものとしてはカルボニル化合物やアミノ化合物の種類，構造，pH，温度，金属イオンなどがある。

還元糖では五炭糖が六炭糖よりも褐変速度が早く六炭糖のなかではガラクトース＞マンノース＞グルコースの順となっている。ケトースであるフルクトースは条件によって異なる。アミノ化合物としては一般にアミン類のほうがアミノ酸より褐変速度は速く，アミノ酸ではα位にアミノ基のあるα-アミノ酸より末端にアミノ基のあるβ-アラニン，オルニチンなどが速い。

　pHについてはpH 3 以上ではpHが大きくなるほど褐変速度は速く，さらに温度の高いほど急激に褐変する。したがって食品を10℃以下に冷蔵すると褐変はかなり防止される。

　金属イオンの影響としては，鉄や銅イオンが褐変を促進するといわれる。

　食品の加工貯蔵では褐色化を防ぐ必要のある場合が多く，以上のような要因を考慮して処理する必要があるが，さらにカルボニル化合物と反応して褐変反応を中断する目的で亜硫酸ガス，亜硫酸塩などを添加することも行われている。一方この褐変反応によって食品に特有の香りが発生する。これはアミノ酸からストレッカー反応（Strecker）によって炭素数の一つ少ないアルデヒドを生ずるためと考えられている。表24に各種アミノ酸とグルコースとを加熱したとき生じる香りを示すが，この表からもわかるようにリジンの反応性が大であるが，

表24　アミノ酸とグルコースを加熱したとき生じる香り

アミノ酸	110℃加熱		180℃加熱
	着色	香り	香り
（糖のみ）	－	なし	カラメル臭
アラニン	＋	なし	カラメル臭
バリン	＋＋	甘い香り	チョコレート臭
ロイシン	＋	甘い香り	チョコレート臭
プロリン	＋＋	タンパク質の焦げ臭	タンパク質の焦げた香り
リジン	＋＋	なし	パンを焼いたときの香り
セリン	＋＋	なし	カラメル臭
グルタミン酸ナトリウム	＋＋	醬油の香り	醬油を焦がした香り（やや悪臭）
チロシン	－	甘い香り	サフランの匂い
フェニルアラニン	＋	すみれの匂い	サフランの匂い
トリプトファン	＋＋	インドール臭	インドール臭（強）
シスチン	－	硫黄臭	強い硫黄臭

（福神）

タンパク質のペプチド結合でリジンは遊離のアミノ基をもち，糖と反応してその有効性リジン（Available lysine）の減少をまねくことがあり，褐変反応により栄養価を低下させることがある。さらにタンパク質の加水分解や糖の定量のとき両者が共存するとこれらの分析値が不正確になるから注意を要する。

また褐変反応によって生ずる種々のレダクトン類が共存する油脂の抗酸化剤としての働きをもつなど食品の多方面にこの褐変反応は，大きな影響をもつ。

カラメル化反応については既述したとおりである。

§4 油脂の変化

4.1 油脂の酸敗（Rancidity）

油脂や油脂を多く含む食品を貯蔵すると，空気中の酸素，日光，微生物あるいは食品自体の酵素により，油脂が変質して不快な臭気を発したり，味が悪くなったりしてくる。このような劣化現象を油脂の酸敗という。油脂の酸敗は空気中の酸素による空気酸化型酸敗（自動酸化型，Oxidative rancidity）がおもなものであるが，このほか微生物や食品中の油脂分解酵素のリパーゼによる加水分解型酸敗（Hydrolytic rancidity）や，かびなどの作用により生じるケトン型酸敗（Ketonic rancidity）がある。

i 空気酸化型酸敗

自動酸化（Autoxidation）ともいわれるもので油脂中の不飽和脂肪酸が空気中の酸素の存在のもとで，光，熱の作用や金属の触媒作用により徐々に酸化されていくもので，油脂あるいは油脂を含む食品の劣化と密接な関係がある。この自動酸化はフリーラジカル（Free radical）の生成を伴う連鎖反応とされている。

図のように不飽和脂肪酸の二重結合に隣接するメチレン基より水素が一原子失われて生じたフリーラジカル(1)に分子状酸素が結合してパーオキシラジカル(2)となり，これが未変化のほかの脂肪酸から水素原子を引抜いて(3)自身は

(1) $-CH_2-CH=CH- \xrightarrow{-H} -\overset{\cdot}{C}H-CH=CH-$
（フリーラジカル）

(2) $-\overset{\cdot}{C}H-CH=CH- \xrightarrow{+O_2} -CH-CH=CH-$
$\qquad\qquad\qquad\qquad\qquad\qquad |$
$\qquad\qquad\qquad\qquad\qquad\quad OO\cdot$
（パーオキシラジカル）

(3) $-CH-CH=CH- + -\overset{H}{\underset{H}{C}}-CH=CH-$
$\quad |$
$\ OO\cdot$

(4) $-CH-CH=CH + -\overset{\cdot}{C}H-CH=CH-$
$\quad |$
$\ OOH \qquad\qquad\qquad$（新しいフリーラジカル）
（ヒドロパーオキシド）

ヒドロパーオキシドとなり，相手は新しいフリーラジカルとなって反応は連鎖的に進行していく。

またヒドロパーオキシドは不安定のため光，熱，金属などにより分解してアルコオキシ，またはオキシラジカルとなり酸化はいっそう進行して種々のアルデヒド類を生ずる。このようなアルデヒドの生成は，その特有の香りのため不快な変香を生じ，また酸敗，重合などの原因となっている。

$$R_1-\underset{O-OH}{\overset{|}{CH}}-R_2 \longrightarrow R_1-\underset{O\cdot}{\overset{|}{CH}}-R_2 + \cdot OH$$

油脂は，最初ゆるやかに酸化がはじまる。この時期は誘導期（Induction period）といわれ，吸収された酸素の大部分はヒドロパーオキシドとして取り込まれる。誘導期を過ぎると過酸化物価は急に上昇しはじめる。この時期は酸素吸収期（Active oxygen absorption period）といわれ，この時期になるとヒドロパーオキシドの生成ばかりでなく，熱や触媒によって分解，重合などが起こり複雑な酸化生成物を生じ，においも急に悪くなり，青臭い，または魚臭いとかいわれる不快な香りが発生してくる。これを変香（Flavor reversion）というが，この自動酸化を促進する因子としては金属の影響があり，Fe，Cu，Mnなどの重金属は油脂の酸化の誘導期を短くしたり，酸化の結果生じるヒドロパーオキシドの分解も促進する。したがって油脂を安定な状態で保存するに

はこれらの金属を除くか不活性化する必要がある。油脂の自動酸化の測定には過酸化物価あるいは同時にカルボニル値が計られるが，また酸敗度を表わすのにTBA値を用いる。これは自動酸化の結果生じたアルデヒド類とチオバルビツール酸（Thiobarbituric acid）との赤色の呈色反応を利用したものである。

ii 加水分解型酸敗

精製加熱してない油脂または油脂の多い食品が，そのなかに含まれる油脂加水分解酵素リパーゼ（Lipase）の作用を受けて異臭を発生するようになるもので，動物リパーゼでは牛乳および乳製品に多く，低級脂肪酸の酪酸，カプロン酸，カプリル酸による異臭発生が多い。植物性食品ではおもに種子リパーゼによるものが多く，こめぬか油などにこの型の酸敗がみられる。しかしチーズのように微生物リパーゼが風味形成上特異的な役割を果たしている場合もある。

iii ケトン型酸敗

おもに低級脂肪酸を多く含むバターややし油を使った食品に青かびなどが発生して起こるもので，かびにより低級脂肪酸が酸化されケト酸となり，ついで脱炭酸されてメチルケトン類を生じ異臭を放つものである。

$$RCH_2CH_2COOH \longrightarrow RCOCH_2COOH \longrightarrow RCOCH_3 + CO_2$$

4.2 油脂の酸化防止

油脂は，上述したように空気中の酸素によって自己触媒的に酸化されていく。しかし天然に存在する油脂は食用油脂のように酸化されていくわけではない。これは天然油脂中には酸化を防止する成分が共存しており，また酸化されにくい状態におかれているためで，油脂を動植物組織から単離し精製することによりこれらの条件は消失し，酸化されやすくなるのである。天然に存在する抗酸化性物質にはつぎのようなものがある。

(1) トコフェロール類：ビタミンEの効力とは反対に効果の小さいものの方が抗酸化性が強く $\gamma > \beta > \alpha$ となる。

(2) タンニン系物質：没食子酸やゴシポールなど。

(3) フラボノイド系色素：クエルセチン，ヘスペリジン，カテキンなど。

(4) グアヤク脂：グアヤク酸，α，β-グアヤコン酸などのフェノール性化合物が抗酸化性をもち食品添加物の酸化防止剤として使用されている。
(5) その他：香辛料中のオイゲノールなどや燻煙や燻液中のピロガロール，カテコールなどのフェノール類。

以上の抗酸化性物質をみるとほとんどがフェノール性化合物であり油脂の酸化過程で，いわゆる水素供与体として働くものとみられる。なお油脂食品には合成した酸化防止剤も使用されている（食品添加物の項参照）。

またそれ自身は酸化防止の力はほとんどないが，酸化防止剤とともに用いると，その効力を強める作用のあるものを相乗剤（Synergist）という。アスコルビン酸やその類縁物質であるエリソルビン酸やリン脂質のセファリン，レシチン，またはクエン酸，リン酸などがある。これらは酸化防止剤に水素を与えてその酸化を防止したり，酸化を促進する金属とキレート化合物をつくり，不活性化するものと思われる。

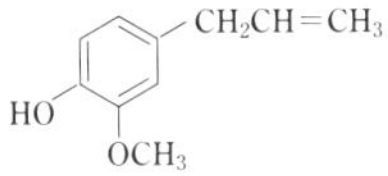

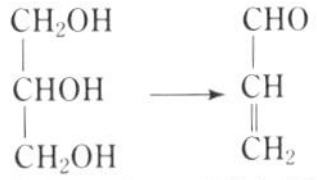

オイゲノール (Eugenol, Allylguaiacol)

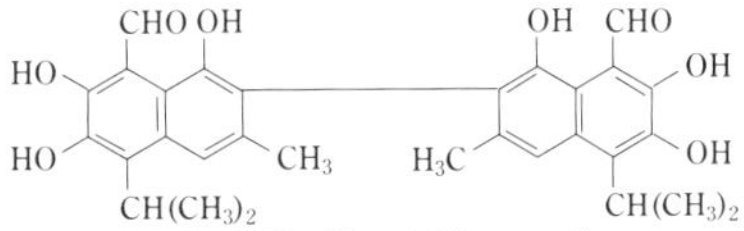

グリセリン　アクロレイン

ゴシポール (Gossypol)

4.3　油脂の加熱重合と分解

食用油脂を長時間空気中で200～230℃の高温に加熱したときに起こるもので，てんぷら油などの重合反応にみられるものである。その結果油の酸価，過酸化物価，粘度，比重は増加しヨウ素価などは低下する。一方油脂の加熱による分解も生じ脂肪酸，とくに不飽和脂肪酸は分解されてアルデヒドや酸を生じ，グリセリンは脱水分解されて刺激臭のあるアクロレイン（Acrolein）を生ずる。

空気中での油脂の加熱変化は以上のように熱酸化重合に分解をも伴う複雑な反応を呈するが，これらの変化は実際には油の疲れ，油の着色，油の泡立ち（かに泡）といった現象で知られている。

また酸化油や加熱重合油はしばしば中毒症状の原因物質となる。

III 食品の物性

§1 食感要素

　食品は，人間の生命現象を維持していくのに必要な栄養素を供給するための価値をもつと同時に，人間の食生活を豊かにするための「おいしさ」と呼ばれる食感要素を備えていなければならない。食感要素には，呈味物質，香気物質，色素などの化学物質にもとづく化学的因子と，形状，温度，硬軟，弾力，粘りなどで代表される物理的因子とがある。

　物理的因子が食物の「おいしさ」にどれだけ影響しているかを調べた例は少ないが，いくつかの食品について調査した結果の一例を図10に示した。この結

表25　ツェスニアクのテクスチャー・プロフィル

一次パラメーター	二次パラメーター	一般用語
力学特性（Mechanical characteristics）		
硬さ（Hardness）		Soft→Firm→Hard
凝集性（Cohesiveness）	脆さ（Brittleness）	Crumbly→Crunchy→Brittle
	そしゃく性（Chewiness）	Tender→Chewy→Tough
	ゴム性（gumminess）	Short→Mealy→Pasty→Gummy
粘性（Viscosity）		Thin→Viscous
弾性（Elasticity）		Plastic→Elastic
粘着性（Adhesiveness）		Sticky→Tacky→Gooey
幾何学特性（Geometrical characteristics）		
粒子径と形（Particle size and shape）		Gritty, Grainy, Coarse, etc.
粒子形と方向性（Particle shape and orientation）		Fibrous, Cellular, Crystalline etc.
その他の特性（Other characteristics）		
水分含量（Moisture content）		Dry→Moist→Wet→Watery
油脂含量（Fat content）	油状（Oiliness）	Oily
	脂肪状（Greaseness）	Greasy

(Szczesniak, A.S., 1963)

果から明らかなように，食物の種類によって多少の差は認められるものの，物理的因子が「おいしさ」のかなりの割合を占めていることが示されている。

このような食感要素のなかの物理的因子は，従来，かきまぜたり，こねたり，押したり，引張ったり，噛んだりした，いわゆる主観的判断である官能試験で行ってきた。この主観的判断の評価は，硬さ，あし，こし，のび，こく，歯ぎれ，粘り，なめらかさといった表現で定性的に行われてきた。

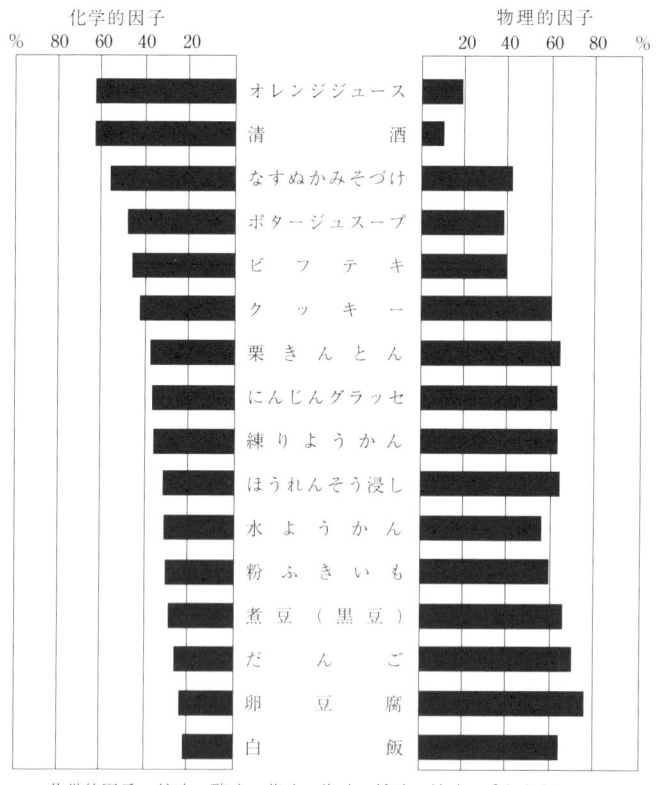

化学的因子：甘味，酸味，苦味，塩味，旨味，渋味，香りなど
物理的因子：形，色，つや，硬軟，粘り，もろさ，滑らかさ，温度など

(松本，1986)

図10 食物の「おいしさ」に影響を与える化学的因子と物理的因子の割合

食感要素のなかで大きな割合を占める物理的因子のなかでも，とくに重要と思われる感覚である口あたり，舌ざわり，歯ごたえなど，食品の組織構造に由来するものを**テクスチャー**（texture）といい，その評価には前述のような主観的判断による官能的表現を用いてきた。この官能的表現をできるだけ客観的に評価するために，ツェスニアクは表25に示すようなテクスチャー・プロフィルを提案している。

ツェスニアクのテクスチャー・プロフィルの表現は，物理学的には，弾性，粘性，粘弾性という性質で説明されるものであり，このような性質を究明する学問が**レオロジー**（rheology）と呼ばれる。レオロジーは，本来，液体の流動および固体の変形を取扱う分野の学問である。

§2　レオロジーに関連する諸性質

2.1　弾　　性

物体（固体）に外力を加えると，外力の大きさに応じて，物体は変形する。しかし，物体に加えられた外力が小さいときは，外力を取り除くと変形は消えて元の形にもどる。このような性質を**弾性**（elasticity）という。一方，外力がある限度以上大きくなると，外力を取り除いても変形は完全には消えず，元の形にもどらなくなる。このような性質を**塑性**（plasticity）という。そして，その限界を弾性限界（elastic limit）といい，これは物体の種類によって異なり，ほとんどの物体はこの両方の性質をもっている。したがって，弾性限界の大きいものを弾性体（elastic body），弾性限界の小さいものを塑性体（plastic body）と区別する。食品における弾性体の例としては，ゼリー，プリン，コンニャク，カマボコなどがあり，塑性体の例としては，バター，チーズなどがある。

フックは加えた外力と物体の変形量の間には比例関係があることを見出し，

$$\text{力} = \kappa \times \text{変形量}$$

の式を提唱した。これが**フックの法則**である。比例定数 κ は**弾性率**（elastic modulus）といい，個々の物体に固有の値である。ただし，フックの法則は，外力を取り除くと変形がただちに完全に回復するような完全弾性体において，変形が十分に小さい範囲内でのみ成立する。弾性率は一定の変形を生ずるのに必要な，単位断面積当たりの力を表わし，弾性率が大きいほど物体は固く，より固体的性質を示す。

物体の伸び縮みの変形についてもフックの法則が成立し，この場合の弾性率を**ヤング率**（Young's modulus）という。

物体の底面を固定して，上下両面に平行に力を加えたときの変形に対する弾性率を**ずり弾性率**または**剛性率**（rigidity）という。

物体の膨張，収縮のような変形に関する弾性率を**体積弾性率**（bulk modulus）といい，その逆数を**圧縮率**（compressibility）という。

2.2 粘　　性

容器から流れる水と水飴の流出速度の違いから明らかなように，液体はその種類によって流動性が異なっている。これは，液体の内部摩擦抵抗すなわち粘性の相違によっておこるものである。すなわち，水のように流れやすい液体は，流動にあたって内部に生じる摩擦抵抗が小さく，水飴のように流れにくい液体は，流動にあたって内部に生じる摩擦抵抗が大きい。

液体に外力を加えたときの流動の速度とその力との間にはニュートンの法則，

$$力 = \eta \times 流動速度$$

が成立する液体があり，このような液体を**ニュートン流体**という。比例定数 η を**粘性率**（coefficient of viscosity）または**粘度**（viscosity）といい，液体の流れにくさを表わす。ニュートン流体の流動曲線は，上の式からわかるように，原点を通る直線となる（図11）。食品のなかでニュートン流体に属するものとしては，低分子化合物の液体が多く，食用油，グリセリン，ショ糖溶液などがその例である。

一方，ニュートンの法則にしたがわない流体も食品には数多く，これらを非

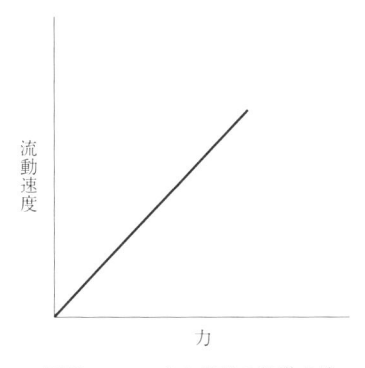

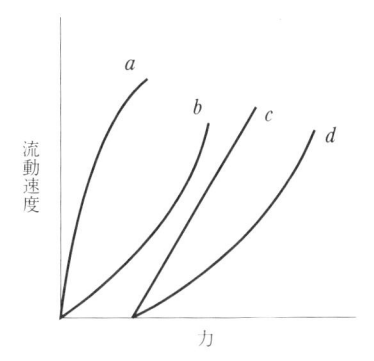

図11 ニュートン流体の流動曲線　　**図12 非ニュートン流体の流動曲線**

ニュートン流体と総称する。図12は各種非ニュートン流体の流動曲線を示したものである。

　非ニュートン流動を示す流体の粘度は，外力および流動速度の大きさに伴って変化することが，一つの重要な点であることから，図12中の曲線aおよびbが，一般的に，狭義の非ニュートン流動といわれている。曲線aは，ジュース，スープ，ピューレなどにみられるように，小さな力で早く流動するもので，ダイラント流動という。曲線bは，デンプン粒の濃厚懸濁液にみられるように，小さな力では流動速度が小さく，力が大きくなるにしたがって流動速度が大きくなるもので，準粘性流動という。曲線cは塑性流動またはビンガム流動と呼ばれるもので，ある力まではまったく流動しないで，力がある程度の大きさに達すると，その時点から流動を開始する流体である。この流動を開始する力を**降伏値**（yield value）という。食品の場合，塑性流動を示すものはほとんどなく，曲線dに示されている擬塑性流動を示す場合が多い。すなわち，降伏値以上の外力を加えたとき，ニュートン流動をするものは食品にはほとんどなく，降伏値以上の外力を加えたとき，非ニュートン流動をするものが大部分である。この擬塑性流動に属する食品としては，マヨネーズ，生クリーム，バター，マーガリン，プリン，ケチャップ，練がらしなどがある。

2.3 粘弾性

レオロジーの基本は，固体の性質を表わす弾性を説明するフックの法則と，液体の性質を表わす粘性を説明するニュートンの法則であるが，この両法則は理想的な弾性変形および粘性流動の場合にのみあてはまる。

レオロジーの対象として取り扱う実存の多くの物質の挙動は，厳密にはこれらの法則にしたがわない。とくに食品では，弾性体と粘性体としての両方の性質を兼ねそなえているものがほとんどである。弾性と粘性の両方の性質を合わせもつ性質を**粘弾性**（viscoelasticity）という。

チューインガム，つきたてのやわらかい餅，パンの生地などを引張ってすぐ放すと，引張りに対して元にもどろうとする力（内部応力）が働き元にもどる。しかし，引張ったまましばらく時間をおくと，元にもどる力は次第に弱くなり，ついには内部応力が消失し，伸びたままの状態になってしまう。このように，物体に一定の大きさの変形をあたえたままにしておくと，内部応力が時間の経過とともに減少する現象を応力緩和といい，これは完全弾性体にはない性質で，粘弾性体の特徴の一つである。

§3 食品コロイド

3.1 コロイドの性質

食塩やショ糖のような低分子化合物の水溶液は，一般に，溶質は溶媒中に均一に溶解して真性溶液になるが，食品を構成する高分子化合物（タンパク質，多糖類など）の多くは，溶媒中に小さな粒子として分散した状態で存在し，真性溶液とはならない。このような状態をコロイド（colloid）またはコロイド状態という。

コロイドに強い光をあてると，光の通路が濁ってみえる。この現象を**チンダル現象**という。これはコロイド粒子が光を散乱するためにおこる現象であり，真性溶液ではみられない。散乱光の強さは，コロイド粒子の半径の二乗に比例

するので，大きな粒子ほど散乱光が強くなる。

コロイド粒子の直径は 1～100nm（10^{-6}～10^{-4}mm）程度で，沪紙は通過してもセロファン膜のような半透膜を通過することはできない。また，この程度の大きさの粒子は，光学顕微鏡では観察できない。

コロイド粒子のような微細な粒子のほとんどは，自然に沈降することなく，長時間安定であるが，この状態は溶解とはよばず分散という。したがって，コロイド中で分散している粒子を分散質，分散させている媒体を分散媒という。液体のような流動的な分散媒（流体）中に分散するコロイド粒子は，浮力が働くとともに，分散媒からの抵抗をうけながら，すべて重力によって一定の速度で沈降する。この速度を沈降速度という。沈降速度は粒子の半径の二乗に比例するので，粒子が小さくなるほど沈降速度は遅くなる。一方，コロイド粒子のような微細な粒子は，分散媒中で，分散媒分子の不規則な衝突をうけて，不規則な**ブラウン運動**をしている。このブラウン運動は不規則ではあるが，長い時間でみると，粒子は密度の高いほうから低いほうへ動いていく。また，ブラウン運動の速度は，粒子が小さいほど大きい。したがって，重力によって沈降して高密度になった粒子は，ブラウン運動によって低密度の方向へ押し戻されることの連続になり，結果的にはコロイド粒子は自然には沈降しない。コロイド粒子より大きな，直径100nm以上の粒子では，重力による沈降をブラウン運動で取り戻すことができないので，ゆっくり沈降する。

3.2　コロイドの種類

コロイドの分散質および分散媒になりうるものは，気体，液体，固体などさまざまであり，その組み合せによってコロイドは表26のように分類される。

3.3　主な食品コロイド

食品に関係深いコロイドは，食品の性質上液体が分散媒になる場合が多く，分散質としては，気体，液体，固体のいずれもが存在する。また，固体が分散媒となる場合も存在する。

表26 コロイドの種類

分散媒	分散質	名　称	例
気　体	液　体	気体ゾル（エアゾル）	霧，雲，スプレー製品
気　体	固　体	気体ゾル（エアゾル）	煙
液　体	気　体	泡沫	炭酸飲料の泡，泡立て卵白，泡立てクリーム
液　体	液　体	乳濁液（エマルジョン）	牛乳，バター，マヨネーズ，化粧品，塗料
液　体	固　体	懸濁液（サスペンション）またはゾル	チョコレート，ゼリー，寒天，味噌汁，スープ，生セメント
固　体	気　体	固体泡沫	凍結乾燥食品，ビスケット，せんべい，マシュマロ，木炭
固　体	液　体	固体エマルジョン	粉末油
固　体	固　体	固体コロイド	着色ガラス，たんぱく石

1) 泡　沫

　液体中に気体が分散するコロイドで，サイダーやビールなど炭酸飲料のように，液体中に溶けていた気体が気体粒子（気泡）として析出する場合と，泡立て卵白や泡立てクリームなどのように，液体中に空気を混合して分散させる場合とがある。

　水やサイダーのような液体中に生成した気泡は，浮上して泡沫をつくるが，泡の膜（液膜）をつくっている液体が重力の作用で下へ流れて薄くなり，短時間で泡は破壊し消失する。ビールの場合はサイダーなどよりは泡の持続性がよい。これは，ビールには起泡剤としての界面活性物質がより多く含まれ，液膜を保護するためである。石けんや中性洗剤の泡の持続性が良いのと同じ原理によるものである。

2) 乳濁液

　水と油のように本来混じり合わない二種類の液体のうち，一方が微粒子となって他方のなかに分散しているコロイドを乳濁液（emulsion）という。これには，油が水のなかに分散したO/W型（oil in water）と，水が油のなかに分散したW/O型（water in oil）がある。牛乳，マヨネーズはO/W型で，バターはW/O

型である。

　乳濁液は分散媒と分散質の間の表面張力が低くないと安定に存在しない。表面張力を低下させる作用をもつ物質として乳化剤があり，卵黄レシチン，大豆レシチン，モノグリセリドなどが食品に利用される代表的なものである。乳化剤として働く化合物は，その分子中に親水性基と親油性基（疎水性基）の両方をもっており，水と油両相の界面に吸着されて，新しい第三相を形成し乳濁液を安定化する。

　乳濁液の二つの型，O/W型およびW/O型は，主に乳化剤の性質によって決まり，水と油の量的な比率はあまり関係しない。すなわち，乳化剤中の親水性基の比率が親油性基の比率より高い場合にはO/W型ができ，親油性基の比率が高い場合にはW/O型ができる。

3）　懸濁液またはゾル

　液体の分散媒中に微粒子の固体が分散して安定な分散系を形成したものを**懸濁液**（suspension）といい，そのなかでもコロイド粒子がとくに微細で，透明またはほとんど透明に近い状態になったものを**ゾル**（sol）という。食品としては，チョコレート，味噌汁，スープ，ゼリー，寒天などがその代表的なものである。

　ゾル中のコロイド粒子が，水素結合やその他の結合で互いに弱く結合しあって，そのなかに液体を囲み込んで流動性を失った状態を**ゲル**（gel）という。ゲルのうち液体を含んだまま全体が凝固したものを**ゼリー**（jelly）とよんでいる。ゼリーは，分散質分子が内部に網目構造を形成し，そのなかに多量の水を含んでいる。寒天，ゼラチンゼリー，ペクチンゼリーなどがその代表的な例で，前二者は高温でゾル，低温でゲルと，温度によって変化する熱可逆性ゼリーである。ペクチンゼリーは酸性下で水素結合によって網目構造をつくり，そのなかに多量の水を保持している。このとき，高濃度の糖を加えるとペクチンの溶解度が減少し，ゼリー構造の形成を促進する。ゼリーを長期間放置すると，不安定な網目構造が時間とともにより安定な網目構造になって収縮するため，保持

された液体の一部を分離する離漿（syneresis）という現象がおこる。

4）固体泡沫

固体の分散媒中に気体粒子が分散したコロイドで，食品の例としては凍結乾燥食品，ビスケット，せんべい，マシュマロなどがある。これら食品の多くは，コロイド中に分散している空気粒子の量や大きさが，歯ざわりや舌ざわりなど食感要素のうちの物理的因子に大きく関係している。

IV 食品成分表

　『日本食品標準成分表』は，日本国民が日常摂取する食品の成分に関する基礎データとして，科学技術庁資源調査会が厚生省・農林水産省などの協力のもとに作成している。

　『日本食品標準成分表』の初版は，昭和25年に経済安定本部国民食料及び栄養対策審議会が作成し，その改訂版は昭和29年に総理府資源調査会が作成し，さらに三訂版が昭和38年に科学技術庁資源調査会によって作成された。三訂版の公表後，日本国民の食生活の大幅な変化，栄養学・分析技術の進歩などに対応して，新しい食品および成分項目を追加するなどその内容の改定が多方面より強く要請されたため，昭和50年から改定作業を進め，昭和57年に四訂版が科学技術庁資源調査会によって公表された。

　四訂版の公表後，四訂版には収載されていない成分についてフォローアップとして成分分析を進め，六次にわたりその結果を公表してきたが，食生活の進化により食品が多様化するとともに，食品生産・流通などの変化に伴い，栄養成分値が変化してきているものもあると考えられることから，最新の調査分析データに基づき成分表の一層の充実を図ることとし，平成6年から全面改定に着手し，平成12年に五訂版が科学技術庁資源調査会によって公表された。

　『五訂日本食品標準成分表』は，第1章　説明，第2章　本表，第3章　別表，第4章　資料より構成されているが，本項においては第1章　説明の部分を中心として，その目的・性格・内容などについて述べる。第2章　本表については，本書Ｖ食品学各論にその一部が収載されている。第3章　別表にはマンガン値が，第4章　資料には改定における食品別留意点（文献を含む）および原動物・原植物の学名などが記載されているが，本書では省略する。

§1 五訂日本食品標準成分表の目的及び性格

1.1 目　　的

　食品は人の生命，健康を支える上で基本的な物質であることはいうまでもない。国民が日常摂取する食品の成分を明らかにすることは，国民の健康の維持，増進を図る上で極めて重要であり，また，食料の安定供給を確保するための計画の策定の基礎としても必要不可欠である。

　我が国においては，昭和25年に初めて公表されて以降，日本食品標準成分表（以下「食品成分表」という）が食品成分に関する基礎データを提供するという役割を果たしてきた。すなわち，食品成分表は学校給食，病院給食等の給食管理，食事制限，治療食等の栄養指導面はもとより国民の栄養，健康への関心の高まりとともに一般家庭における日常生活面において広く利用されている。また，厚生省の栄養所要量作成のための基礎資料，国民栄養調査等の国民の栄養状態を把握，評価するための各種統計調査や農林水産省の食料需給表の策定，食料，農業，農村基本計画における食料自給率の目標設定に当たっての基礎資料あるいは各種食品規格基準設定に際しての参考資料等行政面でも活用されている。さらに，教育，研究面では栄養学科，食品学科を初め家庭科，保健体育等の教育分野あるいは栄養学，食品学，家政学，医学，農学等の研究分野において利用されている。

　このように食品成分表は，国民が日常摂取する食品の成分に関する基礎データを関係各方面に幅広く提供することを目的とするものである。

1.2 性　　格

　国民が日常摂取する食品の種類は極めて多岐にわたるが，食品成分表は我が国において常用される食品についての標準的な成分値を収載するものである。

　原材料的食品は，動植物界由来の天然物であり，その成分値は動植物の種類，生産環境等種々の要因から，かなりの変動幅のあることが普通である。また，加工品については原材料の配合割合，加工方法の相違等により，その製品の成分値に幅があり，更に調理食品についてはその調理方法により成分値に差異が

生ずる。

　食品成分表においては，これらの数値の変動要因に十分配慮しながら前述の幅広い利用目的に応じて，分析値，文献値等を基に標準的な成分値を定め，1食品1標準成分値を原則として収載するものである。

　なお，標準成分値とは，年間を通じて普通に摂取する場合の全国的な平均値を表すという概念に基づき求めた値である。

（五訂日本食品標準成分表より転載）

§2　収載食品

2.1　食品群の分類と配列

　食品群は四訂成分表と同様に18食品群としたが，その配列は植物性食品，動物性食品，加工食品の順に改めた。また，食品群の名称のうち「獣鳥鯨肉類」を「肉類」に変更した。

　食品群の名称と配列は次のとおりである。

1	穀類	2	いも及びでん粉類	3	砂糖及び甘味類
4	豆類	5	種実類	6	野菜類
7	果実類	8	きのこ類	9	藻類
10	魚介類	11	肉類	12	卵類
13	乳類	14	油脂類	15	菓子類
16	し好飲料類	17	調味料及び香辛料類	18	調理加工食品類

2.2　収載食品の概要

　収載食品については，最近の食品の生産，消費の動向を考慮し，四訂成分表収載食品の見直し，細分化と未収載食品（主として原材料的食品）の追加充実を図った。

　食品の選定及び調理に当たっては，次のことを考慮した。

① 原材料的食品：原植物及び原動物の種類，品種，生産条件等の各種の要因によって成分値に変動幅があることが知られている。このため，これらの変動要因に留意した。四訂成分表の「いも及びでん粉類」，「魚介類」，「野菜類」

等では，水煮，ゆで，焼き等の基本的な調理食品が収載されたが，新たに「肉類」の一部についても焼き，ゆでを考慮した。
② 加工食品：原材料の配合割合，加工方法により成分値に幅がみられるので，生産，消費の動向を考慮し，可能な限り標準的な食品を選定した。

食品群における収載食品の主な増減要因は次のとおりである。
① 野菜類：四訂成分表未収載食品を追加するとともに，冷凍品を収載した。
② 果実類：四訂成分表未収載食品，特に輸入果実を追加した。
③ 魚介類：四訂成分表未収載食品，養殖品を追加するとともに，主要魚介類を細分化した。一方，市場に見られなくなった食品，特に一部の缶詰類を削除した。
④ 肉類：うし及びぶたの部位に，赤肉を追加した。主要な食品について，焼き，ゆでを収載した。
⑤ 油脂類：植物性油脂類及びマーガリンを細分化し，四訂成分表の「乳類」のバターを本食品群に移動した。
⑥ し好飲料類：酒税法改正に伴うアルコール飲料類の分類整理を行った。また，一般に食用としない茶類の葉を削除した。
⑦ 調味料及び香辛料類：四訂成分表未収載食品，特にだし類を追加するとともに，四訂成分表における「豆類」のみそ類，「野菜類」の一部のトマト加工品を本食品群へ移動した。

その結果，収載食品数は四訂成分表の1,621食品に比べ261食品増加し，1,882食品となった。

(五訂日本食品標準成分表より抜粋)

§3 収載成分項目

3.1 廃棄率及び可食部（Refuse and edible portion）

廃棄率は，原則として通常の食習慣において廃棄される部分を食品全体あるいは購入形態に対する重量の割合（%）で示し，廃棄部位を備考欄に記載した。

可食部は，収載食品から廃棄部位を除いたものである。本食品成分表の各成分値は可食部100g当たりの数値で示した。

3.2 エネルギー（Energy）

食品のエネルギー値は，可食部100g当たりのタンパク質，脂質及び炭水化物の量（g）に各成分ごとのエネルギー換算係数を乗じて算出した。エネルギー換算係数の個別食品への適用は非常に複雑なので省略するが，個別食品ごとに表示されているので，食品成分表を参照されたい。

なお，エネルギーの単位については，キロカロリー（kcal）単位に加えてキロジュール（kJ）を併記した。また，kcalからkJへの換算はFAO/WHO合同特別専門委員会報告に従い次の式を用いた。

$$1\,\mathrm{kcal} = 4.184\,\mathrm{kJ}$$

3.3 一般成分

1) 水分（Water）

水分は，食品の性状を表す最も基本的な成分の一つであり，食品の構造の維持に寄与している。人体は，その約60％が水で構成され，1日に約2リットルの水を摂取し，そして排泄している。この収支バランスを保つことにより，体の細胞や組織は正常な機能を営んでいる。通常，ヒトは水分の約2分の1を食品から摂取している。

2) タンパク質（Protein）

タンパク質はアミノ酸の重合体であり，人体の水分を除いた重量の2分の1以上を占める。タンパク質は，体組織，酵素，ホルモン等の材料，栄養素運搬物質，エネルギー源等として重要である。

3) 脂質（Lipid）

脂質は，有機溶媒に溶ける食品中の有機化合物の総称であり，中性脂肪のほかに，リン脂質，ステロイド，ろう，脂溶性ビタミン等も含んでいる。脂質は生体内ではエネルギー源，細胞構成成分等として重要な物質である。成分値は脂質の総重量で示してある。ほとんどの食品では，脂質の大部分を中性脂肪が占める。

4） 炭水化物（Carbohydrate）

炭水化物は，生体内で主にエネルギー源として利用される重要な成分である。炭水化物は，従来同様いわゆる「差し引きによる炭水化物」すなわち，水分，タンパク質，脂質及び灰分の合計(g)を100gから差し引いた値で示した。炭水化物の成分値には食物繊維も含まれている。食物繊維の成分値は別項目として掲載した。

5） 灰分（Ash）

灰分は一定条件下で灰化してえられる残さであり，炭水化物の算出に必要である。

3.4 無機質（Minerals）

四訂成分表に収載されたナトリウム，カリウム，カルシウム，リン，鉄に加え，新たにマグネシウム，亜鉛及び銅を収載した。

1） ナトリウム（Sodium）

ナトリウムは，細胞外液の浸透圧維持，糖の吸収，神経や筋肉細胞の活動等に関与するとともに，骨の構成要素として骨格の維持に貢献している。一般に，欠乏症として疲労感，低血圧，過剰症として浮腫(むくみ)，高血圧が知られている。なお，腎機能低下により摂取の制限が必要となる場合がある。

2） カリウム（Potassium）

カリウムは，細胞内の浸透圧維持，細胞の活性維持を担っている。食塩の過剰摂取や老化によりカリウムが失われ，細胞の活性が低下することが知られている。必要以上に摂取したカリウムは，通常，迅速に排泄されるが，腎機能低下によりカリウム排泄能力が低下すると，摂取の制限が必要になる。

3） カルシウム（Calcium）

カルシウムは，骨の主要構成要素の一つであり，ほとんどが骨歯牙組織に存在している。細胞内には微量しか存在しないが，細胞の多くの働きや活性化に必須の成分である。また，カルシウムは，血液の凝固に関与しており，血漿における濃度は一定に保たれている。成長期にカルシウムが不足すると成長が抑制され，成長後不足すると骨がもろくなる。

4) マグネシウム（Magnesium）

マグネシウムは，骨の弾性維持，細胞のカリウム濃度調節，細胞核の形態維持に関与するとともに，細胞がエネルギーを蓄積，消費するときに必須の成分である。多くの生活習慣病やアルコール中毒の際に細胞内マグネシウムの低下が見られ，腎機能が低下すると高マグネシウム血症となる場合がある。

5) リン（Phosphorus）

リンは，カルシウムとともに骨の主要構成要素であり，リン脂質の構成成分としても重要である。また，高エネルギーリン酸化合物として生体のエネルギー代謝にも深くかかわっている。腎機能低下により摂取の制限が必要となる。

6) 鉄（Iron）

鉄は，酸素と二酸化炭素を運搬するヘモグロビンの構成成分として赤血球に偏在している。また，筋肉中のミオグロビン及び細胞のチトクロームの構成要素としても重要である。鉄の不足は貧血や組織の活性低下を起こし，鉄剤の過剰投与により組織に鉄が沈着することもある。

7) 亜鉛（Zinc）

亜鉛は，核酸やタンパク質の合成に関与する酵素をはじめ，多くの酵素の構成成分として，また，血糖調節ホルモンであるインスリンの構成成分として重要である。欠乏により小児では成長障害，皮膚炎が起こるが，成人でも皮膚，粘膜，血球，肝臓等の再生不良や，味覚及び臭覚障害が起こるとともに，免疫タンパクの合成能が低下する。

8) 銅（Copper）

銅は，アドレナリン等のカテコールアミン代謝酵素の構成要素として重要である。

3.5 ビタミン（Vitamins）

1) ビタミン A（Vitamin A）

ビタミン A は，いままではレチノール，カロテン及びビタミン A 効力（国際単位：IU）の表示を行ってきたが，近年，ビタミン A 効力に代え，レチノール当量表示にする趨勢にある。したがって本成分表では，レチノール当量（μg）

で表示した。

　a．レチノール（Retinol）

　レチノールは主として動物性食品に含まれる。生理作用は，視覚の正常化，成長及び生殖作用，感染予防である。欠乏症として，成長停止，生殖不能，感染症に対する抵抗性低下，夜盲症，眼球乾燥症等がある。成分値は異性体の分離を行わず全トランスレチノール相当量を求め，レチノールとして記載した。

　b．カロテン（Carotene）

　カロテンは，プロビタミンAとしての作用の他に，抗発癌作用及び免疫賦活作用が知られている。今回の改定にあたっては，β-カロテンとともに，α-カロテン及びクリプトキサンチンを測定し，次式からβ-カロテン当量を求め，カロテンとして記載した。

$$[\beta\text{-カロテン当量}(\mu g) = \beta\text{-カロテン}(\mu g) + 1/2\alpha\text{-カロテン}(\mu g) + 1/2\text{クリプトキサンチン}(\mu g)]$$

　c．レチノール当量（Retinol equivalents）

　本成分表では，すべての食品について，β-カロテンの変換率を2分の1，生物学的効力を3分の1として，次式からレチノール当量を算出し表示した。

$$[\text{レチノール当量}(\mu g) = \text{レチノール}(\mu g) + 1/6\beta\text{-カロテン当量}(\mu g)]$$

2）　ビタミンD（Vitamin D）

　ビタミンD（カルシフェロール）は，カルシウムの吸収及び利用，骨の石灰化等に関与し，植物性食品に含まれるビタミンD_2と動物性食品に含まれるD_3があり，それぞれエルゴステロール（プロビタミンD_2）と7-デヒドロコレステロール（プロビタミンD_3）から紫外線によってビタミンDに変換される。ビタミンDについても，今まではビタミンD効力（国際単位：IU）の表示を行ってきたが，近年の趨勢に従い重量（μg）で表示した。

3）　ビタミンE（Vitamin E）

　ビタミンEは，脂質の過酸化の阻止，細胞壁及び生体膜の機能維持に関与している。欠乏症として，神経機能低下，筋無力症，不妊等がある。

　食品に含まれるビタミンEは，主としてα-，β-，γ-及びδ-トコフェロール

の4種である。これらのビタミンE効力には差があるので，次式によってα-トコフェロール当量（mg）を算出し，ビタミンE（mg）として表示した。

[α-トコフェロール当量(mg)＝α-トコフェロール(mg)＋40/100β-トコフェロール(mg)＋10/100γ-トコフェロール(mg)＋1/100δ-トコフェロール(mg)]

4） ビタミンK（Vitamin K）

ビタミンKには，K_1（フィロキノン）とK_2（メナキノン類）があり，両者の生理活性はほぼ同等である。

ビタミンKは，血液凝固促進，骨の形成等に関与している。欠乏症として，出血症がある。成分値はビタミンK_1とK_2（メナキノン-4）の合計で示した。

5） ビタミンB_1（Thiamin）

ビタミンB_1（チアミン）は，各種酵素の補酵素として糖質及び分岐鎖アミノ酸の代謝に不可欠である。欠乏症として，脚気及びウエルニッケ・コルサコフ症候群がある。成分値はチアミン塩酸塩相当量で示した。

6） ビタミンB_2（Riboflavin）

ビタミンB_2（リボフラビン）は，フラビン酵素の補酵素の構成成分として，ほとんどの栄養素の代謝にかかわっている。欠乏症としては，口角炎，眼球炎，脂漏性皮膚炎等があり，小児では成長障害が起こる。

7） ナイアシン（Niacin）

ナイアシンは，体内で同じ作用をもつニコチン酸，ニコチン酸アミド等の総称であり，酸化還元酵素の補酵素の構成成分として非常に重要である。欠乏症としては，皮膚炎，下痢及び精神神経障害を引き起こすペラグラ等があり，小児では成長障害が起こる。成分値はニコチン酸相当量で示した。動物の場合，ナイアシンはトリプトファンから一部合成される。なお，トリプトファンの活性はナイアシンの1/60である。

8） ビタミンB_6（Vitamin B_6）

ビタミンB_6は，ピリドキシン，ピリドキサール，ピリドキサミン等，同様の作用を持つ10種以上の化合物の総称である。

ビタミンB_6は，主としてトランスアミナーゼ，デカルボキシラー等の補酵

素として，アミノ酸代謝や神経伝達物質の生成等に関与する。欠乏症として皮膚炎，動脈硬化性血管障害，食欲不振等が知られている。成分値はピリドキシン相当量で示した。

9）　ビタミン B_{12}（Vitamin B_{12}）

ビタミン B_{12} は，シアノコバラミン，メチルコバラミン，アデノシルコバラミン，ヒドロキシコバラミン等，同様の作用を持つ化合物の総称である。その生理作用は，アミノ酸，奇数鎖脂肪酸，核酸等の代謝に関与する酵素の補酵素として重要である。欠乏症として悪性貧血等が知られている。成分値はシアノコバラミン相当量で示した。

10）　葉酸（Folic acid）

葉酸は補酵素として，プリンヌクレオチドの生合成，ピリジンヌクレオチドの代謝に関与し，また，アミノ酸及びタンパク質の代謝においてビタミン B_{12} とともにメチオニンの生成，セリン-グリシン転換系にも関与している。欠乏症として巨赤芽球性貧血，舌炎，精神神経異状等が知られている。

11）　パントテン酸（Pantothenic acid）

パントテン酸は，補酵素であるコエンザイム A 及びアシルキャリヤープロテインの構成成分であり，糖及び脂肪酸の代謝における酵素反応に広く関与している。欠乏症として，成長阻害，皮膚炎，副腎障害，末梢神経障害，抗体産生障害等が知られている。

12）　ビタミン C（Ascorbic acid）

ビタミン C は，生体内の各種の物質代謝，特に酸化還元反応に関与するとともに，コラーゲンの生成と保持作用を有する。さらに，チロシン代謝と関連したカテコールアミンの生成や脂質代謝にも密接に関与している。代表的な欠乏症として壊血病がある。

食品中のビタミン C は，L-アスコルビン酸（還元型）と L-デヒドロアスコルビン酸（酸化型）として存在し，それらの効力は同等とみなされるので，成分値は両者の合計で示した。

3.6 脂肪酸 (Fatty acids)

　脂肪酸はカルボキシル基1個を持つカルボン酸のうち鎖状構造を持つものの総称であり，脂質の主要な構成成分としてグリセリンとエステル結合した形で存在するものが多い。二重結合を持たないものを飽和脂肪酸，一つ持つものを一価不飽和脂肪酸，二つ以上持つものを多価不飽和脂肪酸という。特に二重結合を四つ以上持つものを高度不飽和脂肪酸と呼んで区別する場合もある。本成分表では，脂肪酸は脂肪酸組成に基づき算出し，飽和，一価不飽和及び多価不飽和脂肪酸に分け表示した。

　多価不飽和脂肪酸のうち，メチル末端から6番目及び3番目に二重結合のあるものをそれぞれ n-6 及び n-3 脂肪酸という。これらのうち動物体内では合成されず，食物から摂取しなければならない脂肪酸としてリノール酸及び α-リノレン酸がある。これらを必須脂肪酸と呼び，多くの生理活性物質の原料となる。必須脂肪酸が不足すると発育不全，皮膚の角質化等が起こる。最近の研究では摂取する n-3 脂肪酸と n-6 脂肪酸の比率が重要と考えられている。

3.7 コレステロール (Cholesterol)

　コレステロールは，食品中や体内では遊離型と，脂肪酸と結合したエステル型がある。体内でも合成され，細胞膜の構成成分として，また，胆汁酸や各種ホルモンの前駆物質として重要である。血液中のコレステロールが多いと動脈硬化や胆石を引き起こしやすくなるので摂取量については注意が必要である。

3.8 食物繊維 (Dietary fibers)

　本成分表では食物繊維を「ヒトの消化酵素で消化されない食品中の難消化性成分の総体」との考え方の下に，その定量法としてはプロスキー変法（酵素-重量法）を適用した。成分値は水溶性食物繊維，不溶性食物繊維及び両者の合計を総量として示した。ただし，水溶性食物繊維と不溶性食物繊維の分別定量が困難な食品では総量のみを示した。なお，動物性食品は，食物繊維の供給源としての寄与率が低いと判断し，収載しなかった。

　食物繊維の生理作用は多様であり，今後の研究の発展によりさらにその有用性が広がる可能性もある。

3.9 食塩相当量（NaCl deduced from Na content）

食塩相当量は，ナトリウム量に 2.54（NaCl/Na）を乗じて算出した。ナトリウム量には食塩に由来するもの及びその他のナトリウム含有化合物（グルタミン酸ナトリウム，アスコルビン酸ナトリウム，リン酸ナトリウム，炭酸水素ナトリウム等）に由来するものも含まれる。

3.10 備考欄（Remarks）

食品の内容と各成分値等に関係の深い重要な事項について，次の内容をこの欄に記載した。
1) 食品の別名，性状，廃棄部位，あるいは加工食品の材料名，主原材料の配合割合，添加物等。
2) 硝酸イオン，アルコール，酢酸，カフェイン，タンニン，テオブロミン，しょ糖等の含量。

（五訂日本食品標準成分表より抜粋）

§4 数値の表示方法

成分値の表示は，すべて可食部 100 g 当たりの値とした。その単位は成分ごとに異なるので，本表（本書Ⅳ食品学各論の項に抜粋あり）を参照されたい。

各成分において，0 は食品成分表の最少記載量の 1/10 未満，または検出されなかったこと，Tr の記号は含まれているが最少記載量に達していないことを示す。また，文献等により含まれていないと推定される成分については測定していないが，何らかの数値を示した欲しいとの要望も強いことから，(0)及び Tr と表示した。植物性食品の一部で，脂肪酸ならびに分別困難な水溶性及び不溶性食物繊維については，原則として測定せずに－と記載した。

Ⅴ 食品学各論

＜食品の種類＞

現在われわれが日常取扱っている食品には多種多様のものがあるが，これをつぎのように分類している。

1) 生物の種類によるもの：植物性食品，動物性食品。

　　鉱物性のものとして食塩が唯一つあるのみである。本書はこの分類法による。

2) 生産様式によるもの：農産食品，畜産食品，水産食品など。

　　それぞれ独自の流通過程を経るため一般の商取引などはこの分類法が使われることが多い。

3) 成分含有区分によるもの：タンパク質食品，デンプン質食品，ビタミン食品など。

　　一般にはタンパク質食品といってもタンパク質がほかの食品に比較して多いという意味である。

4) 栄養的役割の上から分ける：熱量食品，保全食品，強化食品など。

5) 加工技術の種類によるもの：缶詰食品，冷凍食品，醸造食品など。

　　最近は使用の便利さを考慮したコンビニエンス食品があり，その典型的なものにインスタント食品があるが，加工技術，包装材料などの格段の進歩によって多くの新しい加工食品が開発されている。

このほか栄養調査や食生活改善指導のため日本では厚生省が，つぎのように分類している。

| 食品群名 | 分類規準 |

1) 穀　　類
   - 米―米（もち米を除く）
   - パン類―食パン，菓子パン等
   - めん類―うどん，中華そば，マカロニ，スパゲッティ等
   - その他の穀類―小麦粉，パン粉，もち米，コーンスターチ，とうもろこし，白玉粉，ビーフン，オートミール等
   - 堅菓類―ごま，くるみ，らっかせい等

2) いも類
   - じゃがいも―じゃがいも（生）
   - その他のいも類―さつまいも，さといも，こんにゃく，はるさめ，ばれいしょでんぷん等

3) 砂糖類―砂糖，はちみつ，ジャム類等

4) 油脂類―植物油，バター，マーガリン，マヨネーズ，ドレッシング等

5) 豆　　類
   - 味噌―みそ，及びみその製品
   - 大豆製品―とうふ，油あげ，がんもどき，なっとう，凍どうふ等
   - その他の豆類―あずき，大豆，うずら豆等及びそれらの製品

6) 魚介類
   - 生物，干物―魚類，貝類，いか，たこ，えび等の生物，干物，缶詰
   - 水産ねり製品―かまぼこ，さつまあげ，ちくわ，はんぺん，魚肉ソーセージ等

7) 獣鳥肉類―牛肉，豚肉，鶏肉，鯨肉等及びその製品

8) 卵　　類―鶏卵，うずら卵，あひる卵

9) 乳　　類―牛乳（加工乳を含む），やぎ乳等及びその製品

10) 野菜類
    - 緑黄色野菜類―にんじん，ほうれん草，こまつな，かぼちゃ等の野菜
    - その他の野菜類―だいこん，きゃべつ，はくさい，たまねぎ，トマト等の野菜，乾燥野菜，漬物及びきのこ類（これらの缶詰を含む）

11) 果実類
    - みかん類―みかん，なつみかん，レモン，ゆず，グレープフルーツ等及びその製品（ジャム等は除く）
    - その他の果実類―りんご，バナナ，いちご，かき，ぶどう等及びその製品（ジャム等は除く）

12) 海草類―わかめ，ひじき，のり，こんぶ，ところてん等

13) 調味嗜好品―しょう油，ソース，トマトケチャップ等　　　（昭和55，東京都）

また，科学技術庁資源調査会編の五訂日本食品標準成分表(平成12年)では，食品を次の18食品群に分類している。

1 穀類
2 いも及びでん粉類
3 砂糖及び甘味類
4 豆類
5 種実類
6 野菜類
7 果実類
8 きのこ類
9 藻類
10 魚介類
11 肉類
12 卵類
13 乳類
14 油脂類
15 菓子類
16 し好飲料類
17 調味料及び香辛料類
18 調理加工食品類

§1 植物性食品

動物および植物の最終の代謝産物である二酸化炭素(CO_2)および水(H_2O)は緑葉植物により太陽光線のエネルギーを利用して有機物に転換(合成)される。

この過程は光合成(Photosynthesis)といわれ，その化学的な関係はつぎのようになる。

$$6CO_2 + 12H_2O \xrightarrow{光} C_6H_{12}O_6 + 6H_2O + 6O_2$$

したがって地球上において毎年約4,500億トンの有機物が植物によってつくられ，また同時に5,000億トンの酸素がつくられていることになる。さらにいい換えれば，この合成された有機物(植物性食品)は太陽エネルギーを蓄積したものとみることができる。

そのうち種実(Seed and Fruits, Grain)は人類にとって重要な食糧であり，また工業的資源であるが，これらの種実をその構成成分からみると，

1) デンプン質に富むもの
2) タンパク質に富むもの
3) 脂質に富むもの

の三つに分類することができる。

第一のグループに属するものとしては穀類があり70～80％の糖質を含み，第二のグループに属するものには豆類があり平均して25～30％のタンパク質を含み，第三のグループに豆科（落花生），十字花科（なたね），ゴマ科（ごま）などの種実があり25～30％の脂質を含む。

穀類はわれわれ日常生活にもっとも重要なものでその食用形態によって粒食するコメ，トウモロコシなどと，粉食するコムギ，ライムギなどがある。

1.1 穀 類 (Cereals)

穀類はおもに禾本科（Family Gramineae）の種実であるが，古く農業の始まりとともに人類のたいせつな食糧となっている。栽培が容易で貯蔵のきくことや，簡単な調理で食用にすることができることなどから広く各国で主食として用いられ経済的にも重要なものである。

穀類の種類は多いが地域的にだいたい決まっており，コメ，コムギ，トウモロコシ，ライムギ，カラスムギがおもなものである。

トウモロコシを除きこれらの穀類の種実は籾殻（稃，フ）でおおわれ，内部に外皮に包まれた果粒がある。果粒には胚乳（Endospenn）と胚（Germ）があるが食用にするのはおもに胚乳部であるからまず種実を脱殻して稃を除き，ついで精白（搗精，トウセイ）して皮を除かねばならないがこのとき胚も失われやすい。

ふつう胚乳部にはデンプンが多く胚芽の部分にはタンパク質，無機質，ビタミンが多いから精白の仕方によって成分の含まれ方が違ってくる。穀類の食用部分はデンプンを70～80％，タンパク質を7.5～14％含む経済的な熱量源として，またある程度のタンパク質食品とみることができる。

しかし穀類にはカルシウム，ビタミンCおよびAはほとんど含まれておらず，そのタンパク質も必須アミノ酸の含硫アミノ酸，リジン，トリプトファンが不足しているからこれらを肉類，卵類，乳製品，大豆製品，野菜，果物などで補う必要がある。

表27　国民1人・1年当たり供給純食糧　(kg)

年　度	穀　類	豆　類	いも類	野　菜	果　実	肉　類	魚介類	鶏　卵	牛　乳乳製品
1960	149.6	10.1	30.5	99.7	22.3	5.2	27.8	6.3	22.2
1965	145.0	9.5	21.3	108.2	28.5	9.2	28.1	11.3	37.5
1970	128.2	10.1	16.1	114.2	38.1	13.4	31.6	14.5	50.1
1975	121.5	9.4	16.0	109.4	42.5	17.9	34.9	13.7	53.6
1980	112.9	8.5	17.3	112.0	38.8	22.5	34.8	14.3	65.3
1985	107.9	9.1	18.6	110.2	36.8	25.1	35.8	14.9	70.6
1990	103.5	9.3	20.6	107.2	37.4	28.5	37.1	16.5	83.2
1995	102.0	8.8	20.7	105.3	40.6	31.3	38.2	17.6	91.3
2000	98.6	9.0	21.1	101.9	41.5	28.8	37.0	17.0	94.3

農林水産省（食料需給表）

1)　コメ，米（Rice，学名 *Oryza sativa* L.）

　稲（イネ）から脱穀した籾米（モミマイ）を籾摺機（モミズリキ）にかけて脱稃して籾殻を除き玄米（ゲンマイ）として倉庫に貯蔵する。玄米を搗精して白米とするがこのとき糠層（ヌカソウ）（果皮，種殻，糊粉層）が除かれ現在の精白法では胚芽も除かれてしまう。

　コメの品種は日本型（ジャポニカ亜種）とインド型（インディカ亜種）とに大別され，外米（南方米）はインド型で台湾やアメリカのカリフォルニア州でつくられているコメは日本型で準内地米といわれる。

　稲にはうるち（粳）ともち（糯）の二種類があり，大部分はうるちで水稲として栽培し，わずかのものが陸稲（オカボ）としてつくられる。うるち米ともち米では成分の相違から用途が異なり，うるち米はめし，酒用に，もち米はも

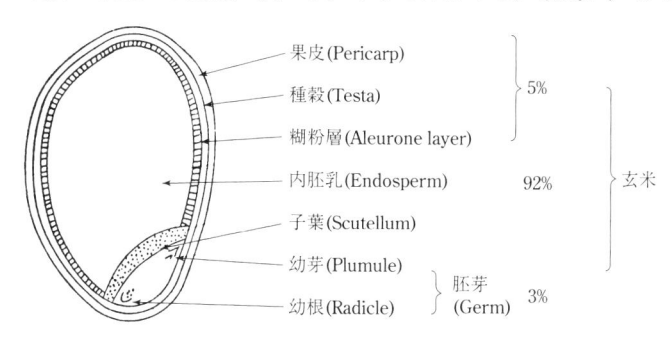

食品名	廃棄率	エネルギー		水分	たんぱく質	脂質	炭水化物	灰分	無機質								ビタミン A		
									ナトリウム	カリウム	カルシウム	マグネシウム	リン	鉄	亜鉛	銅	レチノール	カロテン	レチノール当量
	%	kcal	kJ	(……… g ………)					(……………… mg ………………)								(……μg……)		
玄米	0	350	1,464	15.5	6.8	2.7	73.8	1.2	1	230	9	110	290	2.1	1.8	0.27	(0)	Tr	(0)
精白米（水稲）	0	356	1,490	15.5	6.1	0.9	77.1	0.4	1	88	5	23	94	0.8	1.4	0.22	(0)	0	(0)
めし（水稲，精白米）	0	168	703	60.0	2.5	0.3	37.1	0.1	1	29	3	7	34	0.1	0.6	0.10	(0)	0	(0)
かゆ（水稲，精白米）	0	71	297	83.0	1.1	0.1	15.7	0.1	Tr	12	1	3	14	Tr	0.3	0.04	(0)	0	(0)
おもゆ（水稲，精白米）	0	21	88	95.0	0.3	0	4.7	0	Tr	4	Tr	1	4	Tr	0.1	0.01	(0)	0	(0)
もち	0	235	983	44.5	4.2	0.8	50.3	0.2	2	66	7	16	78	0.2	1.4	0.22	(0)	0	(0)
精白米（陸稲）	0	355	1,485	15.5	9.2	0.9	74.0	0.4	1	88	5	23	94	0.8	1.4	0.22	0	0	0

ち（餅），菓子などに使用する。

i おもな成分

(a) タンパク質

タンパク質は糊粉層，胚芽に多く白米では6.1%位となるが，その大部分は0.2%NaOHに溶けるオリゼニン（Oryzenin）と呼ばれるグルテリンである。そのほかグロブリン，プロラミン，アルブミンなどを含みもち米のほうがうるち米より多い。

コメのタンパク質のアミノ酸組成はその必須アミノ酸では禾穀類（禾本科系の穀類でそばを除く）共通の現象として含硫アミノ酸，リジン，トリプトファ

表28　白米のタンパク質の比較（可溶性単純タンパク質）

	アルブミン	グロブリン	プロラミン	グルテリン（オリゼニン）	合　計
うるち米	4.0	10.9	5.4	25.2	45.5%
もち米	4.2	11.6	6.2	35.2	57.2%

（岩田）

	ビタミン									脂肪酸			コレステロール	食物繊維			食塩相当量	備考
D	E	K	B_1	B_2	ナイアシン	B_6	B_{12}	葉酸	パントテン酸	C	飽和	一価不飽和	多価不飽和		水溶性	不溶性	総量		
µg	mg	µg	(………mg………)					(…µg…)	(…mg…)		(…… g ……)			mg	(…… g ……)			g	
(0)	1.3	(0)	0.41	0.04	6.3	0.45	(0)	27	1.36	(0)	0.62	0.82	0.89	(0)	0.7	2.3	3.0	0	
(0)	0.2	0	0.08	0.02	1.2	0.12	(0)	12	0.66	(0)	0.29	0.21	0.31	(0)	Tr	0.5	0.5	0	歩留り：90～92%
(0)	Tr	(0)	0.02	0.01	0.2	0.02	(0)	3	0.25	(0)	0.10	0.07	0.10	(0)	0	0.3	0.3	0	精白米47 g相当量を含む
(0)	Tr	0	0.01	Tr	0.1	0.01	(0)	1	0.11	(0)	0.03	0.02	0.03	(0)	0	0.1	0.1	0	精白米20 g相当量を含む
(0)	Tr	0	Tr	Tr	Tr	Tr	(0)	Tr	0.03	(0)				(0)	0	Tr	Tr	0	精白米6 g相当量を含む
(0)	0.1	0	0.05	0.02	0.5	0.04	(0)	7	0.57	(0)	0.25	0.18	0.28	(0)	0	0.8	0.8	0	包装もち
(0)	0.2	(0)	0.08	0.02	1.2	0.12	(0)	12	0.66	(0)	0.29	0.21	0.31	(0)	Tr	0.5	0.5	0	歩留り：90～92%

ンが少ない点に注意する必要がある。

(b) 炭水化物

大部分がデンプンで玄米では74%，白米では77%位含まれるが，コメのデン

表29 穀類可食部100 g中のアミノ酸組成表（必須アミノ酸のみ）

食品名	たんぱく質	イソロイシン	ロイシン	リジン	メンチオニン	シスチン	フェニルアラニン	チロシン	トレオニン	トリプトファン	バリン	アミノ酸スコア	備考
	g	g	g	g	g	g	g	g	g	g	g		
米	6.8	0.29	0.57	(0.25)	0.17	0.16	0.37	0.28	0.24	0.10	0.43	65	精　白　米
小　麦	9.0	0.35	0.68	(0.22)	0.16	0.25	0.49	0.27	0.27	0.10	0.39	41	中力粉一等
大　麦	7.4	0.29	0.58	(0.27)	0.12	0.19	0.46	0.23	0.28	0.10	0.39	62	押　　　麦
燕　麦	13.5	0.56	1.10	(0.61)	0.26	0.48	0.75	0.47	0.46	0.20	0.77	76	オートミール
ラ　イ　麦	8.5	0.31	0.57	(0.34)	0.15	0.22	0.43	0.21	0.30	0.10	0.43	68	ラ　イ麦粉
とうもろこし	8.2	0.32	1.30	(0.15)	0.21	0.20	0.45	0.32	0.27	0.04	0.39	32	粗　　　粉
粟	10.5	0.44	1.40	(0.21)	0.36	0.20	0.59	0.33	0.41	0.20	0.55	35	精　白　粒
そ　ば	12.1	(0.44)	0.79	0.70	0.23	0.30	0.55	0.30	0.46	0.19	0.61	92	全　層　粉

（　）は第一制限アミノ酸

プン粒は多角形をなし多数集合している。うるち米のデンプンはヨウ素反応は青色を呈し，もち米では赤紫色を示すが，これはデンプンを構成しているアミロースとアミロペクチンの含有量の相違によるもので，うるち米のデンプンは約20%がアミロース，80%がアミロペクチンであるのにもち米デンプンではアミロースを含まずアミロペクチンよりできていることによる。

水を充分含ませたコメのデンプンの糊化開始温度は60℃位で小麦のデンプンよりは低いが完全にミセルがなくなるには100℃で20分以上の加熱が必要である。コメの炊飯にこのことが強く影響する。

α化したデンプンは室温に放置すれば老化してβ-デンプンにもどろうとして硬くなってくる。α化したものを急速に乾燥して水分を15%以下にすると分子の再配列が困難となりβ化しない，お湯をかければすぐ食べられるα化食品はこの原理を応用したものである。

(c) 脂　　質

白米中には0.8%と少ないが胚芽には約20%含まれて，ぬかとともに油脂原料となっている。胚芽中のリパーゼにより酸敗されやすいがその組成は良くリノール酸を30%位含む。

コメの胚芽油	不飽和脂肪酸 (73%)	オレイン酸	43%
		リノール酸	30%
	飽和脂肪酸 (26.7%)	パルミチン酸	22%
		ステアリン酸	3%
		ミリスチン酸	1.7%

(d)　無機質とビタミン

無機質はぬか，胚芽の順にビタミンは胚芽，ぬかの順序に少なくなり白米ではいずれも非常に少なくなっている。無機質としては種子の特徴としてリンが比較的多いがカルシウムは少ない，ビタミンはA，D，CがなくB群も少なく，さらに炊飯時の水洗いによって約½と減少する。このため国民栄養の上からビタミンB_1，B_2をコメに強化することが行われている（強化米）。

2) コムギ,小麦（wheat）

中央アジア原産のイネ科の植物で多くの種類があるが現在栽培されているものは普通小麦（Triticum vulgare）が多くそのほかデュラム小麦（Triticum durum）とクラブ小麦（Triticum compactum）がある。また果皮部の色により赤肌,白肌,黄肌小麦に分け,さらに播種期により冬小麦,春小麦に分ける。このほか胚乳部の性質により,硬質と軟質小麦にわける。硬質小麦は胚乳組織が密で圧砕剛度が高く,多くは半透明でガラス状を呈するため別にガラス質小麦ともいわれる。軟質小麦は組織が疎で砕けやすく,多くは粉状を呈するため粉状質小麦ともいわれる。春小麦には一般に硬質が多く冬小麦には硬軟の種々のものがある。

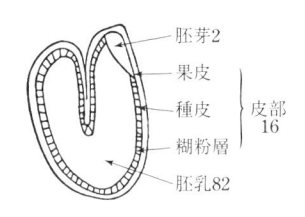

現在日本の小麦消費量（631万トン）の約90％,568万トン以上が輸入されている（2000）。

コムギは胚乳,胚芽,および外皮よりなり,外皮は強靭であるが胚乳部はくずれやすく,また表面に深い縦溝があり,搗精では取り除けないこと,さらにコムギ特有のタンパク質のグルテンが粉にした場合,はじめて,その特性が発揮されることからコムギは製粉加工されて小麦粉として利用されている。

アメリカ保健厚生省の規則によれば,小麦粉とは清浄コムギを製粉して胚芽と皮部のほとんどを除いたもので,その細かさは65メッシュの篩目（インチ当たり65の目,1平方インチ4,225の孔のある篩）を全部通過する細かさがなければならない。また水分は15％以下と定められている。

ふつう製粉歩留はコムギ全粒の72％前後で28％がふすま（麩）である。小麦粉は吸湿性があるため21〜23℃で関係湿度60％のところに貯蔵しておくことが必要である。

食品名	廃棄率	エネルギー		水分	たんぱく質	脂質	炭水化物	灰分	無機質								ビタミン		
									ナトリウム	カリウム	カルシウム	マグネシウム	リン	鉄	亜鉛	銅	A		
																	レチノール	カロテン	レチノール当量
	%	kcal	kJ	(............ g ....)					(..................... mg ....)								(........ μg ....)		
こむぎ																			
国産・普通	0	337	1,410	12.5	10.6	3.1	72.2	1.6	2	470	26	80	350	3.2	2.6	0.35	(0)	(0)	(0)
輸入・軟質	0	348	1,456	10.0	10.1	3.3	75.2	1.4	2	390	36	110	290	2.9	1.7	0.32	(0)	(0)	(0)
輸入・硬質	0	334	1,397	13.0	13.0	3.0	69.4	1.6	2	340	26	140	320	3.2	3.1	0.43	(0)	(0)	(0)
小麦粉																			
薄力粉・1等	0	368	1,540	14.0	8.0	1.7	75.9	0.4	2	120	23	12	70	0.6	0.3	0.09	(0)	(0)	(0)
2等	0	369	1,544	14.0	8.8	2.1	74.6	0.5	2	150	27	30	90	1.1	0.7	0.18	(0)	(0)	(0)
中力粉・1等	0	368	1,540	14.0	9.0	1.8	74.8	0.4	2	100	20	18	74	0.6	0.5	0.11	(0)	(0)	(0)
2等	0	369	1,544	14.0	9.7	2.1	73.7	0.5	2	130	28	26	93	1.3	0.6	0.14	(0)	(0)	(0)
強力粉・1等	0	366	1,531	14.5	11.7	1.8	71.6	0.4	2	80	20	23	75	1.0	0.8	0.15	(0)	(0)	(0)
2等	0	367	1,536	14.5	12.4	2.1	70.5	0.5	2	100	25	36	100	1.2	1.0	0.19	(0)	(0)	(0)
学校給食用	0	367	1,536	14.5	12.0	2.0	71.0	0.5	2	100	27	28	90	1.1	0.8	0.17	(0)	(0)	(0)
全粒粉	0	328	1,372	14.5	12.8	2.9	68.2	1.6	2	330	26	140	310	3.1	3.0	0.42	(0)	(0)	(0)
食パン（市販品）	0	264	1,105	38.0	9.3	4.4	46.7	1.6	500	97	29	20	83	0.6	0.8	0.11	(0)	Tr	(0)
（学校給食用）	0	258	1,079	38.0	10.3	3.3	46.7	1.7	510	110	49	23	100	0.6	0.7	0.11	0	0	0
うどん（ゆで）	0	105	439	75.0	2.6	0.4	21.6	0.4	120	9	6	6	18	0.2	0.1	0.04	(0)	0	(0)

i おもな成分

(a) タンパク質

コムギ穀粒のタンパク質は10～13％とかなり変動し硬質小麦は含有量が高い。コムギのタンパク質はアルカリ可溶性のグルテニン（Glutenin）とアルコール（75％）可溶性のグリアジン（Gliadin）がおもなもので，この二つが小麦粉を水でねったときできるグルテン(Gluten，麩質)をつくっている。このほかアルブミン，グロブリンがあるがその量はわずかで大部分は胚芽中に存在する。

小麦粉の強力粉，中力粉，薄力粉はこのグルテン含有量の差によるものといわれ，これらの小麦粉を水でねってドウ（生地，Dough）をつくり，流水

表30 小麦タンパク質の含有量

タンパク質	春小麦%	冬小麦%
グルテニン	4.68	4.17
グリアジン	3.96	3.90
グロブリン	0.62	0.63
ロイコシン（アルブミン）	0.39	0.63

ビタミン											脂肪酸			コレステロール	食物繊維			食塩相当量	備考
D	E	K	B₁	B₂	ナイアシン	B₆	B₁₂	葉酸	パントテン酸	C	飽和	一価不飽和	多価不飽和		水溶性	不溶性	総量		
μg	mg	μg	(……mg……)					(…μg…)	(…mg…)		(…… g ……)			mg	(…… g ……)			g	
(0)	1.4	(0)	0.41	0.09	6.3	0.35	(0)	38	1.03	(0)	0.56	0.35	1.53	(0)	0.7	10.1	10.8	0	
(0)	1.4	(0)	0.49	0.09	5.0	0.34	(0)	40	1.07	(0)	0.60	0.38	1.63	(0)	1.4	9.8	11.2	0	
(0)	1.2	(0)	0.35	0.09	5.8	0.34	(0)	49	1.29	(0)	0.54	0.34	1.49	(0)	1.5	9.9	11.4	0	
(0)	0.3	(0)	0.13	0.04	0.7	0.03	(0)	9	0.53	(0)	0.39	0.15	0.86	(0)	1.2	1.3	2.5	0	
(0)	1.2	(0)	0.24	0.05	1.2	0.09	(0)	14	0.62	(0)	0.48	0.19	1.07	(0)	1.2	1.5	2.7	0	
(0)	0.3	(0)	0.12	0.04	0.7	0.05	(0)	8	0.47	(0)	0.41	0.16	0.91	(0)	1.2	1.6	2.8	0	
(0)	1.0	(0)	0.26	0.05	1.4	0.07	(0)	12	0.66	(0)	0.48	0.19	1.07	(0)	1.2	1.7	2.9	0	
(0)	0.3	(0)	0.10	0.05	0.9	0.05	(0)	15	0.77	(0)	0.41	0.16	0.91	(0)	1.2	1.5	2.7	0	
(0)	0.6	(0)	0.15	0.05	1.3	0.08	(0)	18	0.93	(0)	0.48	0.19	1.07	(0)	1.2	1.6	2.8	0	
(0)	0.4	(0)	*0.70	*0.35	1.0	0.06	(0)	16	0.80	(0)	0.46	0.18	1.02	(0)	1.2	1.5	2.7	0	学校給食用小麦粉品質規格規定に基づく製品。*強化ビタミンを含む
(0)	1.2	(0)	0.34	0.09	5.7	0.33	(0)	48	1.27	(0)	0.52	0.33	1.44	(0)	1.5	9.7	11.2	0	
(Tr)	0.6	(0)	0.07	0.04	1.2	0.03	(Tr)	32	0.47	(0)	0.95	1.45	1.59	(0)	0.4	1.9	2.3	1.3	
(Tr)	0.4	(0)	0.21	0.12	1.2	0.04	(Tr)	26	0.46	(0)	0.72	1.09	1.19	(0)	1.0	1.5	2.5	1.3	
(0)	0.1	(0)	0.02	0.01	0.2	0.01	(0)	2	0.13	(0)	0.09	0.04	0.20	(0)	0.2	0.6	0.8	0.3	

中でデンプンを洗い流した湿麩（Wet gluten）の量，あるいはこれを薄く伸ばして乾燥した乾麩量（Dry gluten）を計り小麦粉の性質をみるが，小麦粉に含まれる乾麩量が11％以上（湿麩35％以上）を強力粉，9〜11％（湿麩25〜35％）のものを中力粉，9％以下（湿麩25％以下）のものを薄力粉といい，それぞれ用途が異なる。

　小麦タンパク質のアミノ酸組成は前述したようにトリプトファン，トレオニン，リジン，含硫アミノ酸の必須アミノ酸が不足しているがグルタミン酸含有量が高く（29％）調味料の原料とされている。

（b）　炭水化物

　小麦粉の糖質はほとんどがデンプンでアミロースが24，アミロペクチンが76の比を示す。小麦デンプンは顕微鏡でみると大粒デンプンと小粒デンプンとが混在しているのが特徴である。ふつう，どの植物のデンプンも大粒デンプンの

みか，または小粒デンプンのみであって両者が混在しているのは希である。たとえばオオムギは大粒デンプンのみであり，コメのデンプンは小粒のみである。パン用小麦粉では小粒デンプンが多く，麺（めん）用，菓子用は少ない。さらに小粒デンプンはタンパク質と結合しており，大粒は純粋なデンプンである。このことがパンの膨張，言い換えれば粉の粘弾性，伸展性などに影響するものと思われる。

(c) 脂 質

脂質は2％程度含まれるが，胚芽，糊粉層に1％，胚乳部に1％含まれる。

(d) 無機質（灰分）

コムギ全粒で灰分1.6％位であるが外皮6.38％，胚芽4.8％，胚乳部では0.35〜0.4％となる。したがって灰分は外皮より胚乳部の中心に向かって規則的に減少していくから粉の灰分を測定して小麦粉の製粉歩留りを知ることができる。灰分が0.4％以上となればそれだけ外皮が混ざっていることになり，灰分含有量は一つの小麦粉の品質を表わすものとして用いられている。小麦粉灰分の成分割合は表31のようである。このほか微量ながら亜鉛，鉄，コバルトなどが存在する。

表31 小麦粉灰分組成

成 分	％
カリウム	0.163
リ ン	0.113
イオウ	0.165
マグネシウム	0.029
塩化物	0.051
カルシウム	0.016
ナトリウム	0.003
ケイ素	0.005
	0.550％

(e) ビタミン

ビタミンB_1の含有量はコメより少ないが胚乳部にも含まれ，しかも灰分と同じような傾向があり外方に向かって多く含まれているから，歩留りの低い小麦粉（上等粉）より，歩留りの高い小麦粉（下等粉）の方がB_1の含有量は多くなる。

小麦粉はパン，麺（めん），菓子などに使用されるが用途により小麦粉の品質が異なり，日本では一般に表32のように区別している。

コムギの穀粒を製粉すると胚乳部に存在する黄色色素のキサントフィルのた

表32 小麦の品質と用途

	等級	タンパク質%	灰分%	用途	原産
強力粉	1	11〜11.5	0.42	高級パン,マカロニ	カナダ (R.S.W) (マニトバ)
	2	12〜12.5	0.52	パン,高級めん	
	3	13〜13.5	1.00	グルタミン酸原料,麩	
準強力粉	1	10.5〜11.0	0.40	パン,中華そば	アメリカ (D.H.W) カナダ オーストラリア
	2	11.0〜11.5	0.52	パン	
	3	12.0〜12.5	1.00	麩	
中力粉	1	8.0〜8.5	0.40	めん,菓子	日本 アメリカ (W.W.) オーストラリア
	2	8.5〜9.0	0.52	めん	
	3	9.5〜10.0	0.90	駄菓子	
薄力粉	1	7.0〜7.5	0.35	高級菓子,てんぷら	アメリカ (W.W)
	2	8.0〜8.5	0.50	菓子	
	3	9.5〜10.0	0.90	駄菓子	

R.S.W. = Red, Spring, Wheat (赤肌春小麦)
　　(カナダのマニトバ産が多くマニトバともいわれる)
D.H.W. = Dark, Hard, Winter (濃色肌,硬質,冬小麦)
W.W. = Western White (アメリカ中西部白肌)

め小麦粉は淡褐黄色を呈し,これからつくったパンは灰褐色を帯びるため,ふつう商品価値を高め保存性も考慮して,過酸化ベンゾイルなどの酸化剤で漂白していたが,ビタミンB_1も20%内外破壊されるため最近は漂白を行っていない。またパンを主食とする欧米や,日本でも学校給食用のパン用小麦粉にはビタミンB_1やB_2,あるいはカルシウム,鉄などを強化することが行われている。最近は全粒粉も用いられるが,これはコムギの全部すなわち胚乳,麩,胚芽を粉砕混合したものでグラハム粉(Graham flour)ともいわれる。しかし胚芽中には脂質が多く全粒粉は普通の粉より早く変質し,とくに高温多湿の場所に貯蔵したときにこの傾向は大となるから注意する必要がある。

ⅱ　ベーカリー用小麦粉の理化学的性質

パンやケーキなどをつくるとき小麦粉中のデンプン,タンパク質,酵素などが相互に作用して複雑な反応をしている。その結果生ずる生地の理化学的性質を知るため,つぎのような測定が行われる。

(a) **アミログラフ**（Amylograph）

小麦粉のα-アミラーゼ活性はフォーリング・ナンバー試験（Falling Number test）で検査されるが，これはα-アミラーゼによりデンプンが液化されて粘度が下がり金属球などの落下時間が早くなるのを利用したものである。

小麦粉中にはα-アミラーゼが少ないためオオムギの麦芽粉を0.75％以内添加することが認められている（アメリカ）。β-アミラーゼは小麦粉に豊富にある。

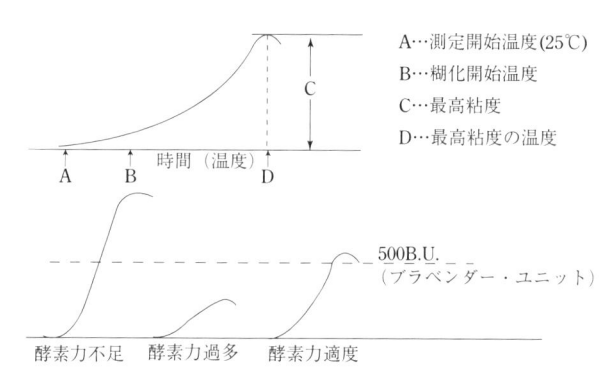

```
          A…測定開始温度(25℃)
          B…糊化開始温度
       C  C…最高粘度
          D…最高粘度の温度
  時間（温度）
  A  B       D

                    500B.U.
                   （ブラベンダー・ユニット）

酵素力不足  酵素力過多  酵素力適度
```

小麦粉中のα-アミラーゼ活性が不足するとデンプンの分解が進まず，また過剰のときは分解が進みすぎて良質のパンができない。この生地のα-アミラーゼの力を測定するのがアミログラフである。β-アミラーゼは製パン中に糖化作用を行い生成するマルトースが酵母に利用され，またパンの焼き上がりの色調にも影響する。

(b) **ファリノグラフ**（Farinograph）

小麦粉を水でねったときできる生地の性質，とくに粘弾性はおもにグルテンの量および質によることが大きく，いわゆるスダチの良いパンをつくるには粘弾性の強い生地が要求される。

このためミキサーの歯を回転させながら粘性抵抗の変化を測定するものがファリノグラフで，これによって生地の品質を評価することができ，また粉の性質や必要な水の量なども知ることができる。

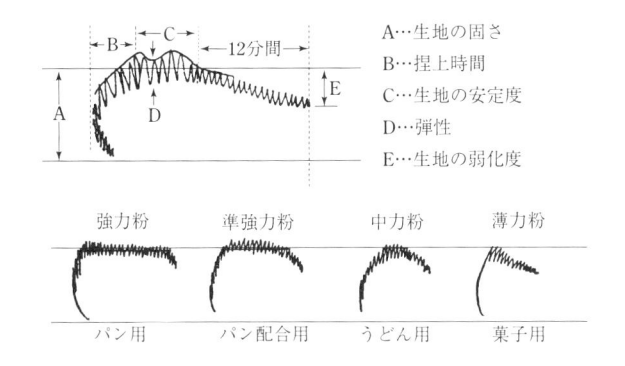

A…生地の固さ
B…捏上時間
C…生地の安定度
D…弾性
E…生地の弱化度

強力粉	準強力粉	中力粉	薄力粉
パン用	パン配合用	うどん用	菓子用

一般に強力粉は捏上（ネリアガリ）時間が長く安定度が大きいが，薄力粉は捏上時間が短く弱化度が大きい。小麦粉の粘弾性をある程度強くするため小麦粉を製粉ののちある期間おいて熟成（Aging）をさせたり酸化剤の臭素酸カリ（$KBrO_3$）を粉に加えたりすることがある。これはグルテンの酸化により－S－S－結合を生ずるためといわれている。

(c) **エクステンショングラフ**（Extensiongraph）

一定の固さの生地の伸長度および抗張力の時間的変化を測定するもので発酵生地の性質の判定に用いる。

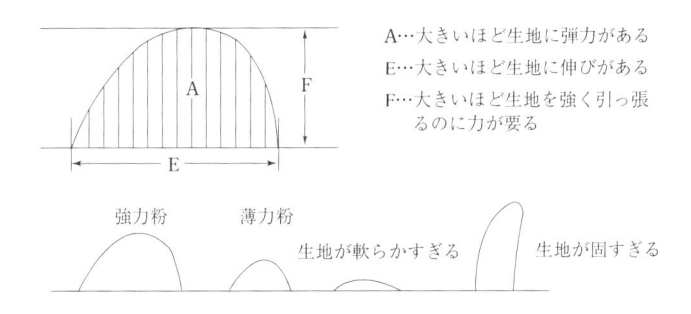

A…大きいほど生地に弾力がある
E…大きいほど生地に伸びがある
F…大きいほど生地を強く引っ張るのに力が要る

強力粉　　薄力粉　　生地が軟らかすぎる　　生地が固すぎる

ⅲ　パンおよび菓子の焼き上げ

パンは強力粉に少量の食塩，砂糖，酵母（Saccharomyses cerevisiae）などを加え水でねった生地を湿度75％，温度26～29℃の発酵室に2～3時間おくと粉のアミラーゼの作用によりデンプンは加水分解をうけてデキストリンやマル

トースを生じ，デンプン分子は小さくなり生地の伸展性が良くなる。さらにマルトースなどの発酵性の糖類は酵母により利用されてアルコールと炭酸ガスとなり，炭酸ガスはグルテンに保持されて海綿状にふくらむ。これを適当な大きさに切り，さらに発酵してふくらんだものを200～250℃の窯で焼けばパンの内部は96℃位となりデンプンはα化し炭酸ガス，アルコールなどは発散して弾力のある多孔性のパンとなる。パンを室温に放置すれば１日平均約２％の水分が失われて硬くなり老化現象を生ずるためトーストにして食する。

ケーキやビスケットなどの場合は酵母の代わりにベーキングパウダー（炭酸水素ナトリウム，リン酸，デンプンなどの混合物）や炭酸アンモニウムなどの膨張剤を用い，薄力粉，砂糖，ショートニング（ベーカリー用油脂）などと混合して水でねった生地やどろどろにしたバター（Batters）で形をつくって焼けば炭酸ガスやアンモニアガスを生じてふくらむ。

iv 中華そば

中華そばの製造には小麦粉を水でねるときうどんのように食塩を用いず，梘水を用いる。かん水は元来は天然産のものであるが現在は炭酸カリウム，炭酸ナトリウムなどのアルカリ性塩が用いられている。かん水がアルカリ性のため小麦粉のグルテンの伸びを良くし，透明で弾力性のある中華そばとなる。

食品名	廃棄率	エネルギー		水分	たんぱく質	脂質	炭水化物	灰分	無機質								ビタミン A		
									ナトリウム	カリウム	カルシウム	マグネシウム	リン	鉄	亜鉛	銅	レチノール	カロテン	レチノール当量
	%	kcal	kJ	(……… g ………)					(……………………… mg ………………………)								(…… μg ……)		
おおむぎ 七分つき押麦	0	341	1,427	14.0	10.9	2.1	72.1	0.9	2	220	23	46	180	1.3	1.4	0.32	(0)	(0)	(0)
押麦	0	340	1,423	14.0	6.2	1.3	77.8	0.7	2	170	17	25	110	1.0	1.2	0.40	(0)	(0)	(0)
米粒麦	0	343	1,435	14.0	7.0	2.1	76.2	0.7	2	170	17	25	140	1.2	1.2	0.37	(0)	(0)	(0)

またかん水の混合で硬さにむらを生じ，めんを茹でたとき中華そば独特の縮みを生じる。小麦粉の色素もアルカリ性のため淡黄色となり，かん水の影響により小麦粉デンプンの糊化開始温度も高くなり粘度も高くなるという。

しかし現在の中華そばは人工的に縮みや着色させているものが多い。

3) オオムギ・大麦，ハダカムギ・裸麦 (Barley and Naked barley, 学名 *Hordeum* vulgare)

穂に結実したかたちを上からみて六角形の六条大麦と二列に並ぶ二条大麦とが日本では栽培されているが，稃がはなれにくいため皮麦ともいわれている。オオムギの一変種のハダカムギは稃がはなれやすい。実の腹面に縦に深い溝があり，その両端に毛があって精麦してもこれらが残るため食味を悪くしている。ふつう食用にするものは搗精したオオムギ（丸麦）に蒸気をあて表面のデンプンを糊化し，ついでローラーの間を通して圧扁した押し麦が多い。溝の外皮を除いた切断麦もあるが，いずれもコメと混炊して食用にする。タンパク質の少ない粉状質のもの（二条大麦）がビール用に使用されている。

i おもな成分

(a) タンパク質

約9％程度含まれプロラミンに属するホルデイン（Hordein）とグルテリン

			ビ	タ	ミ	ン					脂	肪	酸	コレステロール	食物繊維			食塩相当量	備 考
D	E	K	B₁	B₂	ナイアシン	B₆	B₁₂	葉酸	パントテン酸	C	飽和	一価不飽和	多価不飽和		水溶性	不溶性	総量		
μg	mg	μg	(……mg……)			(…μg…)	(…mg…)				(…… g ……)			mg	(…… g ……)			g	
(0)	0.2	(0)	0.22	0.07	3.2	0.14	(0)	17	0.43	(0)	0.58	0.20	0.91	(0)	6.3	4.0	10.3	0	歩留り：玄皮麦60〜65%，玄裸麦65〜70%
(0)	0.1	(0)	0.06	0.04	1.6	0.14	(0)	9	0.46	(0)	0.36	0.12	0.57	(0)	6.0	3.6	9.6	0	歩留り：玄皮麦45〜55%，玄裸麦55〜65%
(0)	0.1	(0)	0.19	0.05	2.3	0.19	(0)	10	0.64	(0)	0.58	0.20	0.91	(0)	6.0	2.7	8.7	0	別名：切断麦。白麦を含む 歩留り：玄皮麦40〜45%，玄裸麦50〜60%

であるホルデニン（Hordenin）がおもなもので，コムギのタンパク質と異なりオオムギのタンパク質は粘性に乏しく，パンにしたとき海綿状組織をつくる性質がほとんどないためパンにはならない。そのアミノ酸組成はコメとだいたい同じような傾向がある。

(b) **脂質と炭水化物**

押し麦では脂質は白米よりわずかに多く，炭水化物は外皮が残るため繊維が多くなる。

(c) **ビタミン**

ビタミンB_1もB_2もコメの約2倍を含み，日本の重要なB_1食品とみられてきたが最近は商品価値を高めるため過度の搗精や漂白をするものが多く，これらのビタミンは破壊されるためビタミンB_1やB_2を強化した押し麦が多い。オオムギの発芽した麦芽（Malt）はアミラーゼなどの酵素力が強くなり，この酵素力を利用してデンプンから飴（アメ）やビールをつくる。

4) エンバク・燕麦（Oats，学名 *Avena sativa*）とライムギ（Rye，学名 *Secale cereale*）

エンバクもライムギも日本ではほとんど飼料として使用されているが，ヨーロッパやロシアでは広く常食とされている。エンバクはほかの穀類に比較して繊維は多いがタンパク質，脂質，無機質に富み，タンパク質のアミノ酸組成もコメ，コムギのものと比較してトリプトファン，リジン，トレオニン，システインなどの必須アミノ酸の含量が多く，この点はライムギのタンパク質のアミノ酸組成も似ており，穀類タンパク質中では比較的良質のものである。

エンバクのタンパク質ではグロブリン態のアベナリン（Avenalin）28％，グルテリン態のアベニン（Avenin）39％と約70％を占め，ライムギではプロラミン態のセカリン（Secalin）が47％とほぼ半分を占めている。ライムギのタンパク質は粘性に乏しいが酸を加えると粘着力を増すため，ライムギのパンでは自然発酵により酵母の発酵とともに乳酸発酵や酢酸発酵が行われて特有の酸味のある保存性もよいライ麦パン（黒パン）がつくられている。

エンバクは搗精し圧扁してオートミールとして広く用いられている。

5) 雑穀類

日本ではコメ，ムギ以外の穀物をまとめて雑穀としているが，その成分は米麦類に似ておりデンプン70％，タンパク質10％内外を含み，脂質は少なく無機質ではカルシウムに乏しい。雑穀の一部は米食の代用として使用されているが，大部分は飴，菓子などの原料あるいは飼料として用いられている。

1) トウモロコシ（玉蜀黍 Corn（米）Maize（英），学名 *Zea mays*）

メキシコ付近が原産地といわれ，種類もその形質により馬歯種（デントコーン，Dent Corn，飼料，デンプン，粉食用），硬粒種（フリントコーン，Flint Corn，粉食，デンプン用），軟粒種（ソフトコーン，Soft Corn，デンプン用），爆裂種（ポップコーン，Pop Corn，食用），甘味種（スイートコーン，Sweet Corn，煮食，かん詰用）などがあり粒色も黄色，白色のほかに赤，紫，黒，斑がある。

トウモロコシは中熟のものを焼いたり蒸したりして食用とするほか，搗精，ひき割し，ローラーにかけコーンフレーク（Corn Flake）として食用にする。

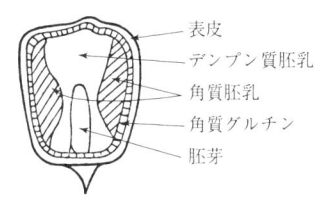

トウモロコシのおもな成分は約70％を占めるデンプンでアミロース20％，アミロペクチン80％からなるが，もちトウモロコシはほとんどアミロペクチンよりなる。脂質5％，タンパク質8％を含み，タンパク質の40％がプロラミンのゼイン（Zein）で，そのアミノ酸組成はとくにトリプトファンに乏しい欠点がある。トウモロコシの酵素にはリパーゼ，プロテナーゼが含まれ，粉が貯蔵しにくいのはこれらの酵素力が強いためである。

2) アワ（粟，Foxtail millet，学名 *Setaria italica*）

アワにはうるちともちとがあり，種実はふつう黄色小粒で，これを搗精あるいは製粉して，餅，だんご，菓子にするが大部分は飼料やえさに用いられる。デンプンが主成分で，タンパク質のアミノ酸組成は良くまたビタミンB_1など

食 品 名	廃棄率	エネルギー		水分	たんぱく質	脂質	炭水化物	灰分	無機質 ナトリウム	カリウム	カルシウム	マグネシウム	リン	鉄	亜鉛	銅	ビタミン A レチノール	カロテン	レチノール当量
	%	kcal	kJ	(………… g …………)					(……………………… mg ………………………)								(……… μg ………)		
えんばく																			
オートミール	0	380	1,590	10.0	13.7	5.7	69.1	1.5	3	260	47	100	370	3.9	2.1	0.28	(0)	(0)	(0)
ライむぎ																			
全粒粉	0	334	1,397	12.5	12.7	2.7	70.7	1.4	1	400	31	100	290	3.5	3.5	0.44	0	0	0
ライ麦粉	0	351	1,469	13.5	8.5	1.6	75.8	0.6	1	140	25	30	140	1.5	0.7	0.11	(0)	(0)	(0)
ライ麦パン	0	264	1,105	35.0	8.4	2.2	52.7	1.7	470	190	16	40	130	1.4	1.3	0.18	(0)	0	(0)

食 品 名	廃棄率	エネルギー		水分	たんぱく質	脂質	炭水化物	灰分	無機質 ナトリウム	カリウム	カルシウム	マグネシウム	リン	鉄	亜鉛	銅	ビタミン A レチノール	カロテン	レチノール当量
	%	kcal	kJ	(………… g …………)					(……………………… mg ………………………)								(……… μg ………)		
とうもろこし																			
玄穀	0	350	1,464	14.5	8.6	5.0	70.6	1.3	3	290	5	75	270	1.9	1.7	0.18	0	*150	**26
スイートコーン 　　(未熟種子, ゆで)	*30	99	414	75.4	3.5	1.7	18.6	0.8	Tr	290	5	38	100	0.8	1.0	0.10	0	49	8
ポップコーン	0	484	2,025	4.0	10.2	22.8	59.6	3.4	570	300	7	95	290	4.3	2.4	0.20	0	180	30
コーンフレーク	0	381	1,549	4.5	7.8	1.7	83.6	2.4	830	95	1	14	45	0.9	0.2	0.07	0	120	20
あわ																			
精白粒	0	364	1,523	12.5	10.5	2.7	73.1	1.2	1	280	14	110	280	4.8	2.7	0.45	(0)	(0)	(0)
あわもち	0	210	879	48.0	4.5	0.7	46.5	0.3	2	77	8	26	87	0.4	1.1	0.19	(0)	(0)	(0)
そば																			
そば粉 (全層粉)	0	361	1,510	13.5	12.0	3.1	69.6	1.8	2	410	17	190	400	2.8	2.4	0.54	(0)	(0)	(0)
ゆでそば	0	132	552	68.0	4.8	1.0	26.0	0.2	2	34	9	27	80	0.8	0.4	0.10	(0)	(0)	(0)

V 食品学各論

	ビタミン										脂肪酸			コレステロール	食物繊維			食塩相当量	備考
D	E	K	B₁	B₂	ナイアシン	B₆	B₁₂	葉酸	パントテン酸	C	飽和	一価不飽和	多価不飽和		水溶性	不溶性	総量		
μg	mg	μg	(………mg………)					(…μg…)	(…mg…)		(…… g ……)			mg	(…… g ……)			g	
(0)	0.7	(0)	0.20	0.08	1.1	0.11	(0)	30	1.29	(0)	―	―	―	(0)	3.2	6.2	9.4	0	
(0)	1.1	(0)	0.47	0.20	1.7	0.22	(0)	65	0.87	0	0.40	0.31	1.19	(0)	3.2	10.1	13.3	0	
(0)	0.8	(0)	0.15	0.07	0.9	0.10	(0)	34	0.63	(0)	0.24	0.19	0.71	(0)	4.7	8.2	12.9	0	歩留り：65〜75％
(Tr)	0.3	(0)	0.16	0.06	1.3	0.09	(0)	34	0.46	(0)	0.41	0.23	1.05	(0)	2.0	3.6	5.6	1.2	主原料配合：ライ麦粉50％

	ビタミン										脂肪酸			コレステロール	食物繊維			食塩相当量	備考
D	E	K	B₁	B₂	ナイアシン	B₆	B₁₂	葉酸	パントテン酸	C	飽和	一価不飽和	多価不飽和		水溶性	不溶性	総量		
μg	mg	μg	(………mg………)					(…μg…)	(…mg…)		(…… g ……)			mg	(…… g ……)			g	
(0)	1.5	(0)	0.30	0.10	2.0	0.39	(0)	28	0.57	(0)	1.01	1.07	2.24	(0)	0.6	8.4	9.0	0	黄色種。輸入品
(0)	0.4	0	0.12	0.10	2.2	0.12	(0)	86	0.51	6	0.26	0.49	0.54	(0)	0.3	2.8	3.1	0	包葉及びめしべを除いたもの。*穂軸。硝酸イオン0g
(0)	3.9	―	0.13	0.08	2.0	0.27	(0)	22	0.46	(0)	6.63	7.77	6.98	(0)	0.2	9.1	9.3	1.4	
(0)	0.6	(0)	0.03	0.02	0.3	0.04	(0)	6	0.22	(0)	―	―	―	(0)	0.3	2.1	2.4	2.1	
(0)	0.8	(0)	0.20	0.07	1.7	0.18	(0)	29	1.84	(0)	―	―	―	(0)	0.4	3.0	3.4	0	歩留り：70〜80％
(0)	0.1	(0)	0.05	0.03	0.3	0.03	(0)	7	0.60	(0)	―	―	―	(0)	0.1	1.5	1.6	0	原材料配合割合：もちあわ50，もち米50
(0)	0.9	0	0.46	0.11	4.5	0.30	(0)	51	1.56	(0)	0.60	1.11	1.02	(0)	0.8	3.5	4.3	0	表層粉の一部を除いたもの
(0)	0.2	(0)	0.05	0.02	0.5	0.04	(0)	8	0.33	(0)	0.21	0.21	0.42	(0)	0.5	1.5	2.0	0	原材料配合割合：小麦粉65，そば粉35

も比較的多く含まれている。

3) ソバ（蕎麦, Buck wheat, 学名 *Fagopyrum esculentum*）

ソバはタデ科（蓼科）に属する一年生の植物でイネなどの禾本科とは形質が異なるが, 種実の組成が似ており, 食用形態も同じであるため各国とも禾穀と同様に取扱っている。

種実はふつう三稜形で外側にそば殻とよばれる硬くて黒い果皮があり, 離れにくいので製粉してそば粉とする。

そば粉の主成分は約70%を占める糖質でその65%はデンプンである。タンパク質はグロブリン態とグルテリン態のものがおもなもので, そのアミノ酸組成は穀類タンパク質に不足しがちなトリプトファン, リジン, トレオニンをかなり多く含み, 植物性タンパク質としては優秀なものである。

食品名	廃棄率	エネルギー		水分	たんぱく質	脂質	炭水化物	灰分	無機質								ビタミン		
									ナトリウム	カリウム	カルシウム	マグネシウム	リン	鉄	亜鉛	銅	A		
																	レチノール	カロテン	レチノール当量
	%	kcal	kJ	(……… g ………)					(……………… mg ………………)								(…… μg ……)		
さつまいも																				
塊根, 生	*10	132	552	66.1	1.2	0.2	31.5	1.0	4	470	40	25	46	0.7	0.2	0.18	(0)	23	4
塊根, 蒸し	*3	131	548	66.4	1.2	0.2	31.2	1.0	4	490	47	19	42	0.6	0.2	0.17	(0)	27	5
じゃがいも																				
塊茎, 生	*10	76	318	79.8	1.6	0.1	17.6	0.9	1	410	3	20	40	0.4	0.2	0.10	(0)	Tr	(0)
塊茎, 水煮	0	73	305	81.0	1.5	0.1	16.8	0.6	1	340	2	18	25	0.4	0.2	0.08	(0)	Tr	(0)
フライドポテト	0	388	1,623	36.1	2.9	27.4	32.4	1.2	2	660	4	35	48	0.8	0.4	0.15	0	Tr	0
ポテトチップス	0	554	2,318	2.0	4.7	35.2	54.7	3.4	400	1,200	17	70	100	1.7	0.5	0.21	(0)	(0)	(0)
さといも																				
球茎, 生	*15	58	243	84.1	1.5	0.1	13.1	1.2	Tr	640	10	19	55	0.5	0.3	0.15	(0)	5	1
球茎, 水煮	0	59	247	84.0	1.5	0.1	13.4	1.0	1	560	14	17	47	0.4	0.3	0.13	(0)	4	1
やまのいも																				
ながいも（塊根, 生）	*10	65	272	82.6	2.2	0.3	13.9	1.0	3	430	17	17	27	0.4	0.3	0.10	(0)	Tr	(0)
やまといも（塊根, 生）	*10	123	515	66.7	4.5	0.2	27.1	1.5	12	590	16	28	72	0.5	0.6	0.16	(0)	6	1
じねんじょ（塊根, 生）	*20	121	506	68.8	2.8	0.7	26.7	1.0	6	550	10	21	31	0.8	0.7	0.21	(0)	5	1
こんにゃく																				
精粉	0	*177	*741	6.0	3.0	0.1	85.3	5.6	18	3,000	57	70	160	2.1	2.2	0.27	(0)	(0)	(0)
精粉こんにゃく	0	*5	*21	97.3	0.1	Tr	2.3	0.3	10	33	43	2	5	0.4	0.1	0.02	(0)	(0)	(0)
生いもこんにゃく	0	*7	*29	96.2	0.1	0.1	3.3	0.3	2	44	68	5	7	0.6	0.2	0.04	(0)	0	(0)

無機質は1.8％でカリウムがもっとも多くついでリン，マグネシウム，カルシウムを含む。ビタミンB_1およびB_2をかなり含むが，A，D，Cはない。ふつうそば粉に小麦粉を30〜80％配合し食塩を加えて，ねってそばとするが，これはそば粉にはプロラミンが少なく，そば粉粒子相互の粘着性が弱いためである。

1.2 いも類（Potatoes）

日本で古くイモといっていたものはサトイモ（芋）であったが，その後ジャガイモ（薯），サツマイモ（藷）が渡来して，これらが多くなり，最近はイモという場合このほうをさす場合が多い。なおこのほかにヤマイモ（蕷），コンニャクイモなどがある。

いも類は地下茎や根茎の貯蔵部分を食用とし，一般に水分が多く（70％以上）固形分の大部分はデンプンで穀類と同様熱量源とされ，そのほか加工原料として広く利用されている。

ビタミン										脂肪酸			コレステロール	食物繊維			食塩相当量	備　考
D	E	K	B_1	B_2	ナイアシン	B_6	B_{12}	葉酸	パントテン酸	C	飽和	一価不飽和	多価不飽和		水溶性	不溶性	総量		
μg	mg	μg	(……mg……)			(…μg…)			(…mg…)	(……g……)			mg	(……g……)			g		
(0)	1.6	(0)	0.11	0.03	0.8	0.28	(0)	49	0.96	29	0.03	Tr	0.06	0	0.5	1.8	2.3	0	*表層及び両端。*表皮2%
(0)	1.5	(0)	0.10	0.03	0.7	0.23	(0)	46	0.97	20	0.03	Tr	0.06	(0)	1.0	2.8	3.8	0	*表層及び両端
(0)	Tr	Tr	0.09	0.03	1.3	0.18	(0)	21	0.47	35	0.01	Tr	0.02	(0)	0.6	0.7	1.3	0	*表層
(0)	0.1	(0)	0.06	0.03	0.8	0.18	(0)	18	0.37	21	0.01	Tr	0.02	(0)	0.5	1.1	1.6	0	
(0)	5.4	46	0.12	0.06	1.5	0.35	0	35	0.71	40	6.06	1.13	11.85	1	1.0	2.1	3.1	0	
—	6.4		0.26	0.06	4.3	—	—	70	0.94	15	11.44	12.71	8.38	Tr	1.1	3.1	4.2	1.0	
(0)	0.6	(0)	0.07	0.02	1.0	0.15	(0)	30	0.48	6	0.01	Tr	0.03	(0)	0.8	1.5	2.3	0	*表層。輸入品を含む
(0)	0.5	(0)	0.06	0.02	0.8	0.14	(0)	28	0.42	5	0.01	Tr	0.03	(0)	0.9	1.5	2.4	0	
(0)	0.2	(0)	0.10	0.02	0.4	0.09	(0)	8	0.61	6	0.04	0.02	0.08	(0)	0.2	0.8	1.0	0	*表層。ひげ根及び切り口
(0)	0.2	(0)	0.13	0.02	0.5	0.14	(0)	6	0.54	5	0.03	0.02	0.07	(0)	0.7	1.8	2.5	0	*表層及びひげ根
(0)	4.1	(0)	0.11	0.04	0.6	0.18	(0)	29	0.67	15				(0)	0.6	1.4	2.0	0	*表層及びひげ根
(0)	0.2	(0)	0	0	0	1.20	(0)	65	1.52	(0)	—	—	—	(0)	73.3	6.6	79.9	0	*暫定値
(0)	0	(0)	0	0	0	0.02	(0)	1	0	(0)	—	—	—	(0)	0.1	2.1	2.2	0	*暫定値
(0)	Tr	(0)	0	0	Tr	0.02	(0)	2	0	(0)	—	—	—	(0)	Tr	3.0	3.0	0	*暫定値

食品可食部100g中のアミノ酸組成表（必須アミノ酸のみ）

食品名	たんぱく質	イソロイシン	ロイシン	リジン	メチオニン	シスチン	フェニルアラニン	チロシン	トレオニン	トリプトファン	バリン	アミノ酸スコア
	g	g	g	g	g	g	g	g	g	g	g	
さつまいも	1.2	0.05	0.07	(0.06)	0.02	0.02	0.07	0.03	0.07	0.02	0.07	88
さといも	2.6	(0.09)	0.21	0.13	0.03	0.08	0.13	0.11	0.11	0.06	0.14	84
じゃがいも	2.0	0.06	(0.10)	0.11	0.03	0.03	0.08	0.06	0.07	0.02	0.11	68

（ ）は第一制限アミノ酸

1) サツマイモ（甘藷，Sweet Potato，学名 *Ipomoea batatas*）

中南米が原産といわれ，コロンブスによりスペインに伝わり，ついで東洋に伝わったものが日本へは最初薩摩（鹿児島県）に入ったといわれサツマイモと呼ばれる。生育期間が長く高温を好み霜害をこうむりやすいが，風雨や旱魃に堪える性質があり，比較的栽培管理が容易で10アール当たり180〜200万キロカロリーで単位面積当たりのカロリー生産量は世界最大の作物である。温度10℃以下では冷害をうけて腐敗するため穴倉などに貯蔵する。また表面に傷があると病気で腐りやすくなるため，イモを30℃位の湿度の大きいところに置いて傷面にコルク層をつくらせるキュアリングという処理をする。

おもな成分はデンプンで約20%を占め，そのほかデキストリン，ショ糖，還元糖，ペントザンを含む。繊維は比較的多く，タンパク質はジャガイモよりも少なく1.2%でその1/3がアミド態，2/3が純タンパク質で，その大部分はイポメイン（Ipomein）といわれるグロブリンである。アミノ酸組成は含硫アミノ酸に乏しい。

無機質としてはカリウムが多く，カルシウム，マグネシウム，リン，鉄などが含まれ，そのほか微量のマンガン，銅，コバルトが含まれて良質なミネラル組成を示し，塩基性食品である。ビタミンは穀類にないビタミンCをかなり多く含み，肉質の黄色のものはカロテンも含む。サツマイモにはアミラーゼが含まれ，イモを貯蔵したり，加工した場合甘味が増すのはこのためである。

特殊成分として切り口から出る白色の乳液の主成分であるヤラピン

(Jalapin) がある。粘性が強く, 器物につけばしだいに黒変する性質があり, デンプン精製の妨害物質となる。

2) ジャガイモ (馬鈴薯, Potato, 学名 *Solanum tuberosum*)

南米が原産で, 日本へはインドネシアのジャガタラ (ジャカルタ) から伝わったものとしてジャガタライモといわれた。サツマイモと異なり3～4℃の冷暗所に長く貯蔵できる。

成分は品種により多少異なるが水分は約80％といも類中もっとも多く, 糖質はデンプンが16％内外で, このほか少量のショ糖, ブドウ糖, 果糖を含む。温所に貯えれば糖分は減少するが, 2℃位の冷所に置けば糖分が増し甘味が強くなる。タンパク質は約2％と固形分の約10％に当たり穀類と同じ比率になる。その半分が純タンパク質でツベリン (Tuberin) といわれるグロブリンである。アミノ酸組成は含硫アミノ酸は少ないが比較的リジンが多い。無機質はカリウムが大部分で, そのほかリンが多くカルシウム, 鉄, マンガン, 亜鉛などを含み塩基性食品である。ビタミンはB_1およびCが比較的多く, 調理による損失も少なく良い給源となる。酵素はアミラーゼのほかに酵素的褐変に関係のあるポリフェノールオキシダーゼの活性が強く, イモの切り口が変色するのはチロシンやクロロゲン酸が酵素により赤黒色のメラニン様物質に変化するためである。ジャガイモには一種の有毒配糖体であるソラニン (Solanine) やカコニン (Chaconine) が皮や緑色の発芽部に含まれるから調理のさい取り除く必要がある。

3) サトイモとヤマイモ (里芋, Taro : 山芋, Yam)

サトイモは古くから栽培され多数の品種や変種がある。青いもはふつう栽培される代表的なもので子いもの生産が多く葉柄の色により青茎と赤茎とがあり, 葉柄もずいきとして食用にする。このほか八つ頭, 唐のいもやえぐいもといわれてえぐ味が強く長く煮るものなどがある。糖質を13％内外含み大部分はデンプンであるが粘質物があってデンプン原料とはならない。タンパク質は比較的多く (1.5％), そのアミノ酸組成はコメに似ているが比較的良質である。

サトイモのえぐ味はホモゲンチジン酸（Homogentisic acid）といわれ，粘質物はガラクタンといわれる。

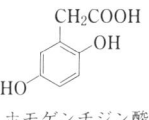

ホモゲンチジン酸

ヤマイモには日本独特のものでは山中に自生するジネンジョウ（自然薯）があり，栽培されているものはナガイモや変種したツクネイモや，ヤマトイモなどがある。ふつうとろろの材料とされるが粘性物質はムチンといわれる糖タンパク質で，マンナンとグロブリン様タンパク質の結合したものといわれる。酵素のアミラーゼを含み消化もよく，また2.2％内外含まれるタンパク質も良質である。

4) コンニャク（"Konnyaku"）

インド原産のサトイモ科の多年草で奈良朝時代に渡来したといわれる。イモはえぐ味が強くそのままでは食用にされず，こんにゃくとする。イモを乾燥，

食品名	廃棄率	エネルギー		水分	たんぱく質	脂質	炭水化物	灰分	無機質								ビタミン		
									ナトリウム	カリウム	カルシウム	マグネシウム	リン	鉄	亜鉛	銅	A		
																	レチノール	カロテン	レチノール当量
	%	kcal	kJ	(············ g ············)					(························ mg ························)								(······ μg ······)		
だいず																			
全粒, 国産, 乾	0	417	1,745	12.5	35.3	19.0	28.2	5.0	1	1,900	240	220	580	9.4	3.2	0.98	(0)	6	1
全粒, 国産, ゆで	0	180	753	63.5	16.0	9.0	9.7	1.8	1	570	70	110	190	2.0	2.0	0.24	(0)	3	1
全粒, 米国産, 乾	0	433	1,812	11.7	33.0	21.7	28.8	4.8	1	1,800	230	230	480	8.6	4.5	0.97	(0)	7	1
らっかせい																			
乾	*30	562	2,351	6.0	25.4	47.5	18.8	2.3		740	50	170	380	1.6	2.3	0.59	(0)	6	1
あずき																			
全粒, 乾	0	339	1,418	15.5	20.3	2.2	58.7	3.3	1	1,500	75	120	350	5.4	2.3	0.67	(0)	7	1
いんげんまめ																			
全粒, 乾	0	333	1,393	16.5	19.9	2.2	57.8	3.6	1	1,500	130	150	400	6.0	2.5	0.75	(0)	12	2
えんどう																			
全粒, 乾	0	352	1,473	13.4	21.7	2.3	60.4	2.2	1	870	65	120	360	5.0	4.1	0.49	(0)	*90	**15
そらまめ																			
全粒, 乾	0	348	1,456	13.3	26.0	2.0	55.9	2.8	1	1,100	100	120	440	5.7	4.6	1.20	(0)	5	1
りょくとう																			
全粒, 乾	0	354	1,481	10.8	25.1	1.5	59.1	3.5	0	1,300	100	150	320	5.9	4.0	0.91	(0)	150	25

粉砕し，粉を熱湯で糊化し石灰を加えて固め，これを冷水中に浸漬しておくと過剰のアルカリは溶出し，あく味がなくなる。

大部分がグルコマンナンで消化されないが一部腸内細菌により分解される。

1.3 豆 類（Pules）

豆類は豆科（Papilionaceae）の作物の子実であるが，胚の一部の子葉がいちじるしく肥大し胚乳は種皮とともに薄層となるため食用とする部分は穀類と異なりおもに子葉の部分である。豆類をその成分の上から大別するとタンパク質，脂質が多くて糖質の少ないものと糖質（デンプン）が多くて脂質の少ないものとの二種類に分けられる。ダイズ（大豆），ラッカセイ（落花生）は前者に属し，アズキ（小豆），エンドウなどは後者にはいり，餡（あん）にすることができるが，ダイズ，ラッカセイは餡にならないものである。また食用形態からみると貯蔵性のある成熟乾燥したものと，未熟果で莢ごと利用するものと

		ビ	タ	ミ	ン						脂	肪	酸	コレステロール	食物繊維			食塩相当量	備　　考
D	E	K	B₁	B₂	ナイアシン	B₆	B₁₂	葉酸	パントテン酸	C	飽和	一価不飽和	多価不飽和		水溶性	不溶性	総量		
μg	mg	μg	(………mg………)					(…μg…)	(…mg…)		(……g……)			mg	(……g……)			g	
(0)	3.6	18	0.83	0.30	2.2	0.53	(0)	230	1.52	Tr	2.57	3.61	10.49	Tr	1.8	15.3	17.1	0	黒大豆（黒豆）を含む
(0)	1.6	7	0.22	0.09	0.5	0.11	(0)	39	0.29	Tr	1.22	1.71	4.97	(Tr)	0.9	6.1	7.0	0	
(0)	3.4	34	0.88	0.30	2.1	0.46	(0)	220	1.49	Tr	3.15	4.25	11.63	(0)	0.9	15.0	15.9	0	
(0)	10.9	Tr	0.85	0.10	17.0	0.46	(0)	76	2.56	(0)	8.41	20.84	15.56	(0)	0.4	7.0	7.4	0	*殻27%及び種皮3%
(0)	0.6	8	0.45	0.16	2.2	0.39	(0)	130	1.00	Tr	0.27	0.07	0.55	(0)	1.2	16.6	17.8	0	
(0)	0.3	8	0.50	0.20	2.0	0.36	(0)	85	0.63	Tr	0.25	0.18	0.79	(0)	3.3	16.0	19.3	0	金時類，白金時類，手亡類，鶉類，大福，虎豆を含む
(0)	0.8	16	0.72	0.15	2.5	0.29	(0)	24	1.74	Tr	0.27	0.44	0.68	(0)	1.2	16.2	17.4	0	赤・青えんどうを含む 赤えんどうの場合*17μg, **3μg
(0)	1.2	13	0.50	0.20	2.5	0.41	(0)	260	0.48	Tr	0.24	0.33	0.65	(0)	1.3	8.0	9.3	0	
(0)	0.9	16	0.70	0.22	2.1	0.52	(0)	460	1.66	Tr	0.34	0.04	0.61	(0)	0.6	14.0	14.6	0	輸入品

食品可食部 100g 中のアミノ酸組成表（必須アミノ酸のみ）

食品名	たんぱく質	イソロイシン	ロイシン	リジン	メチオニン	シスチン	フェニルアラニン	チロシン	トレオニン	トリプトファン	バリン	アミノ酸スコア
	g	g	g	g	g	g	g	g	g	g	g	
だ い ず	35.3	1.80	2.90	2.40	(0.56)	(0.61)	2.00	1.30	1.40	0.49	1.80	86
らっかせい	25.4	1.00	1.90	(1.00)	0.31	0.51	1.50	1.10	0.75	0.27	1.20	62
あ ず き	20.3	0.87	1.60	1.50	0.32	0.32	1.10	0.53	(0.70)	0.21	1.00	84
いんげん豆	19.9	0.90	1.60	1.30	(0.25)	(0.26)	1.10	0.57	0.79	0.22	1.00	73
え ん ど う	21.7	0.90	1.50	1.50	(0.21)	(0.30)	1.00	0.64	0.78	0.19	1.00	68
そ ら 豆	26.0	1.10	1.80	1.60	(0.20)	(0.35)	1.00	0.77	0.86	0.21	1.20	59

（ ）は第一制限アミノ酸

がある。

　豆類の成分は種類によって大きな差があるが，タンパク質はダイズの35％といちじるしく多いほかは20～25％位でそのおもなものは塩類可溶性のグロブリンである。ダイズのグリシニン（Glycinine），アズキのレグミン（Legumine），エンドウのビシリン（Vicilline），ラッカセイのアラキン（Arachin）などが代表的なもので，そのほか少量のアルブミンを含む。これらの豆類の必須アミノ酸組成をみるとダイズ，アズキが比較的良質であるが，一般的に含硫アミノ酸とくにメチオニンの含有量の低い点に注意する必要がある。

　豆類の糖質としてはデンプンがおもなものであるが，ダイズにはデンプンがほとんどなくショ糖のほかにペントザンやヘミセルロースなどの不消化性の多糖類が含まれる。

　脂質の特徴としては豆類油にはリン脂質のレシチン（Lecithin）が多い。

1）　ダイズ（大豆，Soybeans，学名 *Glycine max*）

　中国の原産といわれ，日本では古くから栽培されて五穀の一つにもされている。みそ，しょうゆ，とうふなどのほか菓子や油脂原料，飼料として広く利用され，日本の豆類利用の90％を占め，アメリカを中心に約483万トン（国内消費の97.3％）が輸入されている（2000）。

　ダイズには多くの種類があるが収穫時期による秋大豆（関東，東北の10月中旬

~11月中旬収穫），夏大豆（関西の9月下旬収穫）のほか，種実のかたちや色により丸大豆（球状）には黄色，緑色，黒色，褐色のものがあり，ふつうは黄色のものが多く（85％以上）みそ，しょうゆ，とうふなどにされ，緑色のものはおもにきなこ，菓子用に，黒豆は料理用，褐色のものは煮豆などに用いられ，平大豆にも黒，緑，斑のものがありおもに煮豆に用いられている。

ダイズはまた完熟前の若い枝つきのものを用いるえだまめ，莢のままゆでるさやまめとして利用されている。

i おもな成分

(a) タンパク質

タンパク質は35％位含まれるが（畑の肉），その90％が水で抽出され，その85％をグロブリンが占める。このように多量のグロブリンが水で抽出されるのはダイズ中に多量の可溶性塩類があるためで，このように水で抽出されるタンパク質が多量にあることが食品としてのダイズの特徴の一つで，ダイズの利用面を広くしている。

オスボーン（Osbome）はダイズの10％食塩可溶タンパク質をグリシニン（Glycinine）と名付けたが最近の超遠心分画をみると表33のようになる。

表33 大豆タンパク質（グロブリン）の超遠心分画

超遠心分画	含有率（合計）	構成成分	分子量
2S	22	トリプシンインヒビター	8,000
			21,500
		シトクロームC	12,000
		2.3S-グロブリン	18,200
		2.8S-グロブリン	32,000
7S	37	βアミラーゼ	61,700
		ヘマグルチニン	110,000
		リポオキシゲナーゼ	108,000
11S	31	7S-グロブリン	186,000～210,000
		11S-グロブリン（グリシニン）	350,000
15S	11	——	600,000

Sはスウェードベルグナンバー

大豆タンパク質の必須アミノ酸組成は表にみるとおり，メチオニンとトリプトファンを除けば良質であるが，とくにリジンの多いことは穀類タンパク質に補足するにはよいものである。またグルタミン酸が多く（19.6g/100g）みそ，しょうゆの調味料の原料となっている。

(b) 脂質とその他の成分

脂質は19%含まれ，食用油として広く用いられ，淡黄色の半乾性油でリノール酸を多く含む（50%）。リン脂質が1.2%と比較的多く，レシチン，セファリンを含み，大豆油の精製中に分離して乳化剤として広く食品工業に用いられている。そのほか0.1%のトコフェロールやステロールを含む。

糖質としてデンプンは成熟大豆にはほとんど含まれておらず，ショ糖のほかはガラクタン，アラバンなどの不消化のものが多く，繊維の大部分は種皮にある。

無機質はカリウムがもっとも多く，ついでリンが多いが，両者で約80%を占めリンの大部分はフィチン態をしている。

ビタミンB群は比較的多いがA，Dはほとんどなく，Cもないが発芽したもやしには多くなる（20〜30mg%）。

特殊成分として生ダイズ中に生育阻害物質としてトリプシンインヒビター（トリプシン阻害因子）やヘマグルチニン（血球凝集物質）があるが，いずれも加熱によって活性がなくなるタンパク質である。また配糖体のサポニンが微量存在するが溶血作用はないといわれる。

ダイズの色素としては黄色ダイズ種皮中にはフラボン系色素のタトイン（Tatoin）やダイジン（Daidzin）があり，黒色大豆にはアントシアン系のクリサンテミン（Chrysanthemin）が含まれる。

ⅱ 大豆タンパク質の利用

大豆タンパク質の約90%が水で抽出されるため，このタンパク質を酸で等電点沈殿させたものを酸沈殿タンパク質といい，その泸液をホエーという。また水の代わりに熱水で抽出した泸液の豆乳にカルシウム塩を加えて凝固，整形し

たものがとうふである。絹ごしとうふは5％以上の高濃度のタンパク質を含む豆乳から硫酸カルシウムなどで凝固させたもので水分も多く滑らかな感触がある。とうふを急速に凍結させ－1～－2℃で三週間位保つとタンパク質が変性し同時に乾燥して凍りどうふとなる。脱脂ダイズを水またはアルカリで抽出しpH4.5付近で沈殿させた酸沈殿タンパク質を乾燥したものは製菓，製パンなどに利用され，またゲル化させたものは水産練製品，肉製品に使用される。また大豆タンパク質のアルカリ溶液を酸液中に細孔から押し出して繊維状に固め織布して肉の感触を出した人工肉がつくられている。

2) ラッカセイ（落花生，南京豆，Peanut，学名 *Arachis hypogaea*）

明治7年頃アメリカから輸入されて栽培が盛んになったもので種子の大きいバージニア種が多いが，最近は小粒のスパニッシュ種などもある。花が落ちた後，子房が地下にもぐって結実するゆえこの名がある。成分はダイズと似ているがタンパク質がやや少なく，脂質含有量は多く約47％もあり，糖質は豆類中もっとも少ない。タンパク質はグロブリンのアラキン（Arachin）とコンアラキン（Conarachin）が65％を占めるが，ダイズのグロブリンと異なり水で抽出されにくい。

タンパク質の必須アミノ酸組成はリジン，メチオニン，トリプトファンなどが少なくダイズに劣る。

脂質は特有の香気をもち良質な不乾性油である。その脂肪酸はオレイン酸（60.4％），リノール酸（21.7％），パルミチン酸（7％），ステアリン酸（2.8％），アラキドン酸（3.8％）などを含む。また不ケン化物中にはトコフェロールやフィトステロールを含む。

糖質としてはデンプン（10％），ショ糖（5％），還元糖などを含むが，ラッカセイの焙焼によりデンプンは一部分解し，ショ糖，還元糖は遊離アミノ酸と反応して褐変現象を起こし減少するが特有の香味が賦与される。

無機質はカリウムとリンが多く，カルシウムは少ない。ビタミンはA，CはないがB_1やナイアシンは多い。とくにB_1は渋皮に多く殻付きのまま乾燥すれ

ば渋皮より子葉に移り0.80mg%にもなるが，焙焼により70%以上減少する。ラッカセイは煎ってそのまま食用とするほか菓子やピーナツバターなどにされ，精製油は食用，菓子用とされ，その搾り粕は菓子，みそ，しょうゆなどの製造に用いられる。落花生粉を飼料とした家畜が多数斃死した事件があったが，これは粉がアスペリギルスフラバス（A. flavus）により汚染され，有毒物質のアフラトキシン（Aflatoxin）BおよびGが産生されたためである。

3) アズキ（小豆，Azuki beans）とリョクトウ（緑豆，Mung beans）

アズキは暗紅色の豆が多く，おもな種類に大納言（大粒，赤色，品質優良），中納言（大粒，赤色），小納言（中粒，赤または赤褐色），白小豆（灰白色），紋別26号（中粒，赤色）などがある。そのほか青小豆が輸入されている。

アズキはダイズ，ラッカセイとは異なり脂質は少なく，デンプンを多量に含む。タンパク質は約20%で，その80%がグロブリンのαとβに分けられ，そのほかプロラミンとグルテリンを少量含む。必須アミノ酸組成はリジンをかなり含むが含硫アミノ酸やトリプトファンが少ない。脂質は少ないが，24%内外の不ケン化物がありステリンが多い。

糖質としてはデンプンが多く，そのほかショ糖，ペントーザン，ガラクタンを含む。緑豆デンプンは粘度が大きく麺（めん）をつくることができる（豆麺，唐麺，はるさめ）。

無機質はほかの豆類と同様カリウムとリンが多くカルシウム，ナトリウムは少ない。アズキは古くは脚気によいといわれたがB_1は0.5mg%，B_2は0.1mg%程度でほかの豆類とかわらない。

特殊成分としてサポニンを0.3%含むがアズキを煮るときの下煮のとき"あく"とともに大部分は除かれる。

アズキは餡（あん）にされるが，アズキを煮ると表皮のアントシアン系色素やポリフェノール成分が鍋などの金属イオンと反応し酸化重合して暗色化する。またアズキの下煮は一部のフェノール成分とサポニンを溶出除去するもので，"あく"成分が減少する。

アズキを煮ると胴割れして皮が破れるのを，縁起をかつぎ，皮の丈夫なあかささげの金時で代用して赤飯，甘納豆に使用している。

黒緑豆は東南アジアで広く栽培され小粒の豆で未成熟のものは緑色であるが成熟すると黒褐色となる。輸入されて大部分がもやしにされている。

4) インゲンマメ(Kidney beans)，エンドウ(Peas)，ソラマメ(Broad beans)

これらの豆の成分は似ており，主成分はデンプンで，タンパク質がこれにつぎ，脂質は少ない。タンパク質はいずれもグロブリンが主体で，その必須アミノ酸組成ではメチオニン，システインの含硫アミノ酸やトリプトファンが少ない。

エンドウの未熟のものを青豆（Green peas）といい缶詰めなどにされるが，エンドウをそのまま煮れば緑色のクロロフィルが分解してだんだん褐色になるため，銅クロロフィリンなどを加えて青色を保つようにしているが食品衛生法の規制を受ける。

またうすいアルカリで煮ると緑色保持に効果がある。

ソラマメを炭酸水素ナトリウムのうすい液で弱火で長く煮ればソラマメ中の無色の色素がアルカリ性のため空気酸化を受けて黒褐色化しおたふくまめになる。

これらの豆にはビタミンCはないが莢ごと用いる場合サヤインゲン，サヤエンドウにはCは20mg％程度含まれる。

1.4 野菜類 (Vegetables)

i 植物細胞の構造と成分

植物細胞の構造を電子顕微鏡でみると図13のようになる。葉の部分の細胞には日光による光合成に必要な葉緑素を含む葉緑体（Chloroplast）や，そのほかの色素を含む有色体（Chromoplast），またデンプンを含む無色の白色体（Leucoplast）があり，これらを総称して色素体（Plastids）という。葉緑体は楕円形でクロロフィルa，bのほかカロテン，キサントフィルなどを含む。ミトコンドリアは糸状（Mito）または粒状（Chondroin）の細胞内小顆粒で，コ

表34 植物細胞の構成

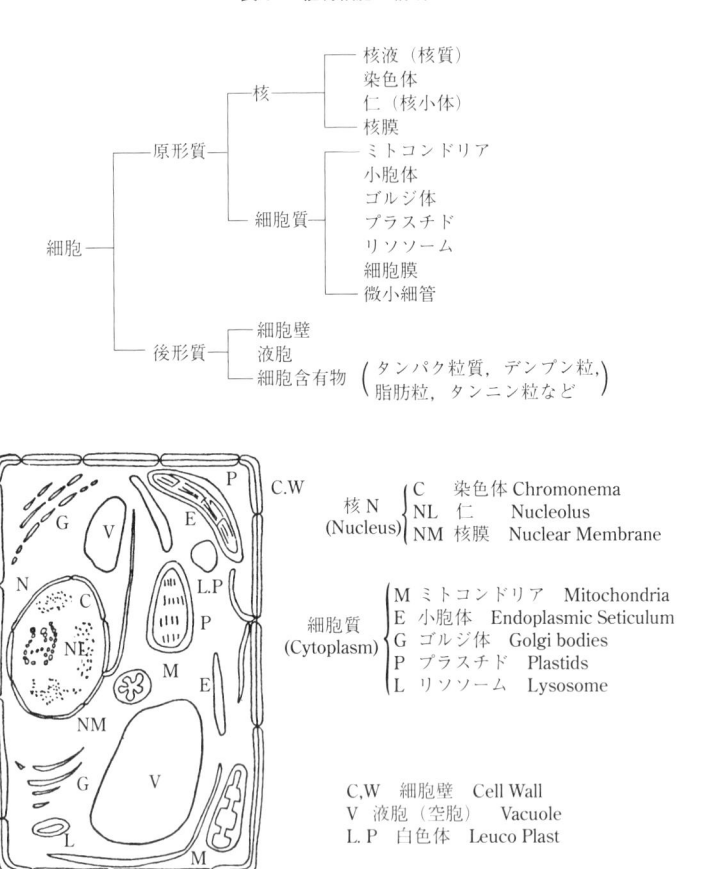

```
                    ┌──── 核液（核質）
              ┌ 核 ─┤     染色体
              │     │     仁（核小体）
              │     └──── 核膜
      ┌ 原形質┤
      │      │     ┌──── ミトコンドリア
      │      │     │     小胞体
      │      │     │     ゴルジ体
      │      └細胞質┤     プラスチド
細胞 ─┤            │     リソソーム
      │            │     細胞膜
      │            └──── 微小細管
      │
      │      ┌ 細胞壁
      └ 後形質┤ 液胞                ┌ タンパク粒質, デンプン粒, ┐
             └ 細胞含有物           │ 脂肪粒, タンニン粒など    │
                                   └                          ┘
```

核 N   ┌ C　　染色体　Chromonema
(Nucleus)│ NL　仁　　　Nucleolus
         └ NM　核膜　　Nuclear Membrane

細胞質   ┌ M　ミトコンドリア　Mitochondria
(Cytoplasm)│ E　小胞体　　Endoplasmic Seticulum
          │ G　ゴルジ体　Golgi bodies
          │ P　プラスチド　Plastids
          └ L　リソソーム　Lysosome

C,W　細胞壁　Cell Wall
V　液胞（空胞）　Vacuole
L.P　白色体　Leuco Plast

図13　植物細胞の構造（模式図）

ハク酸酸化, シトクローム酸化酵素など呼吸に関係のある酵素の活性が強い。リソソームは細胞質小器官で種々の加水分解酵素を含み, 細胞内物質（核酸, タンパク質, 多糖類など）を消化する働きをもつが, これらの酵素の活性は, 細胞の死などによりリソソームの空胞が破裂し, 酵素が放出されて初めて活性が生ずる。

通常われわれが食用とする野菜類のおもなものは，植物体の軟細胞組織（Parenchyma）であるが，組織を構成する細胞はセルロースよりなる細胞壁で囲まれ，これらが結合物であるペクチン質によりゆるく集合し，その間隙に空気が存在するため，野菜の若い部分は白くみえるが成熟とともに細胞壁は厚くなり，結合物としてリグニンなどを生ずるため，硬くなって食用には適しないようになる。

　細胞のなかには不均一な原形質が存在し，おもにタンパク質のコロイド粒子よりなる。若い細胞には糖質や無機質の水溶液を含む小さな液胞（空胞）が数多く存在するが老化とともに空胞は大きくなる。

　植物の茎，葉柄などには厚角細胞からなる厚角組織（Collenchyma）が存在し，互いの細胞壁の接合部のみ肥厚して軸となり中央に大きな空胞をもつ。

　植物の外表面にはクチクラ（Cuticle）という薄い層により被われているが，これは生物体を機械的保護ばかりでなく内部からの水の発散を防ぎ，外部からの物質の浸入を調節している。ロウ（Wax）あるいはロウ類似物質（クチン）よりなるが，調理などの場合表皮を取るのはこれらの作用を除くためである。

　細胞の形状を維持するおもな要因は細胞のもつ浸透圧（Osmotic pressure）であるが，この浸透圧は液胞中に存在する溶液の濃度，原形質膜の透過性（Permeability）と細胞壁の弾性によって左右され，細胞が生きているときはこれらの力が保たれているが，調理などにより細胞が破壊または死した場合これらの力を消失してしまう。

ii　野菜類の種類とおもな成分

　日本で栽培されている野菜類は100種を越えるが，比較的多くつくられているものは約30種類程度で，その食用部分により，葉菜類，茎菜類，根菜類，果菜類，花菜類に大別する。また別に野菜類をその含有する栄養価，とくにプロビタミンA_1の多い緑黄野菜（有色野菜）と，そのほかの野菜とに分けることもある。野菜の果菜類と果実の果物類との明確な区別は困難であるが，単独で食事のあとのデザートに出るものが果物類と一般的には解釈されている。

食品名	廃棄率	エネルギー		水分	たんぱく質	脂質	炭水化物	灰分	無機質								ビタミン		
									ナトリウム	カリウム	カルシウム	マグネシウム	リン	鉄	亜鉛	銅	A		
																	レチノール	カロテン	レチノール当量
	%	kcal	kJ	(············ g ············)					(···················· mg ····················)								(······ μg ······)		
ほうれんそう，葉，生	*10	20	84	92.4	2.2	0.4	3.1	1.7	16	690	49	69	47	2.0	0.7	0.11	(0)	4,200	700
ゆで	*5	25	105	91.5	2.6	0.5	4.0	1.2	10	490	69	40	43	0.9	0.7	0.11	(0)	5,400	900
はくさい，結球葉，生	*6	14	59	95.2	0.8	0.1	3.2	0.6	6	220	43	10	33	0.3	0.2	0.03	(0)	99	16
ゆで	*10	13	54	95.4	0.9	0.1	2.9	0.5	5	160	43	9	33	0.3	0.2	0.03	(0)	130	22
キャベツ，結球葉，生	*15	23	96	92.7	1.3	0.2	5.2	0.5	5	200	43	14	27	0.3	0.2	0.02	(0)	50	8
ゆで	0	20	84	93.9	0.9	0.2	4.6	0.3	3	92	40	9	20	0.2	0.1	0.02	(0)	58	10
ねぎ																			
根深ねぎ，葉，軟白，生	*40	28	117	91.7	0.5	0.1	7.2	0.4	Tr	180	31	11	26	0.2	0.3	0.04	(0)	14	2
葉ねぎ，葉，生	*6	31	130	90.6	1.5	0.3	7.0	0.6	Tr	220	54	18	31	0.7	0.2	0.04	(0)	1,900	310
たまねぎ，りん茎，生	*6	37	155	89.7	1.0	0.1	8.8	0.4	2	150	21	9	33	0.2	0.2	0.05	(0)	Tr	(0)
もやし																			
だいずもやし，生	*4	37	155	92.0	3.7	1.5	2.3	0.5	3	160	23	23	51	0.5	0.4	0.12	(0)	0	(0)
ブラックマッペもやし，生	*1	15	63	95.0	2.0	Tr	2.7	0.3	6	71	15	11	28	0.4	0.4	0.07	(0)	0	(0)
だいこん																			
根，皮つき，生	*10	18	75	94.6	0.5	0.1	4.1	0.6	19	230	24	10	18	0.2	0.2	0.02	(0)	0	(0)
葉，生	*10	25	105	90.6	2.2	0.1	5.3	1.6	48	400	260	22	52	3.1	0.3	0.04	(0)	3,900	650
かぶ																			
根，皮つき，生	*9	20	84	93.9	0.7	0.1	4.6	0.6	5	280	24	8	28	0.3	0.1	0.03	(0)	0	(0)
葉，生	*30	20	84	92.3	2.3	0.1	3.9	1.4	15	330	250	25	42	2.1	0.3	0.10	(0)	2,800	470
にんじん，根，皮つき，生	*3	37	155	89.5	0.6	0.1	9.1	0.7	24	280	28	10	25	0.2	0.2	0.04	(0)	9,100	1,500
ごぼう，根，生	*10	65	272	81.7	1.8	0.1	15.4	0.9	18	320	46	54	62	0.7	0.8	0.21	(0)	Tr	(0)
なす，果実，生	*10	22	92	93.2	1.1	0.1	5.1	0.5	Tr	220	18	17	30	0.3	0.2	0.06	(0)	100	17
きゅうり，果実，生	*2	14	59	95.4	1.0	0.1	3.0	0.5	1	200	26	15	36	0.3	0.2	0.11	(0)	330	55
トマト，果実，生	*3	19	79	94.0	0.7	0.1	4.7	0.5	3	210	7	9	26	0.2	0.1	0.04	(0)	540	90
かぼちゃ，果実，生																			
日本かぼちゃ	*9	49	205	86.7	1.6	0.1	10.9	0.7	1	400	20	15	42	0.5	0.3	0.08	0	730	120
西洋かぼちゃ	*10	91	381	76.2	1.9	0.3	20.6	1.0	1	450	15	25	43	0.5	0.3	0.07	(0)	4,000	660
ピーマン，果実，生																			
青ピーマン	*15	22	92	93.4	0.9	0.2	5.1	0.4	1	190	11	11	22	0.4	0.2	0.06	(0)	400	67
赤ピーマン	*10	30	126	91.1	1.0	0.2	7.2	0.5	Tr	210	7	10	22	0.4	0.2	0.03	(0)	1,100	180

V 食品学各論 141

	ビタミン										脂肪酸			コレステロール	食物繊維			食塩相当量	備考
D	E	K	B_1	B_2	ナイアシン	B_6	B_{12}	葉酸	パントテン酸	C	飽和	一価不飽和	多価不飽和		水溶性	不溶性	総量		
μg	mg	μg	(……mg……)					(…μg…)	(…mg…)		(……g……)			mg	(……g……)			g	
(0)	2.1	270	0.11	0.20	0.6	0.14	(0)	210	0.20	**35	0.04	0.02	0.17	0	0.7	2.1	2.8	0	*株元。**夏採りの場合20 mg, 冬採りの場合60 mg
(0)	2.7	320	0.05	0.11	0.3	0.08	(0)	110	0.13	**19	0.05	0.02	0.21	0	0.6	3.0	3.6	0	*株元。**夏採りの場合10 mg, 冬採りの場合30 mg
(0)	0.2	59	0.03	0.03	0.6	0.09	(0)	61	0.25	19	0.01	Tr	0.03	(0)	0.3	1.0	1.3	0	*株元
(0)	0.1	87	0.01	0.01	0.3	0.04	(0)	42	0.25	10	0.01	Tr	0.03	(0)	0.4	1.0	1.4	0	*株元
(0)	0.1	78	0.04	0.03	0.2	0.11	(0)	78	0.22	41	0.02	0.01	0.02	(0)	0.4	1.4	1.8	0	*しん
(0)	0.1	76	0.02	0.01	0.1	0.05	(0)	48	0.11	17	0.02	0.01	0.02	(0)	0.5	1.5	2.0	0	しんを除いたもの
(0)	0.1	7	0.04	0.04	0.4	0.11	(0)	56	0.14	11	—	—	—	2	0.2	2.0	2.2	0	*株元及び緑葉部
(0)	0.9	94	0.05	0.09	0.5	0.12	(0)	110	0.24	31	0.04	0.01	0.08	(0)	0.4	2.5	2.9	0	*株元。万能ねぎ等を含む
(0)	0.1	Tr	0.03	0.01	0.1	0.16	(0)	16	0.19	8	0.01	Tr	0.03	1	0.6	1.0	1.6	0	*皮 (保護葉)、底盤部および頭部。輸入品を含む
(0)	0.7	57	0.09	0.07	0.4	0.08	(0)	85	0.36	5	0.20	0.20	0.78	Tr	0.2	2.1	2.3	0	*種皮及び損傷部
(0)	0.1	3	0.04	0.06	0.4	0.06	(0)	42	0.34	11	Tr	Tr	Tr	(0)	0.1	1.3	1.4	0	*種皮及び損傷部
(0)	0	Tr	0.02	0.01	0.3	0.04	(0)	34	0.12	12	0.01	Tr	0.02	(0)	0.5	0.9	1.4	0	*根端及び葉柄基部
(0)	3.8	270	0.09	0.16	0.5	0.18	(0)	140	0.26	53	0.01	Tr	0.03	(0)	0.8	3.2	4.0	0.1	*葉柄基部
(0)	0	0	0.03	0.03	0.6	0.08	(0)	48	0.25	19	—	—	—	(0)	0.3	1.2	1.5	0	*根端及び葉柄基部
(0)	3.2	340	0.08	0.16	0.9	0.16	(0)	110	0.36	82	—	—	—	(0)	0.3	2.6	2.9	0	*葉柄基部
(0)	0.5	3	0.05	0.04	0.7	0.11	(0)	28	0.40	4	0.01	Tr	0.03	(0)	0.7	2.0	2.7	0	*根端及び葉柄基部
(0)	0.6	Tr	0.05	0.04	0.4	0.10	(0)	68	0.23	3	—	—	—	(0)	2.3	3.4	5.7	0	*皮, 葉柄基部及び先端
(0)	0.3	10	0.05	0.05	0.5	0.05	(0)	32	0.33	4	0.03	Tr	Tr	1	0.3	1.9	2.2	0	*へた
(0)	0.3	34	0.03	0.03	0.2	0.05	(0)	25	0.33	14	0.01	Tr	0.01	(0)	0.2	0.9	1.1	0	*両端
(0)	0.9	4	0.05	0.02	0.7	0.08	(0)	22	0.17	15	0.02	0.01	0.03	(0)	0.3	0.7	1.0	0	*へた
(0)	2.1	26	0.07	0.06	0.6	0.12	(0)	80	0.50	16	0.01	Tr	0.03	(0)	0.7	2.1	2.8	0	*わた, 種子及び両端
(0)	5.1	25	0.07	0.09	1.5	0.22	(0)	42	0.62	43	0.04	0.06	0.06	(0)	0.9	2.6	3.5	0	*わた, 種子及び両端
(0)	0.8	20	0.03	0.03	0.6	0.19	(0)	26	0.30	76	0.02	Tr	0.05	(0)	0.6	1.7	2.3	0	*へた, しん及び種子
(0)	4.3	7	0.06	0.14	1.2	0.37	(0)	68	0.28	170	—	—	—	(0)	0.5	1.1	1.6	0	*へた, しん及び種子。輸入品

野菜類は一般に水分が多く，固形分が少ないため，カロリーは低いが，ビタミン，無機質の保全素に富み，また塩基性食品として副食には欠かせないものである。なお繊維の軟らかいものは便通を整え，新鮮なものは特有の色，香りを有するため食欲の増進にも利用される。

(a) タンパク質

一般に野菜類のタンパク質含有量は0.6～4.3%程度で大部分は1%前後とごくわずかである。しかも全窒素に6.25の係数を乗じたものをタンパク質としているが，実際の純タンパク質は非常に少なく，ほとんどが非タンパク質態の窒素化合物である。タンパク質のアミノ酸組成ではグルタミン酸，アスパラギン酸が多く，含硫アミノ酸は少なく，トリプトファンに乏しいのが一般的特徴である。非タンパク質態窒素化合物は野菜の種類，熟度等により異なり，全窒素の50%以上をしめて野菜の種別などの特徴的な化合物ともなりうるものであるが，これにはアスパラギン，グルタミンなどのアミド化合物やトリゴネリン，ベタインなどの有機塩基が含まれる。

(b) 炭水化物と有機酸

デンプン，糖分，繊維，ペクチン質がおもなもので，このうち繊維，ペクチン質は細胞壁に多く含まれ，煮ると軟らかくなるが人体では消化されない。デンプンは成熟の進むにつれて減少し，糖分はおもにブドウ糖，果糖，ショ糖の水溶性のものが多く野菜類の甘味をなしている。なおクエン酸，リンゴ酸，シュウ酸などの有機酸が微量存在するが，ホウレンソウにはシュウ酸が0.8～1.0%も含まれており，ふつうの野菜の300～500倍を示す。シュウ酸の多い野菜のカルシウムは一般に利用されにくい。野菜を煮ると揮発性有機酸を生じ煮汁のpHを低め，クロロフィルの分解を促進するから，ふたを取って煮るなどの工夫がされているが，一方この分解により芳香も与える。

(c) ビタミンと無機質

野菜類の脂質は微量であるが，ビタミンAの母体であるカロテンを含み，日本人のビタミンA摂取量の70%以上をしめている。β-カロテンを1,000 I.U.

以上含むものを便宜上緑黄色野菜に入れているが，プロビタミンAとしてのカロテンの吸収利用は一般に不良でその$\frac{1}{3}$くらいしか利用されないから成分表ではA効力はカロテンの$\frac{1}{3}$となっている。また緑黄色野菜にはカロテンのほかにビタミンCも多く，そのほかビタミンB群なども含まれている。

　淡色野菜や軟白した野菜の白色部にはカロテンはないが，ビタミンCなどは含まれているから新鮮なうちに調理する。

　無機質としてはカリウムがもっとも多く，ついでナトリウム，カルシウム，マグネシウム，リンなどが含まれ，また緑黄色野菜の葉菜類には鉄の含有量が高く，そのほかもやしやシソの葉などにも多い。

(d) 特殊成分

　野菜に特有の味や香りを与える特殊成分として十字花植物に属するダイコン，カブ，キャベツ，カラシなどには辛味を呈するイオウ化合物が含まれている。ダイコンの辛味はカラシと同じイソチオシアネート化合物（Isothiocyanate Compounds, $-N=C=S$基をもつもの）であるが，このほかサルファイド（$-S-$）やジサルファイド基（$-S-S-$）などをもつものもある。ダイコンが加熱調理中に辛味が消失して甘くなるのはおもにジメチルジサルファイド（Dimethyldisulfid, $CH_3-S-S-CH_3$）が還元されてメチルメルカプタン（Methylmercaptan, CH_3SH）になるためといわれる。またキャベツを煮るときに生ずる特異な臭みはメチオニンスルホオキサイド（$CH_3 \cdot \underset{\underset{O}{\downarrow}}{S} \cdot CH_2 \cdot CH_2 \cdot \underset{NH_2}{\overset{|}{C}H} COOH$）やS-メチルシステインスルホオキサイド（$CH_3 \cdot \underset{\underset{O}{\downarrow}}{S} \cdot CH_2 \cdot \underset{NH_2}{\overset{|}{C}H} \cdot COOH$）とされ，このものはまたカブの臭みの原因物質ともいわれる。さらにタマネギ，ニンニクなどに含まれるイオウ化合物としてはアリル基（$CH_2=CH \cdot CH_2$）をもつサルファイド（$R-S-R$），ジサルファイド（$R-S-S-R$），トリサルファイド（$R-S-S-S-R$）がある。タマネギにはジプロピルジサルファイド（$CH_3 \cdot CH_2 \cdot CH_2 \cdot S-S-CH_2 \cdot CH_2 CH_3$）が多く，煮て甘くなるのはプロピルメルカプタン（$CH_3 \cdot CH_2 \cdot CH_2 \cdot SH$）ができるためといわれる。またニンニク中の特殊成分であるアリイ

ンは酵素分解してアリシンとなり特有の臭みをもつが，これがビタミンB_1と結合してアリチアミンとなりビタミンの吸収をよくする。

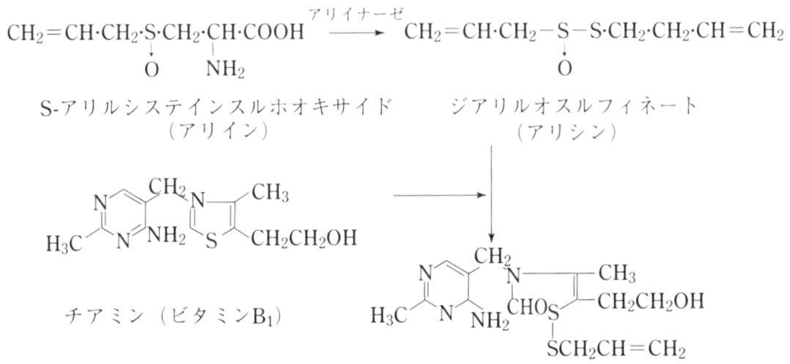

$$CH_2=CH\cdot CH_2\cdot \underset{O}{S}\cdot CH_2\cdot \underset{NH_2}{CH}\cdot COOH \xrightarrow{\text{アリイナーゼ}} CH_2=CH\cdot CH_2-S-\underset{O}{S}\cdot CH_2\cdot CH_2\cdot CH=CH_2$$

S-アリルシステインスルホキサイド　　　　　　　　　ジアリルオスルフィネート
　　　（アリイン）　　　　　　　　　　　　　　　　　　（アリシン）

チアミン（ビタミンB_1）

アリチアミン

1) ホウレンソウ (Spinach)

アカザ科に属する緑葉野菜で原産はペルシャ地方といわれ2000年前から栽培されている。日本には200～300年前に渡来した。

品種は東洋種と西洋種に大別され，東洋種は葉が多く，欠刻が深く葉肉がうすい。西洋種は丸味をおび，葉肉は厚い。

カルシウム（50mg％），鉄（2.2mg％）などの無機質が多いが消化吸収されにくい形で存在している。カロテン，ビタミンC（35mg）などビタミン類は多いが，葉菜類のビタミンCは加熱調理によって失われやすい。タンパク質は2.2％でその80％が純タンパク質である。タンパク質のアミノ酸組成もメチオニンを除けば比較的よく，遊離アミノ酸としてはグルタミン酸がもっとも多い。糖類のおもなものはブドウ糖とショ糖である。有機酸はシュウ酸，リンゴ酸，クエン酸を含むが，シュウ酸の含有量が異常に高いから食用に際しては沸とう水中で加熱し，冷水でよく水洗いしてあく抜きをかねてシュウ酸を除去する必要がある。

また葉の部分の繊維は軟らかく消化器を刺激することが少なく幼児食にも用いられる。

表35　シュウ酸含有量　　　　　　　(mg/100g)

ほうれんそう（煮）	780	りんご	1.5
パセリー（生）	166	バナナ	0.7
茶（葉）	375〜1450	オレンジ	6.2
（5カップ）	75	いちご	1.9
アスパラガス	1.7	グレープフルーツ	0
いんげんまめ	30	パン（白）	4.9
キャベツ	1〜2	（全粉）	21
にんじん	23	コーンフレイク	5.6
セルリー	17	オートミール	1
レタス	1.7	こめ	0
じゃがいも	2.3	油脂乳製品	0
だいこん	0.3	ジャム（プラム）	0.5
トマト	5.3	マーマレード	10.3

(P. M. Zarembski and A. Hodgkinson)

2)　ハクサイとキャベツ（Chinese cabbage and Cabbage）

いずれもアブラナ科に属する葉菜類で，ハクサイは中国の華北が原産とされ，結球はくさいと不結球はくさいに大別されるが，ふつうハクサイといわれるものは結球はくさいのことをさす。ハクサイの葉の肉質は，柔軟，多汁でとくに中肋部が厚く，軟らかいものが良質である。

カルシウム，鉄，カロテン，ビタミンCを比較的多く含み，キャベツの成分と似ている。糖質は2.5〜3.0％程度で，糖分の大部分はブドウ糖で少量のショ糖を含む。タンパク質はさほど多くはないが，そのアミノ酸組成は比較的よい。生で一週間常温で貯蔵した場合ビタミンCは約50％減少する。

キャベツは日本では一年中栽培され，春まき，夏まき，秋まきのキャベツがあり，年間を通じて手にはいる野菜として重要なものである。その成分はハクサイに似ているが特殊成分としてイオウを含む含硫有機化合物があり，キャベツを加熱すると特有の加熱臭を生じる（特殊成分の項参照）。

キャベツには比較的窒素化合物が多く，必須アミノ酸であるリジンも多く，そのアミノ酸組成はハクサイよりもよい。ビタミンCも40mg％ほど含まれ，生食野菜として好ましいものの一つである。漬物としては浅漬によく，欧米で

は乳酸発酵させた漬物であるサワークラウトが有名である。

キャベツは薄いポリエチレンの膜に包み，5℃以下のところに貯蔵すれば3～5週間新鮮度を保つことができる。

3) レタス，ちしゃ（Lettuce）

キク科の葉菜で，種類が多く結球性のものと結球しないものとがある。結球しない洋種のものをサラダ菜という場合がある。

レタスは柔軟で歯切れがよく，多少の苦味と特有の甘味および香気をもっているので生食用として広く用いられている。

糖類としてはブドウ糖が主体で，ほかにショ糖，果糖が含まれている。遊離アミノ酸としてはロイシン，バリンがほかの野菜より多く，リジン，チロシン，フェニルアラニンも比較的多い。生野菜としてはビタミンCは少なく5～10mg％程度である。無機質としては亜鉛が比較的多い点が特徴である。有機酸はリンゴ酸0.1～0.15％，クエン酸0.02％程度を含みほかにシュウ酸を微量含む。芳香成分にα-アミノ酪酸スルホニウム塩があるといわれる。

レタスは0℃，湿度80～95％の条件で2～3週間鮮度を保つことができ，冷蔵の場合はポリエチレンなどのフィルムに包んで貯蔵するとよい。

4) ネギとタマネギ（Welsh onion and Onion）

ユリ科に属し，ネギは葉鞘部を，タマネギは鱗茎部を食用とする。ネギは関東ではおもに根深ねぎが喜ばれ，葉鞘部の軟白したものが用いられるが，関西では葉ねぎも用いられる。

ネギは糖質や無機質，ビタミン類も豊富で，緑色部にはカロテンも多くビタミンCも30mg％程度含まれるが，白色部にはカロテンはなく，糖質は多いが，ビタミンCは15mg％位含まれる。ネギの刺激成分としては種々の硫化アリルが存在している。

タマネギは鱗茎の発達したものでかたちは球形，扁平のものがあり，色も白，黄，赤とある。味の面からは甘たまねぎ（Mild onion）と辛たまねぎ（Strong onion）とがある。品種により熟期もまちまちで極早生種から晩生種まであり，

貯蔵性は晩生種ほどよく，貯蔵するタマネギは6月上旬から中旬にかけて収穫され，葉をつけたまま，風乾し，10月をすぎると芽が出やすくなるので，0℃内外の冷蔵庫に貯蔵する。

成分はネギと似ているが糖質が多く，ブドウ糖，ショ糖，果糖，麦芽糖が含まれて甘く，このほかデキストリン，マンニットが含まれている。香気成分としてはタマネギ中には多くの含硫化合物が見出され，その刺激臭と香辛味の原因をともなっている（表36）。

タマネギにはケルセチンという血圧降下作用のあるフラボン系色素が含まれる（外側の薄皮に多い）。タマネギは生で用いられるほか，乾燥粉末として，ハムやスープなど加工品の香辛料として広く利用されている。

表36 タマネギ中に見出される含硫化合物

		mg/kg（生）
1)	S-プロピルシステイン-S-オキシド	50
2)	S-メチルシステイン-S-オキシド	200
3)	S-プロペニルシステイン	40
4)	シクロアリイン*	2,500
5)	γ-L-グルタミル-(+)-S-プロペニルシステイン-S-オキシド	1,300
6)	γ-L-グルタミン-S-メチルシステイン	50
7)	γ-L-グルタミルメチオニン	50
8)	S-(2-カルボキシプロピル)グルタチオン	330

＊ 一部は3)から分離処理中にできると考えられる。（A.I.Virtanen (1965)）

5) もやし（Sprout）

マメを暗所で発芽させたもので原料としてダイズやリョクトウが用いられるが，ほとんどがタイやビルマから輸入されるブラックマッペでつくられる。

だいたい5日目位でダイズは10〜15cmのものを，リョクトウ，ブラックマッペでは4〜6cm位に芽が伸びたものを食用とするが，その成分は似ており，水分が約95％と固形分は少なく，ビタミンB_1，B_2が比較的多く，またビタミンCは11mg％程度含まれている。

また無機質としては鉄が多く，冬季に野菜の少ない地方では重要なビタミン

食品である。軽く煮て食するようにする。

6) ダイコンとカブ (Radish and Turnip)

ダイコンはアブラナ科であるが，カブは十字花の植物で，根は太るがダイコンの仲間ではなく，ハクサイやコマツナに近縁のものである。したがってカブの葉は良質であるが，根の性質はダイコンと似ている。

日本におけるダイコンの栽培の歴史は古く，また世界に例をみないほど多くの種類に改良されているので，とくに Japanese radish root ともいわれる。周年栽培されて野菜のなかでは一番生産量が多い。

ダイコンは水分が多く（94～95%），糖質（3～4%）のほかはほとんど含まれず，ビタミンB_1，B_2も多くはないがビタミンCは平均15mg%含む。葉にはビタミンB_1，B_2，Cともに根の5倍位含まれる。ダイコンの甘味はおもにブドウ糖とショ糖の甘味で，わずかに果糖と麦芽糖とがある。辛味と芳香は種々の含硫化合物による（特殊成分の項参照）が，とくにトリゴネリンやメルカプタン系の異臭が強く，冷蔵庫などに貯蔵するときは注意を要する。

ダイコンの酵素としてはβ-アミラーゼが多く，このほかグルコシダーゼ，ペルオキシダーゼなどがある。ダイコンのアミラーゼはpH 5.2～5.8, 50℃のとき活性が強い。

カブの成分はダイコンと似ているが葉にはカロテン2,800 μg，ビタミンB_2 0.15mg%，カルシウム250mg%が含まれている。赤かぶの色素はアントシアン系のシアニジンである。

7) ニンジン (Carrot)

セリ科に属する植物の肥大した根を食用とするもので，ヨーロッパ系と東洋系とがあるが日本ではヨーロッパ系がおもに栽培されている。

水分90%，糖質6%，カロテン9,100 μgと糖質，カロテンが多い。糖質はショ糖，還元糖，デンプン，ペントザンがおもなものである。ニンジン特有の紅橙色はカロテノイド系色素のカロテンによるもので，α-カロテンが全カロテノイドの約30%，β-カロテンが約60%である。ほかにγ-カロテン，ルテイ

ン，フィトフルエンなどがある。ニンジンのカロテノイドはその約30％がプロビタミンAとして効果を示すといわれ，とくに油脂とともに調理した場合，利用効率がよいといわれる。

ニンジンにはビタミンC酸化酵素が含まれ，だいこんおろしにニンジンのおろしを加えると，ダイコンのビタミンCが破壊されるが，紅白なますのように酢を加えてpH 3.0位のときは酸化酵素の作用は抑制され，ビタミンCの損失はない。

8) ゴボウ（Edible burdock）

キク科の多年草で中国から渡来したといわれ，作物として栽培しているのは日本のみで，欧米では食用に供しない。生臭さを消す特有の香気と油こい料理に合うところから古くから賞用されている。

糖質やカルシウム，鉄が比較的多く，糖質のほとんどはイヌリンである。ビタミンはB_1が0.05mg％含まれ，Cも4mg％と少ない。ゴボウを煮ると青くなることがあり，これはゴボウに含まれているカリウム，ナトリウム，カルシウム，マグネシウムなどの無機質が溶出することにより，含まれているアントシアン色素が，これらの無機質と反応して変色するためと考えられている。またゴボウを切って放置しておくと黒変するのは，ゴボウ中のポリフェノール類が酸化酵素により褐変したためで，酢につければ酵素作用が抑制され，またフェノール類が酢に溶出するため，黒変しない。

9) ナスとキュウリ（Eggplant and Cucumber）

ナスはインド原産のナス科の果菜で，中国を経て渡来したものといわれる。水分が94％で，残りは糖質がしめ，糖質は還元糖，ショ糖，デンプンなどである。ビタミン類は少ない。特有の紫色はアントシアンのナスニンによるもので，デルフィニジンとブドウ糖との配糖体である。このほか赤褐色のヒアシンも含まれている。

ナスの漬物の変色を防止し，色調を保つには下漬のとき18％程度の食塩水に漬込み，これに焼みょうばん（ナスに対し0.2～0.3％）や古鉄釘（0.3～0.4％）

を入れる。これは漬込み中に乳酸菌などの発育により液が酸性となりナスのアントシアンが赤色となるが，釘の鉄やみょうばんのアルミニウムがあるとこれらの金属とアントシアンとが結合して青紫色に固定されるためである。

また生のナスはポリフェノール類があり，これがフェノラーゼの作用により，切断面はただちに褐変する。これを防ぐには切断後ただちに水に入れる必要があり，またあくも強いので沸とう水で数分加熱し，あく抜きする必要がある。

キュウリはインド原産のウリ科の果菜で，最近はビニールハウス栽培が行われ，年中手に入る。

ビタミンCを13mg%含むのみで栄養的には取り上げるものもないが，美しい緑色(クロロフィル)と特有のにおいがあり，生食や漬物にされる。キュウリの果梗部に苦味のあるものがあるが，これはある種の配糖体によるものである。

10) トマトとピーマン (Tomato and Sweet pepper)

いずれもナス科の果菜で，トマトは南米ペルーが原産といわれ，ピーマンはブラジルとされている。いずれも最近の食生活の欧風化により急速に需要が伸びた洋菜である。

トマトのおもな成分としては糖分の還元糖を3～5%，クエン酸0.5～1%，遊離アミノ酸70～90mg%，ビタミンC 15mg%，カロテノイド5～10mg%を含む。トマトの赤色はリコピンによるもので加工用の赤いトマトではリコピンが7～12mg%，生食用の桃色系のものでは2～4mg%で，β-カロテンはさほど多くはない。したがってニンジンのようなビタミンAのよい給源とはならない。

遊離アミノ酸としてはグルタミン酸やグルタミンが多く，後者はピロリドン

$$H_2NOC-\underset{NH_2}{\underset{|}{CH}}-\underset{|}{\overset{CH_2-CH_2}{|}}-COOH \longrightarrow O=C\underset{H}{\overset{CH_2-CH_2}{\underset{N}{|}}}CHCOOH + NH_3$$

グルタミン　　　　　　　ピロリドンカルボン酸

カルボン酸となってトマトの加工食品中に見出される。

トマト特有のにおいはn-ヘキサナール，n-ペンタノールなどのアルコール類やベンズアルデヒドなどのカルボニル化合物による。

ピーマンはビタミンCが80mg％と，ほかの野菜に比較して多く，緑色のものにはクロロフィルは多いが，完熟するとクロロフィルがなくなりカプサンチンが多くなって暗赤色となる。しかしトウガラシの辛味であるカプサイシンの生成は少なく辛味はほとんどない。

11) カボチャ（Pumpkin or Squash）

ウリ科の果菜で，日本では南メキシコ，中米原産の日本かぼちゃ（和種）と南米ペルー，ボリビア，チリ原産のくりかぼちゃ（西洋種）の二種類が栽培されている。

カボチャの主成分は糖質でデンプンとショ糖が多く，果肉の黄色のものはβ-カロテン0.6mg％，赤澄色のものは0.8～0.9mg％を含む。カロテンのほかにビオラキサンチンなどのキサントフィル類が含まれている。

カボチャは貯蔵性があり，冬まで貯蔵でき貯蔵中にデンプンが減少するにつれて遊離の糖分を生じる。昔は冬季に不足がちなビタミンAの給源として，冬にカボチャを食べる習慣があった。

ⅲ 漬　物

野菜に塩をふると，野菜の周囲の水に食塩が溶解し，この食塩水が細胞との浸透圧の差によって，野菜の周囲から水分を取り出し，このため細胞は原形質分離を起こして死ぬ。細胞の死によって細胞膜の半透性は消失し，種々の成分が細胞の内外に自由に出入するようになり，同時に野菜の組織中にあった種々の酵素が作用するようになる。このため漬物の硬さや弾性なども変化してくる。さらに漬物の床（トコ）などに微生物が繁殖するが，食塩があると漬物にもっとも必要な通性嫌気性の乳酸菌や酵母が生き残って，ほかの雑菌の繁殖がおさえられる。これらの酵素作用によりデンプンは糖分に，タンパク質はアミノ酸などに分解され，また糖分は酵母によりアルコールとなり，種々のエステルな

ども生じて漬物に特有の旨味と芳香を与える。

糠みそ漬では糠のビタミンB_1やB_2が漬けた野菜にしみこんでその含有量を増すことがあるが，ビタミンCは時間の経過とともにほとんどなくなってしまう。

漬物に精製塩より並塩を使用したり，カルシウム塩などを添加するのは保存の上からも，また野菜のペクチンがカルシウムと結合してペクチン酸カルシウムとなり歯切れをよくするためである。漬物の微生物の繁殖は食塩濃度により左右され，濃度の低いときは腐敗菌が発生し，濃度が高いときは酵素作用をおさえるので漬け上がるまでの時間が長くかかる。ふつう早漬（当座漬）の場合，温度により異なるが冬では原料に対し2〜3％，3〜4月頃で4〜5％，夏では7〜10％となる。福神漬などのための下漬には25〜20％とする。また貯蔵性に乳酸が影響するので乳酸を添加することもある。

1.5 果実類（Fruits）

1) 果実の種類と成分

果実類は野菜類とともにその種類も多く，種々の分類法があるが，ふつう準仁果類，仁果類，漿果類，核果類，堅果類に分ける。また栄養的な見方からビタミンCをとくに多量に含む柑橘類とそのほかの果実とに分類することもある。

準仁果は子房が肥大生長して果実となったもので，子房の外果皮が果皮に，中果皮が果肉になったものである。柑橘類やカキがこれに属する。仁果は花托が図Bのように子房を包み，この花托が発達して果肉となったものでリンゴ，ナシなどがある。漿果は子房壁が分離して多肉多汁となったものでブドウ，イチゴ，バナナなどがこれに属する。

核果は子房壁が発達して果肉となり，内果

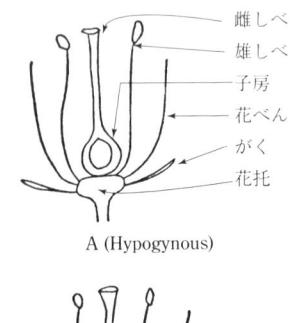

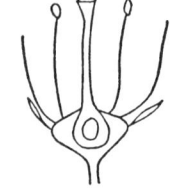

皮が硬化して核となりそのなかに種子がある。ウメ，モモ，アンズ，サクランボなどがある。

堅果は子房壁が硬化して核となり種子を食用とするもので，クリ，クルミなどがこれに属する。

果物はおもに樹木の果実であるが，このほかスイカ，イチゴ，メロンのような草本のものの果実もある。

i おもな成分

堅果類は種子を食用とするものであるから，その成分はほかの果実類と異なり，むしろ穀類，豆類に似ている。したがって成分的には堅果類を果実類と別個に取扱う場合が多い。

果実類の一般成分の特徴としては堅果以外は糖分および有機酸に富む果汁を多量に含む。また果実特有の芳香があり，ペクチン質に富むため，ジャム，ゼリーなどをつくることができる。さらにビタミンCを多量に含み，生食するからビタミンC食品として好適である。

（a） 炭水化物と有機酸

果実の炭水化物は繊維，デンプン，糖分のほかペクチン質がある。糖分はブドウ糖，果糖，ショ糖がおもなもので果物の種類によって含有量も異なるがだいたい10％位である。ペクチン質は一般に果肉より果皮に多く含まれるが，未熟果のプロトペクチンが果実の成熟とともに水溶性のペクチンに変化して果実は軟らかくなる。

有機酸は果実特有の酸味の主体をなすもので0.5〜1.0％程度含まれクエン酸，リンゴ酸，酒石酸がおもなもので，これらが単独あるいは混合して含まれるが，果実の酸度を示すのに柑橘類ではクエン酸として，リンゴではリンゴ酸，ブドウでは酒石酸として表わす。この他わずかながらコハク酸が含まれる。

果物の呈味の指標として糖酸比があるが，これは果実中の糖分（全糖）含有量と有機酸の含有量との比で，これによりある程度果物の味の格付けができる。

食品名	廃棄率	エネルギー		水分	たんぱく質	脂質	炭水化物	灰分	無機質								ビタミン A		
									ナトリウム	カリウム	カルシウム	マグネシウム	リン	鉄	亜鉛	銅	レチノール	カロテン	レチノール当量
	%	kcal	kJ	(……… g ………)					(…………………… mg ……………………)								(……… μg ………)		
すいか	*40	37	155	89.6	0.6	0.1	9.5	0.2	1	120	4	11	8	0.2	0.1	0.03	(0)	**830	**140
いちご	*2	34	142	90.0	0.9	0.1	8.5	0.5	Tr	170	17	13	31	0.3	0.2	0.05	(0)	18	3
柑橘類, 砂じょう																			
うんしゅうみかん	*25	43	180	87.8	0.5	0.1	11.3	0.3	1	130	11	10	12	0.1	0.1	0.04	(0)	1,100	180
なつみかん	*45	40	167	88.6	0.9	0.1	10.0	0.4	1	190	16	10	21	0.2	0.1	0.05	(0)	85	14
ネーブル	*35	46	192	86.8	0.9	0.1	11.8	0.4	1	180	24	9	22	0.2	0.1	0.06	(0)	130	22
バレンシアオレンジ	*40	39	163	88.7	1.0	0.1	9.8	0.4	1	140	21	11	24	0.3	0.2	0.06	(0)	120	21
グレープフルーツ	*30	38	159	89.0	0.9	0.1	9.6	0.4	1	140	15	9	17	Tr	0.1	0.04	**0	***(0)	
レモン	*3	54	226	85.3	0.9	0.7	12.5	0.6	4	130	67	11	15	0.2	0.1	0.08	(0)	26	4
かき																			
甘がき	*9	60	251	83.1	0.4	0.2	15.9	0.4	1	170	9	6	14	0.2	0.1	0.03	(0)	420	70
渋抜きがき	*15	63	264	82.2	0.5	0.1	16.9	0.3	1	200	7	6	16	0.1	Tr	0.02	(0)	300	50
りんご	*15	54	226	84.9	0.2	0.1	14.6	0.2	Tr	110	3	3	10	Tr	Tr	0.04	(0)	21	3
なし																			
日本なし	*15	43	180	88.0	0.3	0.1	11.3	0.3	Tr	140	2	5	11	0	0.1	0.06	(0)	0	(0)
西洋なし	*15	54	226	84.9	0.3	0.1	14.4	0.3	Tr	140	5	4	13	0.1	0.1	0.12	(0)	0	(0)
ぶどう	*15	59	247	83.5	0.4	0.1	15.7	0.3	1	130	6	6	15	0.1	0.1	0.05	(0)	21	3
バナナ	*40	86	360	75.4	1.1	0.2	22.5	0.8	Tr	360	6	32	27	0.3	0.2	0.09	(0)	56	9
もも	*15	40	167	88.7	0.6	0.1	10.2	0.4	1	180	4	7	18	0.1	0.1	0.05	(0)	5	1
ネクタリン	*15	43	180	87.8	0.7	0.3	10.7	0.5	1	210	5	10	16	0.2	0.2	0.08	(0)	240	41

(b) 窒素化合物

　窒素化合物としておもなものは20〜30mg%含まれる遊離アミノ酸である。量的には少ないが果物の種類または品種により，その組成が異なり，その果物の特徴を示すものとして，また呈味にも関係するため最近注目されている。たとえばジュースなどの純粋さの判定にある特殊アミノ酸の含有量を調査する試

ビタミン										脂肪酸			コレステロール	食物繊維			食塩相当量	備考
D	E	K	B_1	B_2	ナイアシン	B_6	B_{12}	葉酸	パントテン酸	C	飽和	一価不飽和	多価不飽和		水溶性	不溶性	総量	
μg	mg	μg	(………mg………)				(μg)		(…mg…)		(……g……)			mg	(……g……)			g
(0)	0.1	(0)	0.03	0.02	0.2	0.07	(0)	3	0.22	10	—	—	—	0	0.1	0.2	0.3	0	赤肉種。*果皮及び種子。小玉種の場合50%。黄色種の場合**10 μg, ***2 μg
(0)	0.4	(0)	0.03	0.02	0.4	0.04	(0)	90	0.33	62	0.01	0.01	0.05	0	0.5	0.9	1.4	0	*へた及び果梗
(0)	0.4	(0)	0.07	0.03	0.2	0.07	(0)	24	0.15	35	—	—	—	(0)	0.2	0.2	0.4	0	*果皮及びじょうのう膜
(0)	0.3	(0)	0.08	0.03	0.4	0.05	(0)	25	0.29	38	—	—	—	0	0.4	0.8	1.2	0	*果皮,じょうのう膜及び種子
(0)	0.3	(0)	0.07	0.04	0.3	0.06	(0)	34	0.28	60	—	—	—	0	0.4	0.6	1.0	0	*果皮,じょうのう膜及び種子
(0)	0.3	(0)	0.10	0.03	0.4	0.07	(0)	32	0.36	40	—	—	—	0	0.3	0.5	0.8	0	*果皮,じょうのう膜及び種子
(0)	0.3	(0)	0.07	0.03	0.3	0.04	(0)	15	0.39	36	—	—	—	0	0.2	0.4	0.6	0	*白肉種。輸入品。*果皮,じょうのう膜及び種子。紅肉種の場合**410 μg, ***68 μg
(0)	1.6	(0)	0.07	0.07	0.2	0.08	(0)	31	0.39	100	0.05	0.02	0.11	0	2.0	2.9	4.9	0	国産品を含む。種子及びへた
(0)	0.1	(0)	0.03	0.02	0.3	0.06	(0)	18	0.28	70	0.02	0.04	0.03	0	0.2	1.4	1.6	0	*果皮, 種子及びへた
(0)	0.2	(0)	0.02	0.02	0.3	0.05	(0)	20	0.27	55	0.01	0.02	0.01	(0)	0.5	2.3	2.8	0	*果皮, 種子及びへた
(0)	0.2	(Tr)	0.02	0.01	0.1	0.03	(0)	5	0.09	4	0.01	0	0.02	0	0.3	1.2	1.5	0	*果皮及び果しん部
(0)	0.1	(0)	0.02	Tr	0.2	0.02	(0)	6	0.14	3	—	—	—	0	0.2	0.7	0.9	0	*果皮及び果しん部
(0)	0.3	(0)	0.02	0.01	0.2	0.02	(0)	4	0.09	3	—	—	—	(0)	0.7	1.2	1.9	0	*果皮及び果しん部
(0)	0.1	(0)	0.04	0.01	0.1	0.04	(0)	4	0.10	2	0.01	Tr	0.01	0	0.2	0.3	0.5	0	*果皮及び種子。大粒種の場合20%
(0)	0.5	(0)	0.05	0.04	0.7	0.38	(0)	26	0.44	16	—	—	—	0	0.1	1.0	1.1	0	*果皮及び果柄。国産品を含む
(0)	0.7	(0)	0.01	0.01	0.6	0.02	(0)	5	0.13	8	—	—	—	0	0.6	0.7	1.3	0	*果皮及び核。白肉種
(0)	1.4	(0)	0.02	0.03	0.7	0.01	(0)	12	0.20	10	—	—	—	0	0.7	1.0	1.7	0	*果皮及び核

みもなされている。

(c) **無機質とビタミン**

　無機質としてはカリウムがもっとも多く（50％以上），ついでリン，カルシウム，マグネシウム，イオウ，ナトリウムで，鉄，銅は少ないが良質な塩基性食品である。ビタミンはCは多いがB_1, B_2は野菜類より少ない。また果肉の黄

色のものにはカロテノイド系色素が含まれるがその量はわずかである。

(d) タンニン系物質

果実のあるものには渋味を呈するタンニン系物質が含まれ，その代表的な果実としてカキがある（カキの項参照）。

リンゴ，ブドウなどにもタンニン系物質は少量含まれるが，これが果物の加工品のワインやジュースなどの爽快味と関係があり，ある程度必要とされている。

ii 果実の貯蔵と追熟，およびおもな果実

果物の種類によっては未熟から完熟に近づくとき急に呼吸の増大することがあり，呼吸の特異上昇現象（Respiration climacteric）という。このときエチレンが生成して追熟を促進する。上昇現象をもたない果実は適熟期に収穫する。上昇現象をもつ果実は適熟期前に収穫して，呼吸作用を調節してClimactericの最大になる時期を遅らせて貯蔵期間を延ばすことができる（リンゴのCA貯蔵など，リンゴの項を参照）。

表37 上昇現象による果物の分類

上昇現象をもつもの	上昇現象をもたないもの
リンゴ，モモ，洋ナシ，トマト，メロン	ミカン，オレンジ，レモン，ブドウ，イチジク，グレープフルーツ，サクランボ

1) スイカ（Water melon）

ウリ科の果実でエジプト地方が原産といわれる。大正時代に奈良地方に「大和すいか」が栽培されてから各地で盛んに栽培されるようになり，いろいろの種類がある。

スイカは水分が多く（91％位）糖質が主成分で無機質，ビタミン類は少ない。糖質は果糖などの還元糖が多く，わずかにショ糖やデキストリンを含む。スイカの赤色はカロテンによるもので，とくにリコピンの多いものが赤色が濃い。特殊な遊離アミノ酸としてシトルリンを含み，これに利尿作用があるといわれ，スイカを煮つめてすいか糖がつくられ，腎臓病などに使われている。種子はカ

ボチャの種子と同じように乾燥，焙焼して中国では広く食用としている。

2) イチゴ（Strawberry）

一般にイチゴといわれているものは草いちごで，バラ科の多年生植物である。食用とする部分は花托の太ったところで，その表面の黒い粒が果実である。

水分が約90％，糖質と繊維が8％をしめ，わずかに窒素化合物，エーテル可溶物などがある。ビタミンCは果実中では，もっとも多い部類に属し60〜80mg％も含む。有機酸（クエン酸）を0.6〜1.5％位含み，糖質が約9％で糖と酸との比率（糖酸比）からみると比較的酸味の多い果実である。イチゴの美しい赤色はアントシアン系色素のペラルゴニジンの配糖体によるもので，そのほか少量のシアニジン配糖体が含まれる。芳香はエステル類がおもなものである。イチゴは色が美しく，芳香がすぐれているので生食用のみでなく，ジャムやゼリーなどに加工されるが，なるべく低温，短時間に加熱して色や芳香を保つように工夫している。

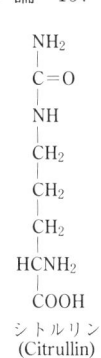

$$\begin{array}{c} NH_2 \\ | \\ C=O \\ | \\ NH \\ | \\ CH_2 \\ | \\ CH_2 \\ | \\ CH_2 \\ | \\ HCNH_2 \\ | \\ COOH \end{array}$$

シトルリン (Citrullin)

3) かんきつ類，柑橘類（Citrus）

かんきつ類はミカン科に属する木本で，種類が多く，日本ではおもにミカン（Unshu orange）やナツミカン（Summer orange）が多く，グレープフルーツ（Grapefruit）やレモン（Lemon）などが輸入されている。これらの成分はだいたい似ており水分が約89％，炭水化物が約10％で，あとの1％が無機質や窒素化合物がしめる。みかん果汁の糖分はショ糖が約7％，ブドウ糖が1.5％，果糖が1％をしめ，有機酸は大部分がクエン酸で約0.8％である。

味のもっともよいミカンは糖分（全糖）が9％以上有機酸が0.8％内外で糖酸比が11以上のものであるとされている。そのほか遊離アミノ酸の多いものほどよいといわれる。ビタミンCを平均40mg％含み，ビタミンC食品として有名であるが，このほか注目すべきものとして抗脂肝作用があるといわれるビタミンのイノシトールがかんきつ類に多いことである。無機質はカリウムが多く，

表38 かんきつ類果汁中のビタミン類

ビタミン	単位	オレンジ	グレープフルーツ	タンゼリン（みかんの一種）	レモン
ビタミンA（β-カロテン）	I.U./100ml	190〜400	0〜21	350〜420	0〜2
ビタミンC	mg/100g	50	40	30	50
チアミン(B_1)	μg/100ml	60〜145	40〜100	70〜120	30〜90
ナイアシン	μg/100ml	200〜300	200〜220	200〜220	100〜130
ビタミンB_2	μg/100ml	11〜90	20〜100	30	60
パントテン酸	μg/100ml	130〜210	290		
ビオチン	μg/100ml	0.1〜2.0	0.4〜3.0	0.5	
葉酸	μg/100ml	1.2〜2.3	0.8〜1.8	1.2	
イノシトール	mg/100ml	98〜210	88〜150	135	85
トコフェロール	mg/100ml	88〜121			

(U.S.Dep Agri)

表39 かんきつ類の無機質 (mg/100g)

	Na	K	Ca	Mg	Fe	Cu	P	S	Cl
グレープフルーツ（果肉）	1.4	234	17.1	10.4	0.26	0.06	15.6	5.1	0.6
レモンジュース	1.5	142	8.4	6.6	0.14	0.13	10.3	2.0	2.6
オレンジ（果肉）	2.9	197	41.3	12.9	0.33	0.07	23.7	9.0	3.2
オレンジジュース	1.7	179	11.5	11.5	0.30	0.05	21.7	4.6	1.2
タンゼリン（果肉）	2.2	155	41.5	11.2	0.27	0.09	16.7	10.3	2.4
ライムジュース	1	104	9	―	0.2	―	11	―	―

(The Composition of Foods)

酸味はあるが塩基性食品である。かんきつ類の色素はフラボノイド系色素で温州みかん，オレンジ，レモンはヘスペレチンを，グレープフルーツはナリンゲニンをおもなフラバノン色素として含み，ナツミカンは両者を含む。ヘスペレチン配糖体のヘスペリジンは溶解性が小さく，かん詰みかんの白点や，透明ジュースの濁りの原因となっている。またナリンゲニン配糖体のナリンギンは苦味があり，ナツミカンやグレープフルーツの皮や種子には別の苦味物質のリモニンが存在する。かんきつ類のペクチンは皮に多く含まれマーマレードやペクチン

製造に用いられる。アメリカから輸入されるペクチンはかんきつ類より製造したものが多く，ヨーロッパのものはリンゴのペクチンが多い。

4) カキ (Persimmon)

中国原産のカキ科の果実で，花に雌花と雄花とがあり，甘がきと渋がきとがある。

渋がきの渋味はタンニンの一種である水溶性のシブオール (Shibuol) が成熟しても残っているためである。渋がきの脱渋はアルコールをつけたり，炭酸ガスなどで分子内呼吸を盛んにして，生成したアルコールがアルコール脱水素酵素により脱水素されてアセトアルデヒドとなり，これが水溶性タンニンと結合してタンニンを不溶性にし，渋味を感じなくするものである。甘がきは樹上に成熟しているあいだに上記に類似した反応が起こる。

カキの主成分は糖質で大部分はブドウ糖と果糖である。有機酸は少ない。窒素成分としては遊離アミノ酸が比較的多い。カキの橙色の色調はカロテノイド系色素によるものでクリプトキサンチン，ゼアキサンチン，アンスラキサンチン，リコピン，β-カロテンなど約26種類のカロテノイドが存在する。ビタミンCは70mg％前後であるが，カキの葉には400～600mg％のビタミンCが含まれている。

5) リンゴとナシ (Apple and Pear)

いずれもバラ科の果実で，リンゴは寒冷の地方でつくられ，種類も多い。

リンゴの主成分は糖質と有機酸とペクチンである。糖質は約15％含まれるが，そのほとんどが果糖とブドウ糖である。有機酸は0.5％内外で，リンゴ酸がおもなもので，ほかにクエン酸，酒石酸が含まれている。ペクチンは1.0～1.5％含まれ，ほかの果実に比較してペクチンが多く，搾汁粕などはペクチン原料となっている。ビタミンCは4mg％程度で，すりおろした搾汁では褐変して消失してしまう。また皮を剝いだり，切ったりすると褐変するがこれは果肉中のクロロゲン酸などのポリフェノール類が果肉中の酸化酵素と空気中の酸素により酸化されて着色物質を生ずるためである。この防止に薄い食塩水やアスコル

ビン酸液につけたりする。

リンゴはCA貯蔵法（Controlled Atmosphere Storage）により果実の呼吸を抑制して6カ月以上鮮度のよい品質を維持する方法がとられている。これはリンゴを密封庫内に入れ，呼吸による炭酸ガスの発生，および酸素の消費を利用して，庫内の炭酸ガス濃度5％，酸素3％，窒素92％に調整して温度0～4℃で貯蔵する方法である。

ナシには和なし，支那なし，西洋なしがあるが日本では支那なしはほとんど栽培されていない。

ナシはリンゴよりやや水分が多く，またその分だけ糖質は少なく，そのほかの成分組成は似ているがペクチンは少ない。糖質は10％前後で，その50％は果糖で，ほかにブドウ糖，ショ糖がある。酸はリンゴ酸，酒石酸，クエン酸で0.1％程度である。ビタミン類は少ない。ナシを食べたときにザラザラするのは石細胞といわれる厚膜細胞のあるためである。これはリグニン，ペントサンからできている細胞膜の厚くなったものである。和なしは芳香が少ないが洋なしは完熟前に収穫し，室温で追熟すると特有の芳香を生成し，果肉も軟化しておいしくなる。和なしは追熟による品質の変化はない。

6) ブドウ（Grape）

ブドウ科に属する木本の果実である。ヨーロッパ系およびアメリカ系の品種がある。日本の甲州ぶどうは，中国から渡来したものといわれている。

ブドウの成分は品種によってかなり異なるが，一般に糖分が15％位でブドウ糖と果糖とがほとんどで，わずかにショ糖がある。有機酸は0.5～1.5％で酒石酸とリンゴ酸とがある。無機質はカリウムが多く（120～150mg％）ぶどう酒製造のとき酒石として酒石酸モノカリウム塩が析出沈殿する。このほかペクチン質を0.3～1.0％含み，植物性ゴム質，タンニン系物質，イノシトールなどがある。ブドウの紫色の果皮の色素はアントシアン系のマルビジン配糖体のエニンおよびその分解物の

エニン (Önin, Malvidin-3-glucosid)

エニジンである。またシアニジン，デルフィニジン配糖体を主体とするものもある。芳香はアンスラニル酸メチルエステル，酢酸エチルなどのエステル類やn-ヘキサノールなどのアルコール類である。

ブドウは箱またはポリエチレンの袋に入れて乾燥しないようにして0～1.0℃に貯蔵すれば1カ月位は新鮮に保存できる。

干しぶどう（Raisin）は種子のない酸度の低い品種から乾燥してつくられる。ビタミンは少ないが無機質としてカリウム，カルシウム，鉄などが多く，またエネルギーも高くおやつなどによい。

7） バナナ（Banana）

バショウ科に属する植物の果実で，ほとんどのものが台湾，フィリピンから青い未熟のまま輸入され，青酸くん蒸後に追熟したものが市販されている。

バナナは果実のうちではもっともエネルギーの高いものである。未熟果の炭水化物はほとんどデンプンであるが，追熟するとデンプンは糖化され甘味が増大する。窒素成分は果実としては多く，酸はおもにリンゴ酸で0.2～0.5％程度である。果肉の黄色はカロテンおよびキサントフィル類である。ビタミンCを10mg％含むが，ほかのビタミンは少ない。芳香はおもに酢酸イソアミル，酢酸エチルなどのエステル類である。

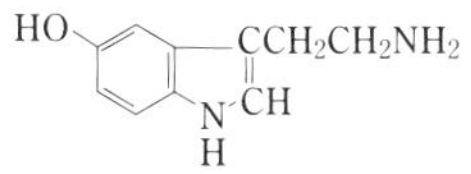

セロトニン(5-Hydroxytryptamin)

遊離アミノ酸などの窒素化合物としてセロトニンの含有量が大きいことが特徴である（3mg／100g）。このためバナナを幼児の便秘防止と栄養に用いることがある。

バナナは12℃以下では低温障害を起こし，保存の適温は15℃前後である。

8） モモ（Peach）

バラ科に属する核果である。モモの品種は多いが，大別すると，果肉が核から離れやすい離核果と，核のはなれにくい粘核果とがあり，また果肉の色の白いものと黄色のものとがある。

モモの果肉の糖分は5～10％でほとんどがショ糖で少量の還元糖を含む。酸

はリンゴ酸，クエン酸が0.5～1.0%含まれ，遊離アミノ酸は30～35mg%と比較的多く，グルタミン酸やアスパラギン酸が多い。赤色の色素はアントシアン系のシアニジン配糖体のクリサンテミンであり，果肉の黄色色素はゼアキサンチン，β-カロテンなどのカロテノイド系色素である。モモの香気はγ-カプロラクトンなどのラクトン類の多いことが特徴で，その他エステル類などがある。

モモは0～1.0℃で貯蔵すれば2～3週間新鮮に保てる。ネクタリン（Nectarin）という黄色肉で甘味と芳香の強い変種がある。

iii ジャムとゼリー（Jam and jelly）

1） ジャム

果実の果肉に砂糖を加えて煮つめたもので，ふつう糖度65%以上となる。このときなるべく果実の原形を残したものをプレザーブ（Preserve）といい，柑橘の果皮を入れたものがマーマレード（Marmalade）である。また果実，茎などの砂糖煮，砂糖漬などを総称してコンサーブ（Conserve）という。

果実中のペクチンは酸および砂糖の共存で煮つめるとゲル状となる性質があるため果実を使ってジャムやゼリーがつくられるが，この固さは，原料中のペクチンの質および量と酸度，ならびに糖度によって影響され，ペクチン0.2～1.5%，糖分65～75%，酸度pH 3.2～3.5がもっとも固まりゼリー化するが，これより糖分が少なくなったり，pHがはずれると柔らかくなり，また糖分が少なくなるとかびや酵母により変敗を生じやすくなる。

果実のペクチン含有量は果実の種類，熟度等により異なるが，ふつう，その簡単な判定法としては果実の搾汁に同量のアルコール（95%）を混合して，その凝固状態より，

a) 液全体が凝固してゼリー状になるものは多く，

b) 固まりが半分位浮遊するものは中位，

c) 少量の沈殿を生ずるか，または生じないものは少ない。

したがって，ジャムの固さを一定にするためにペクチンを添加したり，酸度不足のときはクエン酸や酒石酸を加えることがある。加える砂糖の量は通常原

料100に対し，たとえばイチゴの場合80～90，リンゴ80，アンズ100の割合とし製品の糖度が65～70％（屈折計測定）となればよい。

2) ゼリー

果実ゼリーの場合はジャムの場合のもっとも固まりやすい条件に煮つめてゼリー状に凝固させたものであるが，このほかゼラチンや寒天などのコロイド物質を使ってゼリー状に固めたものがある。

ゼラチンを使用するものは3～5％のゼラチンに砂糖，果汁などを混合し加熱溶解し，冷蔵庫または氷で10℃以下に冷却して凝固させたものである。

寒天ゼリーは寒天に砂糖，果汁などを混合し寒天が約2％程度になるように水を加え，加熱溶解後冷却して凝固させたものである。酸性では凝固の状態がわるく，ペクチンやゼラチンを使ったものに劣る。寒天ゼリーは一度凝固すると70～80℃に加熱しても融解しにくく，かん詰めなどにするのに便利である。

最近はゲル化した食品が好まれ，ペクチン，ゼラチン，寒天のほかアルギン，カラギーナンなどのコロイド物質も使用されている（海藻の項参照）。

1.6 きのこ類 (Fungi)

日本で食用に供せられているきのこ類は約50種類ほどであるが，そのうちシイタケ，ナメコ，マッシュルーム，シメジ（ヒラタケ），ホンシメジ（シロタモギタケ），エノキタケ，マイタケは人工的に栽培され需要も多いものである。一般成分は野菜類に似ており，水分が約90％，全窒素が約0.6％位でその半分が非タンパク質態の窒素で尿素や遊離アミノ酸，核酸系統物質を含む。糖質は固形分の60％以上をしめ，マンニット，トレハロース，ヘミセルロースなどの不消化性のものが多いが，少量のグリコーゲンを含むといわれる。脂質は0.3％位と少ないが，このなかにビタミンD_2の母体であるエルゴステリンの含量の多いことが特徴で，マツタケに0.03％位，シイタケ（生）0.08％位含まれている。しかしいずれも菌体部分，発育時期によって相当変動する。

1) マツタケ

赤松林に自生する食用きのこである。人工栽培はしていない。

食品名	廃棄率	エネルギー		水分	たんぱく質	脂質	炭水化物	灰分	無機質								ビタミン A		
									ナトリウム	カリウム	カルシウム	マグネシウム	リン	鉄	亜鉛	銅鉛	レチノール	カロテン	レチノール当量
	%	kcal	kJ	(………… g …………)					(……………………… mg ………………………)								(…… μg ……)		
まつたけ	*3	**23	**96	88.3	2.0	0.6	8.2	0.9	2	410	6	8	40	1.3	0.8	0.24	0	0	0
しいたけ																			
生しいたけ	*25	**18	**75	91.0	3.0	0.4	4.9	0.7	2	280	3	14	73	0.3	0.4	0.05	0	0	0
乾しいたけ	*20	**182	**761	9.7	19.3	3.7	63.4	3.9	6	2,100	10	110	310	1.7	2.3	0.50	0	0	0
なめこ	0	*15	*63	92.4	1.7	0.2	5.2	0.5	3	230	4	10	66	0.7	0.5	0.11	0	0	0
マッシュルーム	*5	**11	**46	93.9	2.9	0.3	2.1	0.8	6	350	3	10	100	0.3	0.4	0.32	0	0	0

水分88％程度で，きのこ類のなかでは固形分の多いものである。糖質は6～7％でほとんどが不消化性のものである。ビタミンB_2，ニコチン酸をかなり含み，またプロビタミンD_2のエルゴステリンを含む。遊離アミノ酸としてセリン，アラニン，ロイシンが多く，また$5'$-グアニル酸（60～65mg％）を含み，マツタケ特有の味を呈するという。芳香は桂皮酸メチルや1-オクテン-3-オール（マツタケオール）によるものである。冷蔵しても貯蔵性は少ない。

2） シイタケ

日本の代表的きのこで，マツタケ，シメジとともにマツタケ科に属し，東洋特産のものでもある。シイ，クリ，クヌギなどの古木に自生するが，現在ではほとんど人工栽培されている。発生する時期により名称が異なり，3～5月に収穫されるものを春子といい，かたちが大きく，肉厚で，香りが強い。9～11月のものを秋子といい，香りは少ないが虫がつきにくく，乾燥して保存するのに適する。冬季温暖な地方でできるものを冬茹（ドンコ）といい，傘が内側にまきこんだ肉厚のもので，中国料理に多く使用される。一般に肉の薄い平らに開いたものは香信（コウシン）といっている。

V 食品学各論

	ビタミン										脂肪酸			コレステロール	食物繊維			食塩相当量	備考
D	E	K	B_1	B_2	ナイアシン	B_6	B_{12}	葉酸	パントテン酸	C	飽和	一価不飽和	多価不飽和		水溶性	不溶性	総量		
μg	mg	μg	(………mg………)					(…μg…)	(…mg…)		(……g……)			mg	(…… g ……)			g	
4	0	0	0.10	0.10	8.0	0.15	(0)	63	1.91	2	—	—	—	(0)	0.3	4.4	4.7	0	輸入品を含む。*柄の基部(いしづき)。**暫定値
2	0	0	0.10	0.19	3.8	0.11	(0)	42	1.08	10	0.04	0.01	0.15	0	0.5	3.0	3.5	0	栽培品。*柄全体。*柄の基部(いしづき)の場合5％。**暫定値
17	0	0	0.50	1.40	16.8	0.45	(0)	240	7.93	0	0.37	0.06	1.42	0	3.0	38.0	41.0	0	栽培品。*柄全体。**暫定値
Tr	0	0	0.07	0.12	5.1	0.05	Tr	58	1.25	Tr	0.02	0.02	0.06	1	1.0	2.3	3.3	0	栽培品。柄の基部(いしづき)を除いたもの。*暫定値
1	0	0	0.06	0.29	3.0	0.11	(0)	28	1.54	1	0.02	0	0.13	0	0.2	1.8	2.0	0	栽培品。*柄の基部(いしづき)。**暫定値

シイタケの成分は約90％が水分で，残りの固形分の組成はタンパク質20％，粗脂肪3％，可溶性無窒素物64％，繊維9％，灰分4％である。

可溶性無窒素物にはマンニットやトレハロースが多く，粗タンパク質の約70％が純タンパク質である。アミノ酸としてはグルタミン酸，フェニルアラニン，アラニン，プロリンなど風味に関係するアミノ酸が含まれている。灰分はカリウムとリン酸が主体で，ビタミンはB_1，B_2が比較的多く，プロビタミンD_2のエルゴステリンも含まれ，栄養価に富む。また血漿コレステロールを下げる成分を含むといわれる。乾シイタケを水につけておく間に酵素的に生成するレンチオニン（Lenthionine）が特別な香りの主成分として取り出されている。シイタケのうま味はおもに5′-グアニル酸による。

3) ナメコとマッシュルーム

ナメコは，ブナ，トチ，ナラなどの倒木に寄生するきのこで自生しているが，今日では人工栽培が盛んに行われている。特有のぬめりのある舌ざわりが賞味されている。大部分が水分で（96％），糖質，粗タンパク質，無機質，ビタミ

ン類（B_1, B_2）は少ない。粘質物は数種の多糖類からなる複合物といわれている。生のままでは3〜4日程度しか貯蔵できないが，10％食塩水に漬けておくと2カ月程度貯蔵できる。

マッシュルーム（Mushroom）はハラタケの栽培品種で，西洋まつたけ，シャンピニオン（Champignon（仏））ともいわれる。菌傘が若いうちは，まんじゅう形で，裏面も白色であるが，成熟とともに菌柄ものび，傘も開き，胞子ができて裏は黒褐色となる。ふつうは生食用とし，かん詰用には傘が丸みをおび，菌柄が充分に伸びていない若いものを用いる。人工栽培されている。

ほかのきのこ類よりタンパク質が多く，また無機質のリンが多いが，そのほかは似ている。5′-グアニル酸はほとんど含んでいない。シイタケと同様に血中コレステロールを低下させる作用があるといわれている。

1.7　藻類（Algae）

藻類（Algae）とは水中に生育し，クロロフィルをもち光合成を行い独立の

食品名	廃棄率	エネルギー		水分	たんぱく質	脂質	炭水化物	灰分	無機質								ビタミン		
									ナトリウム	カリウム	カルシウム	マグネシウム	リン	鉄	亜鉛	銅	A		
																	レチノール	カロテン	レチノール当量
	％	kcal	kJ	(……… g ………)					(……………………………… mg ………………………………)								(…… μg ……)		
こんぶ，素干し																			
まこんぶ	0	*145	*607	9.5	8.2	1.2	61.5	19.6	2,800	6,100	710	510	200	3.9	0.8	0.13	(0)	1,100	190
みついしこんぶ	0	*153	*640	9.2	7.7	1.9	64.7	16.5	3,000	3,200	560	670	230	5.1	1.3	0.07	(0)	2,700	450
りしりこんぶ	0	*138	*577	13.2	8.0	2.0	56.5	20.3	2,700	5,300	760	540	240	2.4	1.0	0.05	(0)	850	140
ながこんぶ	0	*140	*586	10.0	8.3	1.5	58.5	21.7	3,000	5,200	430	700	320	3.0	0.9	0.19	(0)	780	130
わかめ																				
湯通し塩蔵わかめ，塩抜き	0	*11	*46	93.3	1.7	0.4	3.1	1.5	540	12	42	19	31	0.5	0.2	0.01	(0)	250	41
乾燥わかめ，素干し	0	*117	*490	12.7	13.6	1.6	41.3	30.8	6,600	5,200	780	1,100	350	2.6	0.9	0.08	(0)	7,800	1,300
ひじき	0	*139	*582	13.6	10.6	1.3	56.2	18.3	1,400	4,400	1,400	620	100	55.0	1.8	0.18	(0)	3,300	550
あまのり																				
ほしのり	0	*173	*724	8.4	39.4	3.7	38.7	9.8	610	3,100	140	340	690	10.7	3.7	0.62	(0)	43,000	7,200
焼きのり	0	*188	*787	2.3	41.4	3.7	44.3	8.3	530	2,400	280	300	700	11.4	3.6	0.55	(0)	27,000	4,600
味付けのり	0	*179	*749	3.4	40.0	3.5	41.8	11.3	1,700	2,700	170	290	710	8.2	3.7	0.59	(0)	32,000	5,400

V 食品学各論 167

栄養生活を営む下等植物の総称である。ふつう色によって分け藍藻類，緑藻類，褐藻類，紅藻類がある。

　藍藻類はフィコシアニンという色素タンパク質が多く青緑色にみえ淡水産のもので，スイゼンジノリ（水前寺のり）がある。緑藻類はカロテンのほかクロロフィルが多く緑色にみえ，淡水産と海水産とがあり，前者にはクロレラがあり，後者にはアオノリ，アオサなどがある。褐藻類はフコキサンチンという特有なキサントフィルが多く，褐色または緑褐色にみえ，海水産でコンブ，ワカメ，ヒジキなどがある。紅藻類はフィコシアニン，フィコエリスリン（紅藻素）という色素タンパク質が多く，紅色にみえ，海水産でアサクサノリ，テングサなどがある。海藻はおもに褐藻類と紅藻類であるが，これに緑藻類が加わり，食用とするものには褐藻類が多い。

　一般に海藻類は水分含有量が高く，風乾物として処理されるため，水分は12〜15％となる。海藻のエネルギー値は，成分表では，一般の食品より低く算定

		ビタミン										脂肪酸			コレステロール	食物繊維			食塩相当量	備考
D	E	K	B_1	B_2	ナイアシン	B_6	B_{12}	葉酸	パントテン酸	C	飽和	一価不飽和	多価不飽和			水溶性	不溶性	総量		
μg	mg	μg	(………mg………)				(…μg…)		(…mg…)		(…… g ……)			mg	(…… g ……)				g	
(0)	0.9	90	0.48	0.37	1.4	0.03	0	260	0.21	25	0.31	0.27	0.28	0	—	—	27.1	7.1	*暫定値
(0)	1.3	270	0.40	0.60	2.5	0.03	0	310	0.28	10	—	—	—	0	—	—	34.8	7.6	*暫定値
(0)	1.0	110	0.80	0.35	2.0	0.02	0	170	0.24	15	—	—	—	0	—	—	31.4	6.9	*暫定値
(0)	0.3	240	0.19	0.41	2.1	0.02	0.1	38	0.20	20	—	—	—	0	—	—	36.8	7.6	*暫定値
(0)	0.1	100	0.01	0.01	Tr	Tr	0	11	0.12	0	—	—	—	0	—	—	3.0	1.4	市販通称名：生わかめ。*暫定値
(0)	1.0	660	0.39	0.83	10.5	0.09	0.2	440	0.46	27	—	—	—	0	—	—	32.7	16.8	*暫定値
(0)	1.1	320	0.36	1.10	2.9	0.01	Tr	84	0.49	0	0.24	0.15	0.26	1	—	—	43.3	3.6	煮熟後乾燥したもの。*暫定値
(0)	4.3	2,600	1.21	2.68	11.8	0.61	77.6	1,200	0.93	160	0.55	0.20	1.39	21	—	—	31.2	1.5	すき干ししたもの。*暫定値
(0)	4.6	390	0.69	2.33	11.7	0.59	57.6	1,900	1.18	210	0.55	0.20	1.39	22	—	—	36.0	1.3	*暫定値
(0)	3.7	650	0.61	2.31	12.2	0.51	58.1	1,600	1.28	200	0.52	0.19	1.31	21	—	—	25.2	4.3	*暫定値

されている。これは海藻の糖質の消化率がよくないためである。海藻の食品としての価値はむしろ整腸作用や，無機質，ビタミンの供給源にある。海藻の炭水化物は種類によって，その組成は大きく異なり，表40のように粘質性の独特の成分をもち，粘稠材料として利用されているものもある。

表40　海藻の主要炭水化物

	おもな細胞膜成分	おもな同化貯蔵物質
緑藻	セルロース ヘミセルロース	でんぷん
褐藻	アルギン酸 フコイジン セルロース	ラミナリン マンニット
紅藻	寒天 カラギーナン マンナン	紅藻でんぷん

（金田尚志）

タンパク質はアサクサノリを除いては比較的少なく，そのアミノ酸組成は種類によって多少異なるが，一般にバリンは多くヒスチジンは少ない。制限アミノ酸はアサクサノリ，コンブではリジン，ヒジキではトリプトファン，ワカメではイソロイシンであるが，比較的メチオニン含量が高い。このほか特殊な窒素化合物として回虫の駆虫効果のある成分として紅藻マクリからカイニン酸，紅藻ハナヤナギからドウモイ酸が分離されている。また種々のタウリン誘導体が紅藻中に見出されているが，その生理的意義はいまだ不明である。海藻のエキス成分には各種の遊離アミノ酸が含まれており，とくにコンブの呈味成分としてグルタミン酸ナトリウムが取り出されたことは有名である。

無機質としてはカルシウム，リン，鉄が多くビタミン類も多いが，消化吸収率を考慮する必要がある。とくに注目すべきは臭素，ヨウ素がほかの食品に比べてきわめて多く（マコンブ，ヨウ素0.106％，アラメ，ヨウ素0.271％），海

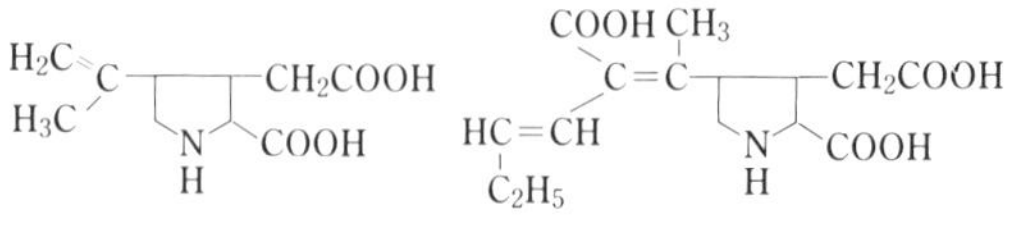

カイニン酸(Kainic acid)　　　ドウモイ酸(Domoic acid)

藻を食する日本にヨウ素不足の病気がないのはこのためである。

 1） コンブ

　北海道沿岸でとれる褐藻で，種類が多く，マコンブは大きくて味もよく商品価値はもっとも高い。リシリコンブは利尻を中心に，ミツイシコンブは日高を中心にとれ，ナガコンブはミツイシコンブの変種である。ホソメコンブは味があまりよくなく刻みこんぶの原料になるほかアルギン酸などの原料としている。コンブは生食してはうまくなく，乾燥により味が出るため，もっぱら干しこんぶにつくる。

　干しこんぶの良否は，コンブのでき具合い，乾燥時の天候，乾燥場の良否によって決まる。コンブのだしの呈味成分としてグルタミン酸ナトリウムが多く，ビタミンB_2も比較的含まれるが主成分はマンニットである。またコンブに新しいアミノ酸のラミニンが見出されたが血圧降下作用があるといわれる。

 2） ワカメ

　岩手から九州に至る太平洋沿岸および日本海沿岸の北部の岩礁地帯に多い褐藻で成熟すると黒褐色となり厚く粘質に富み歯ごたえのある成熟葉をつける。

　生食のほか干しわかめとされ，干しわかめには採取後，淡水または海水で洗浄後日乾した素干し品と，沸とう水中で加熱後乾燥した煮干し品とがある。さらにシダやススキなどの灰をまぶして乾燥する灰干し法によりつくるものがある。ワカメは無機質としてカルシウム，鉄なども多く，ビタミン類もニコチン酸などは比較的多い。色や歯ごたえを賞味する。最近は養殖もされている。

 3） アマノリ（アサクサノリ）

　紅藻類のアサクサノリか，スサビノリを乾したもので，ほとんどが養殖したものである。天日乾燥が主体であるが，機械乾燥がふえてきている。色が黒く表面になめらかな艶と香りのあるのが上級品である。乾しのりは湿気があると，葉緑素が分解して紫色に変わりやすい。

　アマノリはほかの藻類に比較してタンパク質も多く，β-カロテンも多いのでビタミンA効力もあり，このほかビタミンB_1，B_2，Cなどのビタミン類があり，

ことにB_2が多い。またプロビタミンD_2のエルゴステリンを含む。日本人の嗜好にあい，日本で多く賞味している。

4） 寒天（Agar）

日本独特のもので，テングサ，ヒラクサ，オゴノリなどの海草を原料とし，これを水につけ日光にさらして白色とした後，湯とともに煮沸すると細胞間質の寒天成分が溶出する。この上澄液を放冷凝固させたものがところてん（心太）である。これを寒地で凍結，融解を繰返して水分を除去し乾燥したものが寒天である。最近はこの天然品のほかに，同じような操作を工場内で種々の機械を使ってつくる化学寒天がある。主成分はガラクトースからなる二糖類のアガロビオースの重合体であるアガロースといまだ構造の不明確なアガロペクチンである。ゼリーなどにふつう1～2％程度の寒天溶液が用いられ，36℃付近で固まり，85℃位まで不融解の特性がある。細菌の培養基など医薬品にも用いられる。

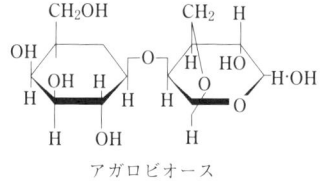

アガロビオース

5） アルギン酸とカラギーナン（Alginic acid and Carrageenan）

アルギン酸もカラギーナンも最近の食生活の洋風化と嗜好の変化に伴い粘稠性の食品が好まれるため，その材料として用いられる。海草の多糖類で，ほとんどが輸入されている。

アルギン酸は褐藻のヒバマタやコンブの種類からつくられている細胞壁成分でポリウロン酸である。海草の種類によって異なるが主成分はD-マンヌロン酸（D-Mannuronic acid）とD-グルロン酸（D-Guluronic acid）とがβ-1, 4結合したものである。ナトリウム塩（アルジン，Algin）が広く用いられアイスクリームなどの冷凍菓子の安定剤として使用されている。

D-マンヌロン酸とD-グルロン酸とがβ-1,4結合したもの

カラギーナン（またはカラゲニン）は英国寒天（British agar）ともいわれ

κ-カラギーナン　　　　　　　　λ-カラギーナン

るもので紅藻の一種のツノマタからつくられている (Irish Moss)。主成分はカッパ-カラギーナン (κ-Carrageenan) とラムダ-カラギーナン (λ-Carrageenan) で，硫酸基をもつガラクトースなどが結合したものである。κ-カラギーナンはカリウムなどの陽イオンと反応してゲルをつくるが，λ-カラギーナンは溶液のままで残るためこの二成分に分離することができる。負に荷電しているため正電荷をもつタンパク質などと反応して粘度を増し，またゲルを形成するためゼリー，チョコレート飲料，プディングなど種々のミルク食品の粘稠材として用いられている。

§2 動物性食品

2.1 肉類 (Meat)

i 食肉の構造と成分

ふつうわれわれが食用としている獣鳥肉を組織学的にみれば筋肉組織，結合組織と脂肪組織とに分けられる。

(a) 筋肉組織

脊椎動物の筋肉は三つ型があり，横紋筋 (Striated muscle) と平滑筋 (Smooth muscle) と心筋 (Cardiac muscle) とがある。横紋筋は顕微鏡でみると明暗の横縞のある筋肉で，腱 (Tendon) により骨格に連結して骨格筋 (Skeltal muscle) となり，随意運動を行う随意筋 (Voluntary muscle) でもある。平滑筋は横縞はみられず，おもに消化管や血管などを構成する不随意筋 (Involuntary muscle) である。さらに心臓の筋肉の心筋は構造的には横紋筋

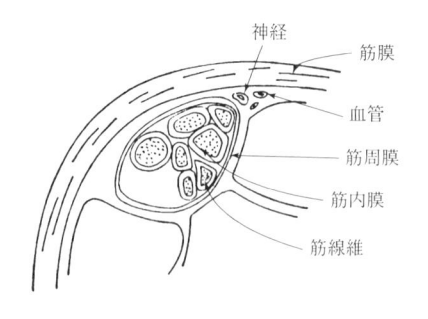

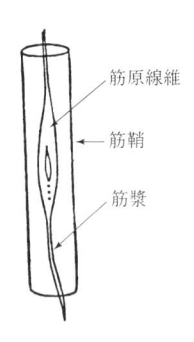

に近いが機能的には不随意筋である。

　筋肉の最小単位である筋線維 (Muscle fibers) は長円筒状で直径10～100μm, 長さ5～10cmを示し, 外側に筋鞘 (Sarcolemma) があり, その内側に長軸にそって細い繊維状の筋原線維 (Myofibrils) が走り, 少数の核やミトコンドリアがあって, その間隙を液状の筋漿 (Sarcoplasma) がうずめ, 糸状体 (Sarcosome) やグリコーゲン, 脂肪, 色素などを含んでいる。

　横紋筋はこの筋線維が多数 (50～150本) 集合して筋束をつくり, このまわりを筋内膜 (Endomysium) が包み, さらにこれが集まったものを筋周膜 (Perimisium) が包み, さらにこれらを強い筋膜 (Fiscia) が包んで, はじめて一つの筋肉ができあがる。

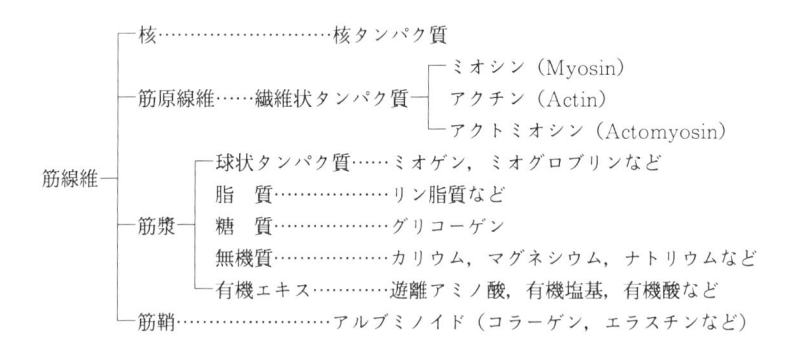

```
         ┌─核……………………核タンパク質
         │                          ┌─ミオシン (Myosin)
         ├─筋原線維……繊維状タンパク質─┼─アクチン (Actin)
         │                          └─アクトミオシン (Actomyosin)
         │      ┌─球状タンパク質……ミオゲン, ミオグロブリンなど
  筋線維─┤      │ 脂　質…………………リン脂質など
         ├─筋漿─┤ 糖　質…………………グリコーゲン
         │      │ 無機質…………………カリウム, マグネシウム, ナトリウムなど
         │      └─有機エキス…………遊離アミノ酸, 有機塩基, 有機酸など
         └─筋鞘………………………アルブミノイド (コラーゲン, エラスチンなど)
```

　これらの膜物質は結合組織であり血管, 神経, リンパ管が分布し脂肪が沈着するが, その程度は筋膜がもっとも多く, ついで筋周膜に多く筋内膜には沈着

しにくい。霜降り肉は筋内膜まで脂肪が沈着して堅い結合組織が脂肪によって置き換えられているため風味と軟らかさがすぐれているのである。

(b) 結合組織

結合組織は皮，靭帯，腱，骨膜などに分布し，臓器や細胞などを結ぶ役割をしている。結合組織はタンパク質のコラーゲン（Collagen），エラスチン（Elastin），レチキュリン（Reticulin）などで構成されている。

コラーゲン線維（膠原線維）は直径1～1.2μmの細い線維が平行して多数集合してつくられ，きわめて強靭であるが，水と加熱すると可溶性のゼラチンに変化する。エラスチン線維（弾性線維）は直径0.3～1.0μmで分岐してコラーゲン線維とともに網状構造を形成している。コラーゲン線維よりも強靭ではないが，酸，アルカリ，加熱に対しきわめて侵されにくい。レチキュリン線維（細網線維）は格子線維，銀好性線維ともいわれ非常に分岐した結合組織である。

(c) 脂肪組織

脂肪は皮下，腎臓周囲，腹腔などに沈着するが，筋肉中にも沈着して肉の風味を増している。脂肪細胞は薄い原形質性の膜で包まれ，膜の一部には核をもち，内部には脂肪小滴が充満し，相互の脂肪細胞はコラーゲン線維により結合され，多数の細胞が集積したものが脂肪小葉で，さらにこれが集まったものが脂肪組織である。

動物の栄養状態のよいときは脂肪組織の細胞は脂肪小滴で満されているが，栄養状態の悪いときは脂肪小滴の量が減少する。その減少する脂肪の脂肪酸は不飽和酸が先で，つぎに飽和酸である。

以上から，ふつう精肉店で取扱われる枝肉といわれるものは筋肉組織が主体で，これと結合組織，脂肪組織，骨組織などから形成されていることになる。

ⅱ 死後硬直と熟成（Rigor mortis and Aging）

屠殺した動物はまもなく筋肉が硬く収縮する。これを死後硬直(Rigor mortis)といい，このときの肉は硬くて味もなく食用に適しないが，この状態が一定時間続くと再び軟化して肉の風味が増してくる。このようにある時間をへて

肉を食用に適するようにすることを肉の熟成（Aging or Ripening）という。

これは肉の自己消化（Autolysis）によるものとされ，この状態を放置すれば肉の腐敗が始まり，食用には適さない状態になる。死後硬直は原理的には生筋の収縮と密接な関係があるといわれている。生筋の収縮および弛緩は，ATP（Adenosin triphosphate）の高エネルギーのリ

アデノシン三リン塩酸(ATP)

食品名	廃棄率	エネルギー		水分	たんぱく質	脂質	炭水化物	灰分	無機質								ビタミン A		
									ナトリウム	カリウム	カルシウム	マグネシウム	リン	鉄	亜鉛	銅	レチノール	カロテン	レチノール当量
	%	kcal	kJ	(·········· g ··········)					(·················· mg ··················)								(······μg······)		
うし（和牛肉）																			
もも，皮下脂肪なし	0	220	920	64.4	19.8	14.2	0.6	1.0	46	320	4	23	170	0.9	4.2	0.08	Tr	0	Tr
ばら，脂身つき	0	517	2,163	38.4	11.0	50.0	0.1	0.5	44	160	4	10	87	1.4	3.0	0.09	3	Tr	3
サーロイン，脂身つき	0	498	2,084	40.0	11.7	47.5	0.3	0.5	32	180	3	12	100	0.9	2.8	0.05	3	Tr	3
ヒレ，赤身	0	223	933	64.6	19.1	15.0	0.3	1.0	40	340	3	22	180	2.5	4.2	0.09	1	Tr	1
ぶた（大型種肉）																			
もも，皮下脂肪なし	0	148	619	71.2	21.5	6.0	0.2	1.1	49	360	4	25	210	0.7	2.1	0.08	3	0	3
ばら，脂身つき	0	386	1,615	50.4	14.2	34.6	0.1	0.7	47	250	3	15	140	0.6	1.8	0.05	10	Tr	10
ロース，脂身つき	0	263	1,100	60.4	19.3	19.2	0.2	0.9	42	310	4	22	180	0.3	1.6	0.05	6	0	6
ヒレ，赤肉	0	115	481	73.9	22.8	1.9	0.2	1.2	44	410	4	28	230	1.1	2.1	0.09	2	Tr	2
ボンレスハム	0	118	494	72.0	18.7	4.0	1.8	3.5	1,100	260	8	20	340	0.7	1.6	0.07	Tr	(0)	Tr
ロースハム	0	196	820	65.0	16.5	13.9	1.3	3.3	1,000	260	10	19	340	0.5	1.1	0.07	Tr	(0)	Tr
肝臓	0	128	536	72.0	20.4	3.4	2.5	1.7	55	290	5	20	340	13.0	6.9	0.99	13,000	Tr	13,000
にわとり（若鶏肉）																			
むね，皮つき	0	191	799	68.0	19.5	11.6	0	0.9	38	300	4	23	170	0.3	0.6	0.03	32	Tr	32
もも，皮つき	0	200	837	69.0	16.2	14.0	0	0.8	59	270	5	19	160	0.4	1.6	0.04	39	Tr	39
ささ身	*5	105	439	75.0	23.0	0.8	0	1.2	33	420	3	31	220	0.2	0.6	0.03	5	Tr	5
肝臓	0	111	464	75.7	18.9	3.1	0.6	1.7	85	330	5	19	300	9.0	3.3	0.32	14,000	30	14,000

ン酸結合をエネルギー源としてミオシン（Myosin）およびアクチン（Actin）のタンパク質が結合，あるいは解離することによって起こるものと考えられている。このときリン酸を離したATPがADPから再合成されるためには図のようにグリコーゲンの解糖現象によるエネルギーが利用され，リン酸はクレアチン-リン酸から補給される。

$$\text{ATP} \longrightarrow \text{ADP} + \text{リン酸}$$

$$(C_6H_{10}O_5)_n + 3\text{ADP} + 3\text{リン酸} \longrightarrow 2\text{乳酸} + 3\text{ATP} + 2H_2O$$

このとき生じた乳酸は血管により肝臓に運ばれ，グリコーゲンに再生されて筋肉に送られるが，屠殺によりこの循環は断たれ，解糖作用の結果生じた乳酸

ビタミン											脂肪酸			コレステロール	食物繊維			食塩相当量	備考
D	E	K	B₁	B₂	ナイアシン	B₆	B₁₂	葉酸	パントテン酸	C	飽和	一価不飽和	多価不飽和		水溶性	不溶性	総量		
μg	mg	μg	(……mg……)				(…μg…)		(…mg…)		(……g……)			mg	(……g……)			g	
0	0.2	5	0.09	0.21	5.8	0.32	1.2	8	1.11	1	4.67	7.08	0.51	71	(0)	(0)	(0)	0.1	黒毛和種 筋間脂肪5.6%
0	0.6	16	0.04	0.11	3.1	0.16	1.2	2	0.74	1	15.54	26.89	1.12	98	(0)	(0)	(0)	0.1	
0	0.6	10	0.05	0.12	3.6	0.23	1.1	5	0.66	1	16.50	24.77	1.13	86	(0)	(0)	(0)	0.1	皮下脂肪11.5%, 筋間脂肪24.5%
0	0.4	4	0.09	0.24	4.3	0.37	1.6	8	1.28	1	5.79	6.90	0.49	66	(0)	(0)	(0)	0.1	
Tr	0.3	2	0.94	0.22	6.5	0.32	0.3	2	0.87	1	1.87	2.47	0.62	66	(0)	(0)	(0)	0.1	筋間脂肪3.7%
Tr	0.6	4	0.54	0.13	4.6	0.21	0.4	2	0.79	2	12.95	14.84	4.03	70	(0)	(0)	(0)	0.1	
Tr	0.3	3	0.69	0.15	7.3	0.32	0.3	1	0.98	1	7.30	7.95	1.78	61	(0)	(0)	(0)	0.1	皮下脂肪11.4%, 筋間脂肪7.9%
0	0.2	Tr	0.98	0.27	5.3	0.42	0.3	1	1.05	1	0.56	0.57	0.24	64	(0)	(0)	(0)	0.1	
1	0.2	2	0.90	0.28	6.5	0.24	1.3	1	0.70	*49	1.18	1.49	0.56	49	(0)	(0)	(0)	2.8	*添加品を含む
1	0.3	3	0.60	0.12	6.6	0.23	0.4	2	0.57	*50	4.99	5.69	1.38	40	(0)	(0)	(0)	2.5	*添加品を含む
1	0.4	Tr	0.34	3.60	14.0	0.57	25.2	810	7.19	20	0.78	0.24	0.75	250	(0)	(0)	(0)	0.1	
Tr	0.2	35	0.07	0.09	10.6	0.45	0.2	7	1.96	2	3.15	4.51	1.64	79	(0)	(0)	(0)	0.1	皮及び皮下脂肪21.5%
Tr	0.2	53	0.07	0.18	5.0	0.18	0.4	11	1.68	3	3.90	5.83	1.97	98	(0)	(0)	(0)	0.1	皮及び皮下脂肪21.2%
0	0.2	14	0.09	0.11	11.8	0.60	0.1	10	3.08	-	0.18	0.21	0.13	67	(0)	(0)	(0)	0.1	*すじ
Tr	0.4	14	0.38	1.80	4.5	0.65	44.4	1,300	10.10	20	0.71	0.43	0.62	370	(0)	(0)	(0)	0.2	

は蓄積されて肉のpHも下がる。一方，クレアチン-リン酸も消費しつくされてATPの再合成もできなくなっている。したがって生筋の場合のような弛緩は行われず，硬直が続くことになる。

　死後硬直には発熱が伴い硬直熱と呼ばれるが，硬直の起こるまでの時間や，持続時間などは動物の種類，屠殺前の状態（苦悶，安静など）等により異なる。ウシでは夏季で1～2時間で起こり40時間位で終わるが，冬では数時間後に起こり，70～80時間続く。一定時間たつと死後硬直の時期は終わり，硬直解除（Rigor off）が起き，筋肉は再び軟らかくなる。これは生筋の弛緩とは外見的には似ているが，それとはまったく異なった現象で，現在のところでは肉タンパク質の加水分解や，アクトミオシンの解離，タンパク質の水和現象などによるものとされている。これにより肉は自己消化を受けてアミノ酸，ペプチドなどの呈味成分が増加して調理に適するようになる。

　このように肉を利用するため硬直期から軟化期まで貯蔵することを熟成といい，牛肉では0℃で10日間，8～10℃で3日間位が適当とされている。熟成が進み，アミン類がふえpHが再び中性に近づくに従い細菌の繁殖がはげしくなり，腐敗の状態に入る。

ⅲ　肉の成分と性状

　肉類の一般成分は畜肉の種類によってもやや異なるが，むしろ部位，老幼，飼料，肥痩などによる差が大きい。ふつう約70％の水分，20％のタンパク質，5～20％の脂質を含み糖質は微量含まれるに過ぎない。なおこのほか約1％の無機質を含む。このうちタンパク質，無機質の量は諸条件により変動することは少ないが，脂肪がもっとも変わり，牛肉，豚肉の脂肪の多いところの肉と，少ないところの肉では，脂肪含有量に大きな差がある。なお脂肪が多いとそれだけ水分量が少なくなっている。新鮮な肉をすり潰して強く圧搾したときの汁液を肉漿（Muscle plasma）といい，残る部分を肉基質（Muscle stroma）と呼ぶが，筋線維中のアルブミノイドおよび結合組織などが肉基質として残り，そのほかの筋漿および筋原線維などは肉漿中に含まれる。

(a) タンパク質

食肉中には，15～20％のタンパク質が含まれるが，そのうち約50％が筋原線維タンパク質（Myofibrillar protein）で，筋漿タンパク質（Sarcoplasma protein）と肉基質タンパク質（Stroma protein）とが残りの50％をしめる。

筋原線維タンパク質としてはミオシン（Myosin）とアクチン（Actin）がおもなもので，このほかトロポミオシン（Tropomyosin）などが含まれる。アクチンは筋原線維中の細いフィラメントに（図14），ミオシンは太いフィラメントに存在し，アクチン溶液とミオシン溶液とを混合するとアクトミオシン（Actomyosin）を生じ，粘性，流動複屈折などが増大し，これを水中に注入すると繊維状となり，ATPを加えると収縮することから生筋の筋収縮のモデルとされている。

ミオシンはまたATPをADPと無機リン酸に加水分解するATPaseの作用をもち，アクチンとともに筋収縮をはじめ，筋肉の死後硬直や，食肉の保水，粘着性などに関係があるとされている。

筋漿タンパク質としてはミオゲン（Myogen）と呼ばれるアルブミン様のタンパク質やグロブリンX（Globulin X）といわれるタンパク質が含まれ，硫酸

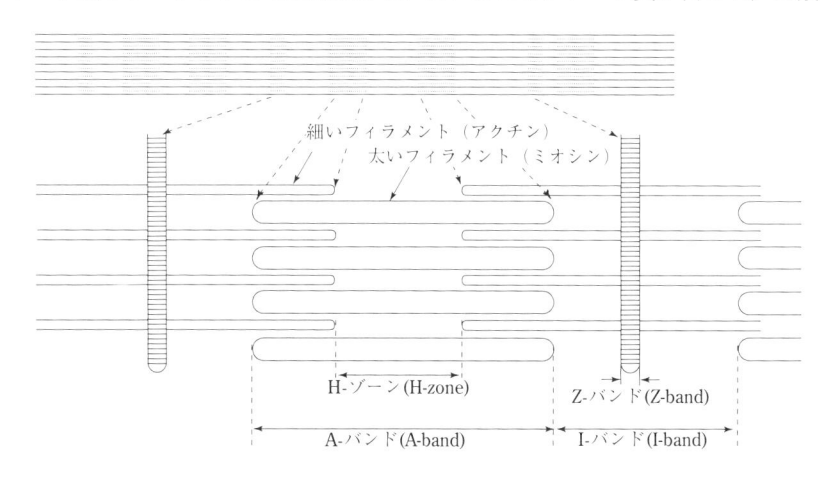

図14　横紋筋の縞模様

食品名	たんぱく質	イソロイシン	ロイシン	リジン	メチオニン	シスチン	フェニルアラニン	チロシン	トレオニン	トリプトファン	バリン
	g	g	g	g	g	g	g	g	g	g	g
牛　　肉	18.4	0.88	1.60	1.70	0.54	0.22	0.77	0.63	0.89	0.21	0.92
豚　　肉	19.7	0.96	1.60	1.80	0.57	0.23	0.80	0.68	0.93	0.24	1.10
羊　　肉	17.9	0.87	1.50	1.70	0.51	0.21	0.75	0.63	0.85	0.22	0.93
馬　　肉	20.1	0.98	1.70	1.90	0.55	0.22	0.85	0.69	0.93	0.24	1.00
鶏　　肉	18.0	0.88	1.50	1.60	0.53	0.22	0.74	0.62	0.84	0.21	0.92
兎　　肉	20.5	1.00	1.70	1.90	0.58	0.23	0.83	0.74	0.97	0.24	1.10
鯨　　肉	23.0	1.00	1.90	2.30	0.59	0.20	0.89	0.72	0.98	0.27	(1.00)
牛 肝 臓	19.6	0.90	1.80	1.60	0.48	0.34	1.10	0.68	0.89	0.29	1.20
豚 肝 臓	20.4	0.90	1.80	1.50	0.49	0.36	1.00	0.72	0.91	0.29	1.20
鶏 肝 臓	18.9	0.86	1.60	1.40	0.47	0.30	0.91	0.71	0.88	0.27	1.10

（　）は第一制限アミノ酸

アンモニウムで飽和沈殿させていくといくつかの区分に分けられる。また色素タンパク質のミオグロビン（Myoglobin）も含まれ，解糖作用に関係のある酵素の多くはこの部分に含まれるといわれる。

肉基質タンパク質としては硬タンパク質のコラーゲン，エラスチン，レチキュリンなどがあり，いずれも水に溶けない強靭なタンパク質で，結合組織をつくり，肉の硬さと関係がある。

肉類のタンパク質のアミノ酸組成は動物の種類による差異はあまりなくリジン，トレオニンに富み，含硫アミノ酸，トリプトファンがやや少ないが，優秀なアミノ酸組成を示す。

(b) 脂　　質

脂質は皮下や内臓周囲の脂肪組織に存在するものが多いが，筋膜などの結合組織中にも存在する。各種食肉の脂肪の融点などの性状は表41に示すとおりであるが，一般に陸生哺乳類の脂肪は魚類，鳥類に比べ，融点の高い固脂で，ヨウ素価は低く，飽和脂肪酸の含有量が高い。その構成脂肪酸としては，オレイン酸，パルミチン酸，ステアリン酸などが多い。脂肪の融点は畜肉製品の舌ざ

ヒスチジン	アルギニン	アラニン	アスパラギン酸	グルタミン酸	グリシン	プロリン	セリン	アミノ酸スコア	備考
g	g	g	g	g	g	g	g		
0.75	1.20	1.10	1.80	2.90	0.81	0.74	0.76	100	サーロイン,脂身なし,和牛
1.00	1.30	1.10	1.90	3.10	0.86	0.81	0.76	100	ロース,脂身なし,大型種
0.70	1.20	1.10	1.70	3.00	0.82	0.75	0.68	100	マトン,ロース,脂身なし
1.00	1.30	1.20	2.00	3.10	0.87	0.83	0.76	100	
0.67	1.20	1.10	1.80	2.90	0.89	0.78	0.73	100	もも,皮なし,若鶏
0.99	1.30	1.20	2.00	2.90	0.86	0.75	0.79	100	
0.84	1.40	1.30	2.00	3.30	0.95	1.10	0.85	90	赤肉
0.60	1.20	1.20	1.90	2.60	1.20	1.00	0.88	100	
0.57	1.10	1.20	1.90	2.60	1.10	1.10	0.91	100	
0.53	1.20	1.10	1.70	2.50	0.96	0.90	0.84	100	

わりと関係が深く,豚脂が牛脂に比べて舌ざわりのよいのは豚脂の融点が牛脂のそれよりも低く人間の体温に近いためといわれている。

　動物体の脂肪の性質は飼料,季節,部位などによりかなり変動する。不ケン化物のおもなものはコレステロールで,その量は多くはないが,内臓とくに肝臓はコレステロールを合成する場所なので量は多い（コレステロール467mg/肝臓（豚）100g）。

(c) 糖　　質

　筋肉中の糖質としてはグリコーゲンが主なものであり,屠殺後は急激に減少して食肉中には0.3％以下となる。しかし馬肉中には比較的多く約1％含まれる。グリコーゲンは解糖作用の結果乳酸となり食肉中に含まれるようになる。

表41　各種動物体脂肪の性質

	融点（℃）	ヨウ素価
牛　脂	40〜50	32〜47
豚　脂	33〜46	46〜66
羊　脂	44〜55	31〜46
馬　脂	30〜43	71〜86
鶏　脂	30〜32	58〜80
家兎脂	40〜42	68〜70

(d) 無機質とビタミン

　無機質としてはカリウム,リン,イオウが多く,ナトリウム,カルシウム,マグネシウムなどは少ない。酸性元素の当量に比べて,アルカリ性元素のそれ

が少ないため肉全体としては酸性食品に属する。

ビタミンは肉中にあるものはほとんどB関係のもので、量は多くはないが、内臓とくに肝臓はビタミンA、Dなどが多く、また鉄も多く含まれている。

(e) **エキス分**（Extractives）

獣鳥肉を水で煮た場合溶出する成分をエキス分（Extractives）といい、全固形分の約2％が抽出されるが、その半分が有機物で残りは無機物である。有機物中にはグルタミン酸、アラニン、トレオニンなどの遊離アミノ酸やペプチドのカルノシン（Carnosin）、アンセリン（Anserin）や、クレアチン、ヒポキサンチン、カルニチンなどの有機塩基または肉塩基といわれるもの、さらにタウリンなどが含まれ、これらの窒素化合物以外のものとしては乳酸などの有機酸がおもなものであるが、これらが溶出する無機物のリン酸などとともに、肉エキスの風味を構成している。また食肉を加熱した場合の独特のフレバーは肉汁中のこれらの窒素化合物と糖質とのアミノカルボニル反応により生ずるといわれ、さらにこれに脂肪からの酸化によって生じたものが加わり肉特有のフレバーをつくるものといわれている。

さらにエキス分はフライパンなどで肉を加熱した場合生ずるいわゆるパンジュース（Pan juice）中にも含まれ、肉料理の旨味を構成する重要な成分である。

iv **食肉の色素と発色**

獣鳥肉類の色素としては筋肉色素であるミオグロビン（Myoglobin）と血色素のヘモグロビン（Hemoglobin）がおもなものであるが、ヘモグロビンは肉本来の色素ではなく、筋肉内に発達している毛細管中に屠殺放血後も残っている血液中に含まれているものである。毛細血管のよく発達した馬肉や成牛の肉、または放血不充分の肉は、赤色が濃いが、仔牛や豚肉には毛細血管が少ないため肉色は淡い。食肉の色の変化および発色剤との関係は前述したとおりである（食品の色素の項参照）。

V 食品学各論

v 各種獣鳥肉

（a）牛　肉（Beef）

牛肉の色は鮮紅色から暗赤褐色まであり，そのうち色の濃い肉，たとえば牡牛（Bull）の肉はやや硬く，色の淡いものは水っぽくて軟らかい。肉質としては脂肪が組織間に網状に入ることを"サシ"と言うが，この"サシ"のよく入ったものが良質で"かの子肉"または"しも降り肉"と呼ばれている。また仔牛の肉（Veal）は満1歳頃までのウシの肉をさすが，繊維は軟らかく脂肪分や肉塩基が少なく風味に乏しい。一般に若い牝牛（素牛（モトウシ）Heifer）や去勢牛（Steer）の肉は鮮紅色で軟らかく美味で，乳牛（Cow）の老牛や牡牛（Bull, Ox）などの肉は濃赤色で硬く味の劣るものが多い。枝肉は極上，上，中，並，等外の五つに格付けする。その截切法は国により多少異なる（図15）。精肉用には骨などを除き，さらに小割りにされ特選，ヒレ肉，ロース肉，上，中，並，こまぎれ，ひき肉の八種類に分けて販売されている。

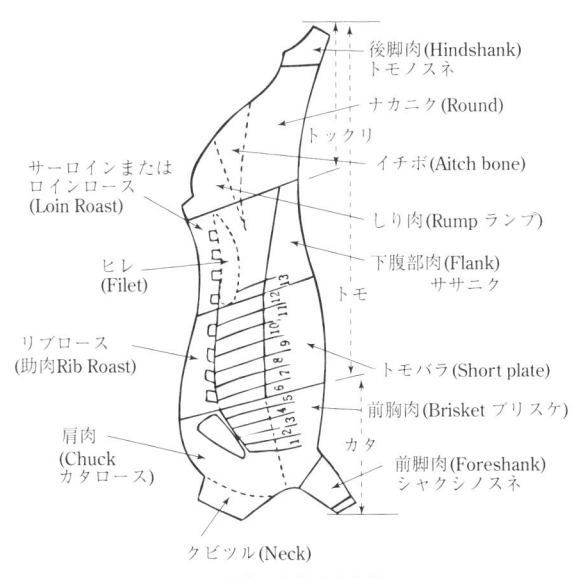

図15　牛肉の各部分と名称

(b) 豚　肉 (Pork)

　脂肪は牛肉よりも多くその性質が肉質を左右する。脂肪が白くて硬く芳香のあるものが良質である。餅豚(オオムギ，コムギ，いも類で飼育したもの)，水豚(軟脂で油粕や米糠などで飼育)，あわ豚(黄色で異臭のあるもので都市の厨芥で飼育)といわれる。豚脂は牛脂に比べ，ステアリン酸が少なくオレイン酸が多いため牛脂よりやや軟らかい。また豚肉はビタミンB_1を牛肉の約10倍含む。

　豚枝肉の截切と名称は図16のとおりである。豚肉は変質が早いため多量の買い置きは避けるべきである。またハムやソーセージなど種々の製品に加工されるが，今日では塩味の淡いものが好まれ，短期保存用のものが多いから冷蔵などに注意を要する。

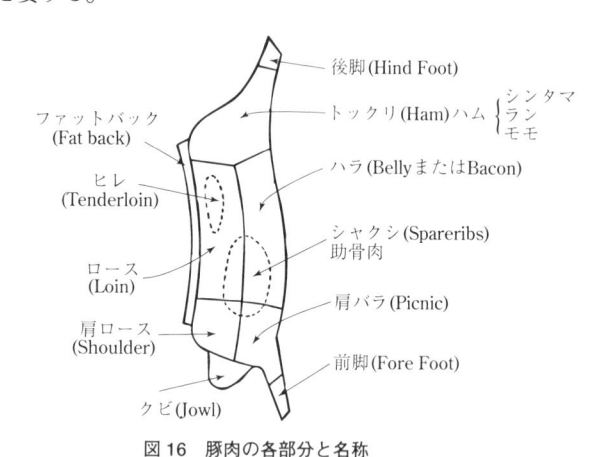

図16　豚肉の各部分と名称

(c) 鶏　肉 (Chicken meat)

　肉質は緻密であるが繊維は細かく柔らかい。腿部は常紅色で赤身といわれ，胸部は白っぽくて白身といわれる。脂肪は皮下に沈着して筋肉線維中に入ることが少ないから味は淡白である。また皮も脂肪に富み柔らかいため肉とともに料理されることが多い。鳥肉は獣肉よりも高度の不飽和脂肪酸が多く酸敗しやすく，また熟成も速いため，いたみやすく保存や貯蔵に注意が必要である。

　最近生後70日前後の食用鶏の若鳥(1.13kg　以下放血，毛引きしたもの)

をアメリカの規格ではブロイラー（Broiler）といわれ，冷凍したものが普及し，焼肉用に用いられている。

2.2 魚介類 (Fish and Shell fish)

i 魚介類の種類

四辺を海洋で囲まれた日本では魚介類は重要な食糧資源であり，古くからいろいろのものにも加工されて広く食生活に利用されている。魚介類は種類がきわめて多いが，ふつう生鮮魚介類と加工魚介類とに分けられ，生鮮魚介類はその産地別により遠洋沖合魚（まぐろ類，かつお類など）と内海内湾魚（たい類，貝類など）に分け，加工魚介類はその加工形態により素干し（するめ，みがきにしんなど），塩干し，乾物（干しいわし，干しあじなど），煮干し，節類（かつお節など），塩蔵品（塩蔵ますなど），練り製品（かまぼこなど）に分けられる。なお水産物としてはこのほか海草類や鯨肉などが含まれる。

日本の総漁獲量は11,619（千トン）(2000)で，その利用状況はつぎのとおりである。

総漁獲量 11,619（千トン）
- 生鮮・冷凍　　　　　　35.8%
- 塩干，燻製，その他　　36.7%
- 缶詰　　　　　　　　　3.0%
- 飼肥料　　　　　　　　24.5%

また日本の一人一日当たりの魚介類摂取量（可食部分）は104g（鯨を含まず）である（2000）。

この魚介類を上述のように遠洋沖合産（海草を含む）と内海内湾産のものとに区別すると，その摂取割合はほぼ3対1となる。

一方魚粉（家畜の飼料用）や魚介類の一部が輸入されているが，輸入量の多いものはエビ，サケ，マス，タイなどである。

ii 魚介類の特徴と性状

現在日本で食用にされている魚介類は数百種にも及び動物学上の分類でも軟体動物，節足動物，棘皮動物，脊椎動物などと広く多岐にわたるためその性状

はきわめて複雑である。

これを獣鳥肉類と比較した場合，肉質の栄養価はほぼ同じであるが，魚介類は新鮮なほどよく，畜肉のように熟成を行わず，生鮮のまま食用にする点が異なる。

魚肉の成分は魚の種類，季節，年齢，雌雄などにより差があるが，平均して水分77％（獣肉70％以下同じ），タンパク質19％（20％），脂肪2％（5〜10％）で糖質はきわめて少なく，このほか無機質1％（1％）を含む。

成分中水分および脂肪含有量に変動がはげしく，脂肪は初冬の魚，産卵または放精前の魚に，雄より雌に，背より腹に多く，また多量の餌を追って活発に活動している時期（しゅん，旬）に脂肪含有量が大きい。

魚肉は肉漿が畜肉より多く肉基質が少なく，繊維も細かいため肉質は獣鳥肉よりも柔らかく，また死後硬直の時間が短いため熟成は行わず，漁獲後ただちに冷蔵，冷凍してできるだけ硬直状態に保ち，生鮮度を保持するようにしている。刺身の一種の"あらい"はごく新鮮な魚を水洗いして，グリコーゲンやATPを減少させ死後硬直を促進させたものである。

iii 魚肉の構造と性質

硬骨魚肉の筋肉部は全体の約50％をしめるが，その構造はほかの脊椎動物と同じく筋線維の集合したもので，食用にする部分はおもに頭部より尾部に至る脊椎骨をはさんだ体の両側に多数並んでいる側筋である。側筋は図のようにほぼS字状に並んだ筋節の集合したもので体軸にそって上半，下半に分けられ，結局脊椎の左右，上下の計四つの筋群に分けられる。また筋節と筋節とは腱状隔膜の薄い白色に膜状の結合組織により結合されている。

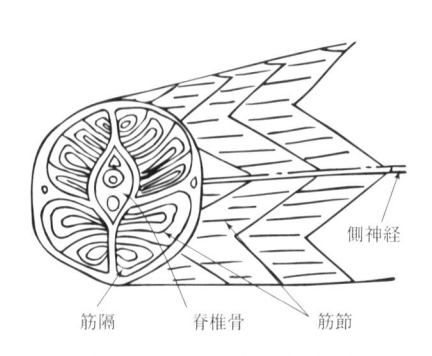

またイワシ，サンマ，カツオなどの運動の盛んな魚には図のように側線の下

部に暗赤色の血合肉（Dark Meat）といわれる特殊な筋肉があり，ふつうの並肉（Ordinary Meat）よりミオグロビン，シトクローム，ビタミン類，脂質などを多く含むが味は悪い。

多くの魚の筋肉は白色か薄桃色を呈しカツオ，マグロなどの筋肉は肉漿中の赤色色素により赤色をしている。肉色によって魚の肉を赤身と白身とに区別する。

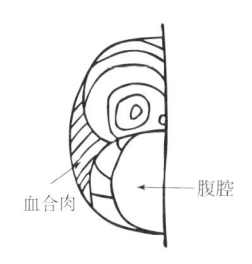

iv 魚肉の成分

(a) タンパク質

魚肉タンパク質は硬骨魚類では脊椎動物である畜肉と基本的には大きな差はない。魚肉を食するとき魚皮も利用することが多いが魚皮中のタンパク質としてはコラーゲンが大部分（90%）をしめ，そのほかエラスチン（1.5%）が含まれる。

魚肉タンパク質を構成するアミノ酸組成はふつうの硬骨魚類では獣鳥肉類のそれとよく似ているが，軟体動物に属するイカ，タコ，貝類ではトレオニン，リジンがやや少ない結果が出ている。

魚肉エキス分中にはタンパク質以外に種々の遊離アミノ酸がみられ，アルギニン，ヒスチジン，リジンなどの塩基性アミノ酸や，イノシン酸，ヒポキサンチンなどのプリン塩基や，ベタイン，タウリン，クレアチンなどの含窒素有機化合物が含まれている。また魚肉には特有のトリメチルアミンオキサイド（$(CH_3)_3N \rightarrow O$）が含まれているため，これが細菌により還元されて揮発性のトリメチルアミン（$(CH_3)_3N$）となり魚臭の原因となっている。

(b) 脂 質

魚介類の脂質は大部分が中性脂肪で不ケン化物は少なく1〜2%前後である。中性脂肪では不飽和脂肪酸が多く，ふつう室温では液状を呈するものが多い。またその不飽和度も獣鳥肉のそれよりも高く，淡水魚ではC_{16}，C_{18}の不飽和酸が多く，C_{20}，C_{22}の不飽和酸は少ないが，海水魚ではC_{16}，C_{18}は少なく，C_{20}，C_{22}

食品名	廃棄率	エネルギー		水分	たんぱく質	脂質	炭水化物	灰分	無機質 ナトリウム	カリウム	カルシウム	マグネシウム	リン	鉄	亜鉛	銅	ビタミン A レチノール	カロテン	レチノール当量
	%	kcal	kJ	(……… g ………)					(……………… mg ………………)								(…… μg ……)		
あじ																			
まあじ, 生	*55	121	506	74.4	20.7	3.5	0.1	1.3	120	370	27	34	230	0.7	0.7	0.08	10	Tr	10
むろあじ, 生	*45	166	695	67.7	23.6	6.9	0.4	1.4	56	420	19	35	280	1.6	1.0	0.13	4	0	4
あゆ, 天然, 生	*45	100	418	77.7	18.3	2.4	0.1	1.5	70	370	270	24	310	0.9	0.8	0.06	35	0	35
いわし																			
まいわし, 生	*50	217	908	64.4	19.8	13.9	0.7	1.2	120	310	70	34	230	1.8	1.1	0.14	40	Tr	40
丸干し	*15	193	808	54.6	32.8	5.5	0.7	6.4	1,500	470	440	100	570	4.4	1.8	0.21	40	0	40
かたくちいわし, 生	*45	192	803	68.2	18.2	12.1	0.3	1.2	85	300	60	32	240	0.9	1.0	0.17	11	0	11
うなぎ, 養殖, 生	*25	255	1,067	62.1	17.1	19.3	0.3	1.2	74	230	130	20	260	0.5	1.4	0.042	2,400	Tr	2,400
養殖, 蒲焼き	0	293	1,226	50.5	23.0	21.0	3.1	2.4	510	300	150	15	300	0.8	2.7	0.07	1,500	0	1,500
かつお, 春獲り, 生	*35	114	477	72.2	25.8	0.5	0.1	1.4	43	430	11	42	280	1.9	0.8	0.11	5	0	5
秋獲り, 生	*35	165	690	67.3	25.0	6.2	0.2	1.3	38	380	8	38	260	1.9	0.9	0.10	20	0	20
まがれい, 生	*50	95	397	77.8	19.6	1.3	0.1	1.2	110	330	43	28	200	0.2	0.8	0.03	5	0	5
きんめだい, 生	*60	160	669	72.1	17.8	9.0	0.1	1.0	59	330	31	73	490	0.3	0.3	0.02	63	0	63
こい, 養殖, 生	*50	171	715	71.0	17.7	10.2	0.2	0.9	49	340	22	2	180	0.5	1.2	0.05	4	0	4
さけ																			
ぎんざけ, 養殖, 生	*0	204	854	66.0	19.6	12.8	0.3	1.3	48	350	12	25	290	0.3	0.6	0.05	36	Tr	36
しろさけ, 生	*0	133	556	72.3	22.3	4.1	0.1	1.2	66	350	14	28	240	0.5	0.5	0.07	11	0	11
べにざけ, 生	0	138	577	71.4	22.5	4.5	0.1	1.5	57	380	10	31	260	0.4	0.5	0.07	27	0	27
にじます, 淡水養殖, 生	*45	127	531	74.5	19.7	4.6	0.1	1.1	50	370	24	28	240	0.2	0.6	0.04	17	0	17
まさば, 生	*40	202	845	65.7	20.7	12.1	0.3	1.2	140	320	9	32	230	1.1	1.0	0.10	24	0	24
さわら, 生	*0	177	741	68.6	20.1	9.7	0.1	1.5	65	490	13	32	220	0.8	1.0	0.03	12	0	12
さんま, 生	*30	310	1,297	55.8	18.5	24.6	0.1	1.0	130	200	32	28	180	1.4	0.8	0.11	13	0	13
したびらめ, 生	*45	96	402	78.0	19.2	1.6	Tr	1.2	140	310	36	31	160	0.3	0.5	0.02	30	0	30
すずき, 生	*0	123	515	74.8	19.8	4.2	Tr	1.2	81	370	12	29	210	0.2	0.5	0.02	180	0	180
まだい, 天然, 生	*50	142	594	72.2	20.6	5.8	0.1	1.3	55	440	11	31	220	0.2	0.4	0.02	8	0	8
養殖, 生	*55	194	812	66.1	21.7	10.8	0.1	1.3	56	470	11	34	240	0.2	0.5	0.02	11	0	11
たちうお, 生	*35	266	1,113	61.6	16.5	20.9	Tr	1.0	88	290	12	29	180	0.2	0.5	0.02	52	0	52

V 食品学各論 187

			ビ	タ	ミ	ン				脂	肪	酸	コレステロール	食物繊維			食塩相当量	備考
D	E	K	B_1	B_2	ナイアシン	B_6	B_{12}	葉酸	パントテン酸	C	飽和	一価不飽和	多価不飽和		水溶性	不溶性	総量		
μg	mg	μg	(………mg………)			(…μg…)			(…mg…)		(……g……)			mg	(……g……)			g	
2	0.4	(0)	0.10	0.20	5.4	0.40	0.7	12	0.70	Tr	0.86	0.81	0.95	77	(0)	(0)	(0)	0.3	*頭部, 内臓, 骨, ひれ等
6	0.6	(0)	0.18	0.32	15.2	0.57	12.8	5	0.74	Tr	1.79	1.11	1.66	64	(0)	(0)	(0)	0.1	*頭部, 内臓, 骨, ひれ等
1	1.2	(0)	0.13	0.15	3.1	0.17	10.3	27	0.67	2	0.64	0.61	0.54	83	(0)	(0)	(0)	0.2	*頭部, 内臓, 骨, ひれ等
10	0.7	Tr	0.03	0.36	8.2	0.44	9.5	11	1.17	Tr	3.84	2.80	3.81	65	(0)	(0)	(0)	0.3	*頭部, 内臓, 骨, ひれ等
50	0.7	1	0.01	0.41	15.6	0.68	29.3	31	1.00	Tr	1.49	1.11	1.50	110	(0)	(0)	(0)	3.8	*頭部, ひれ等
4	0.4	(0)	0.03	0.16	9.7	0.58	13.9	19	1.07	1	3.79	2.65	2.78	70	(0)	(0)	(0)	0.2	*頭部, 内臓, 骨, ひれ等
18	7.4	(0)	0.37	0.48	3.0	0.13	3.5	14	2.17	2	4.12	8.44	2.89	230	(0)	(0)	(0)	0.2	*頭部, 内臓, 骨, ひれ等
19	4.9	(0)	0.75	0.74	4.1	0.09	2.2	13	1.29	Tr	5.33	9.85	3.40	230	(0)	(0)	(0)	1.3	
4	0.3	(0)	0.13	0.17	19.0	0.76	8.4	6	0.70	Tr	0.12	0.07	0.14	60	(0)	(0)	(0)	0.1	通称名：初がつお。*頭部, 内臓, 骨, ひれ等
9	0.1	(0)	0.10	0.16	18.0	0.76	8.6	4	0.61	Tr	1.50	1.33	1.84	58	(0)	(0)	(0)	0.1	通称名：戻りがつお。*頭部, 内臓, 骨, ひれ等
13	1.5	(0)	0.03	0.35	2.5	0.15	3.1	4	0.66	1	0.25	0.26	0.32	71	(0)	(0)	(0)	0.3	*頭部, 内臓, 骨, ひれ等
2	1.7	(0)	0.03	0.05	2.7	0.28	1.1	9	0.23	1	2.16	3.79	1.59	60	(0)	(0)	(0)	0.1	*頭部, 内臓, 骨, ひれ等
14	2.0	(0)	0.46	0.18	3.3	0.13	10.0	5	1.48	Tr	2.03	4.67	1.85	86	(0)	(0)	(0)	0.1	*頭部, 内臓, 骨, ひれ等
15	1.8	(0)	0.15	0.14	5.3	0.32	5.2	9	1.37	1	0.87	4.86	2.92	60	0	0	0	0.1	切り身。*三枚下ろしの場合35%（頭部, 内臓, 骨, ひれ等）
32	1.2	(0)	0.15	0.21	6.7	0.64	5.9	20	1.27	1	0.66	1.64	0.91	59	(0)	(0)	(0)	0.2	切り身。*三枚下ろしの場合40%（頭部, 内臓, 骨, ひれ等）
33	1.3	(0)	0.26	0.15	6.0	0.41	9.4	13	1.23	Tr	0.81	1.75	1.03	51	(0)	(0)	(0)	0.1	輸入品。切り身
12	1.2	(0)	0.21	0.10	4.0	0.36	6.0	13	1.63	2	0.93	1.37	1.26	72	(0)	(0)	(0)	0.1	*頭部, 内臓, 骨, ひれ等
11	0.9	5	0.15	0.28	10.4	0.51	10.6	12	0.76	Tr	3.29	3.62	1.91	64	(0)	(0)	(0)	0.4	*頭部, 内臓, 骨, ひれ等
7	0.3	(0)	0.09	0.35	9.5	0.40	5.3	8	1.16	Tr	2.14	3.26	2.30	60	(0)	(0)	(0)	0.2	切り身。*三枚下ろしの場合30%（頭部, 内臓, 骨, ひれ等）
19	1.3	Tr	0.01	0.26	7.0	0.51	17.7	17	0.81	Tr	4.33	10.44	4.58	66	(0)	(0)	(0)	0.3	*頭部, 内臓, 骨, ひれ等
2	0.6	(0)	0.06	0.14	3.3	0.20	2.6	12	0.26	1	0.34	0.33	0.45	75	(0)	(0)	(0)	0.4	*頭部, 内臓, 骨, ひれ等
10	1.2	(0)	0.02	0.20	3.9	0.27	2.0	8	0.93	3	1.04	1.20	1.08	67	(0)	(0)	(0)	0.2	切り身。*三枚下ろしの場合55%
5	1.0	(0)	0.09	0.05	6.0	0.31	1.2	5	0.64	1	1.47	1.59	1.38	65	(0)	(0)	(0)	0.1	*頭部, 内臓, 骨, ひれ等
8	2.4	(0)	0.34	0.09	5.4	0.37	1.4	4	1.39	1	2.59	3.12	2.80	72	(0)	(0)	(0)	0.1	*頭部, 内臓, 骨, ひれ等
14	1.2	(0)	0.01	0.07	3.9	0.20	0.9	2	0.56	1	5.83	7.26	3.87	72	(0)	(0)	(0)	0.2	*頭部, 内臓, 骨, ひれ等

食品名	廃棄率	エネルギー		水分	たんぱく質	脂質	炭水化物	灰分	無機質								ビタミン A		
									ナトリウム	カリウム	カルシウム	マグネシウム	リン	鉄	亜鉛	銅	レチノール	カロテン	レチノール当量
	%	kcal	kJ	(………… g …………)					(………………… mg …………………)								(…… μg ……)		
たら																			
まだら, 生	*0	77	322	80.9	17.6	0.2	0.1	1.2	110	350	32	24	230	0.2	0.5	0.04	9	0	9
すけとうだら, 生	*60	79	331	80.4	18.1	0.2	0.1	1.2	130	350	41	32	270	0.4	0.5	0.06	56	0	56
どじょう, 生	*0	79	331	79.1	16.1	1.2	Tr	3.6	96	290	1,100	42	690	5.6	2.9	0.08	13	25	17
にしん, 生	*45	216	904	66.1	17.4	15.1	0.1	1.3	110	350	27	33	240	1.0	1.1	0.09	18	0	18
ひらめ, 天然, 生	*40	103	431	76.8	20.0	2.0	Tr	1.2	46	440	22	26	240	0.1	0.4	0.03	12	0	12
ぶり																			
成魚, 生	*0	257	1,075	59.6	21.4	17.6	0.3	1.1	32	380	5	26	130	1.3	0.7	0.08	50	(0)	50
はまち, 養殖, 生	*0	256	1,071	60.8	19.7	18.2	0.3	1.0	37	310	12	28	200	0.9	0.7	0.09	28	0	28
くろまぐろ, 赤身, 生	0	125	523	70.4	26.4	1.4	0.1	1.7	49	380	5	45	270	1.1	0.4	0.04	83	0	83
脂身, 生	0	344	1,439	51.4	20.1	27.5	0.1	0.9	71	230	7	35	180	1.6	0.5	0.04	270	0	270
わかさぎ, 生	0	77	322	81.8	14.4	1.7	0.1	2.0	200	120	450	25	350	0.8	2.0	0.19	99	Tr	99
貝類																			
あかがい, 生	*75	74	310	80.4	13.5	0.3	3.5	2.3	300	290	40	55	140	5.0	1.5	0.06	30	60	40
あさり, 生	*60	30	126	90.3	6.0	0.3	0.4	3.0	870	140	66	100	85	3.8	1.0	0.06	2	22	6
あわび, 生	*55	73	305	81.5	12.7	0.3	4.0	1.5	330	200	20	54	100	1.5	0.7	0.36	0	17	3
かき, 養殖, 生	*75	60	251	85.0	6.6	1.4	4.7	2.3	520	190	88	74	100	1.9	13.2	0.89	22	6	23
さざえ, 生	*85	89	372	78.0	19.4	0.4	0.8	1.4	240	250	22	54	140	0.8	2.2	0.39	Tr	360	61
しじみ, 生	*75	51	213	88.3	5.6	1.0	4.3	0.8	73	66	130	12	86	5.3	2.1	0.42	14	120	34
はまぐり, 生	*60	38	159	88.8	6.1	0.5	1.8	2.8	780	160	130	81	96	2.1	1.7	0.10	7	25	11
ほたてがい, 生	*50	72	301	82.3	13.5	0.9	1.5	1.8	320	310	22	59	210	2.2	2.7	0.13	10	150	35
ほたてがい, 貝柱, 生	0	97	406	75.7	17.9	0.1	4.9	1.4	120	420	7	47	260	0.2	1.8	0.04	0	0	0
えび																			
あまえび, 生	*65	87	364	78.2	19.8	0.3	0.1	1.6	300	310	50	42	240	0.1	1.0	0.44	3	0	3
いせえび, 生	*70	92	385	76.6	20.9	0.4	Tr	2.1	350	400	37	39	330	0.1	1.8	0.65	0	0	0
くるまえび, 養殖, 生	*55	97	406	76.1	21.6	0.6	Tr	1.7	170	430	41	46	310	0.5	1.4	0.42	0	49	8
かに																			
毛がに, 生	*70	72	301	81.9	15.8	0.5	0.2	1.6	220	340	61	38	260	0.5	3.3	0.47	Tr	(0)	Tr
ずわいがに, 生	*70	63	264	84.0	13.9	0.4	0.1	1.6	310	310	90	42	170	0.5	2.6	0.35	Tr	(0)	Tr
たらばがに, 生	*70	58	243	84.7	13.0	0.3	0.2	1.8	340	280	51	41	220	0.3	3.2	0.43	0	7	1
するめいか, 生	*25	88	368	79.0	18.1	1.2	0.2	1.5	300	270	14	54	250	0.1	1.5	0.34	13	0	13
まだこ, 生	*15	76	318	81.1	16.4	0.7	0.1	1.7	280	290	16	55	160	0.6	1.6	0.30	5	(0)	5

のものが多くヨウ素価も大である。海水産の魚料理のときなど串焼きにして油をきるのはこのためである。リン脂質としてはレシチンがおもなものでステロール類はコレステロールが大部分で軟体動物には特殊なステロール類が見出されている。

ビタミン											脂肪酸			コレステロール	食物繊維			食塩相当量	備考
D	E	K	B₁	B₂	ナイアシン	B₆	B₁₂	葉酸	パントテン酸	C	飽和	一価不飽和	多価不飽和		水溶性	不溶性	総量		
μg	mg	μg	(……mg……)					(…μg…)	(…mg…)		(…… g ……)			mg	(…… g ……)			g	
1	0.8	(0)	0.10	0.10	1.4	0.07	1.3	5	0.44	Tr	0.03	0.03	0.07	58	(0)	(0)	(0)	0.3	切り身。*三枚下ろしの場合65%(頭部，内臓，骨，ひれ等)
0	0.5	(0)	0.07	0.14	1.1	0.05	4.0	6	0.40	1	0.03	0.03	0.07	74	0	0	0	0.3	*頭部，内臓，骨，ひれ等
4	0.6	1	0.09	1.09	4.0	0.10	8.5	16	0.66	1	0.16	0.16	0.22	210	(0)	(0)	(0)	0.2	魚体全体
22	3.1	(0)	0.01	0.23	4.0	0.42	17.4	13	1.06	Tr	2.97	7.17	2.40	68	(0)	(0)	(0)	0.3	*頭部，内臓，骨，ひれ等
3	0.6	(0)	0.04	0.11	5.0	0.33	1.0	16	0.82	3	0.43	0.48	0.61	55	(0)	(0)	(0)	0.1	*頭部，内臓，骨，ひれ等
8	2.0	(0)	0.23	0.36	9.5	0.42	3.8	7	1.01	2	4.40	4.33	3.75	72	(0)	(0)	(0)	0.1	切り身。*魚体全体の場合40%(頭部，内臓，骨，ひれ等)
4	4.1	Tr	0.16	0.19	9.1	0.42	3.4	8	0.97	2	3.98	5.17	4.52	72	(0)	(0)	(0)	0.1	切り身。*魚体全体の場合40%(頭部，内臓，骨，ひれ等)
5	0.8	Tr	0.10	0.05	14.2	0.85	1.3	8	0.41	2	0.25	0.30	0.19	50	(0)	(0)	(0)	0.1	切り身（皮なし）
18	1.5	(0)	0.04	0.07	9.8	0.82	1.0	8	0.47	6	5.91	10.18	6.41	55	(0)	(0)	(0)	0.2	別名：とろ。切り身(皮なし)
2	0.7	Tr	0.01	0.14	1.6	0.17	7.9	21	0.51	1	0.29	0.32	0.56	210	(0)	(0)	(0)	0.5	
Tr	0.9	1	0.20	0.20	2.5	0.10	59.2	20	1.02	2	0.03	0.01	0.04	46	(0)	(0)	(0)	0.8	*貝殻及び内臓
0	0.4	Tr	0.02	0.16	1.4	0.04	52.4	11	0.39	1	0.02	0.01	0.04	40	(0)	(0)	(0)	2.2	*貝殻
(0)	0.5	23	0.10	0.09	1.0	0.02	0.4	22	1.90	1	0.04	0.03	0.04	97	(0)	(0)	(0)	0.8	*貝殻及び内臓
(0)	1.2	0	0.04	0.14	1.4	0.08	28.1	40	0.59	3	0.23	0.18	0.32	51	(0)	(0)	(0)	1.3	*貝殻
(0)	2.3	3	0.04	0.09	1.7	0.05	1.3	16	0.24	1	0.05	0.02	0.06	140	(0)	(0)	(0)	0.6	*貝殻及び内臓
(0)	1.6	1	0.03	0.25	1.0	0.09	62.4	17	0.38	1	0.13	0.12	0.14	78	(0)	(0)	(0)	0.7	*貝殻
(0)	0.5	Tr	0.08	0.16	1.1	0.09	28.4	20	0.37	1	0.08	0.04	0.11	25	(0)	(0)	(0)	2.0	*貝殻
(0)	0.9	1	0.05	0.29	1.7	0.07	11.4	87	0.66	3	0.18	0.09	0.15	33	(0)	(0)	(0)	0.8	*貝殻
(0)	1.1	(0)	Tr	0.07	2.0	0.13	2.0	81	0.35	2	0.01	Tr	0.02	33	(0)	(0)	(0)	0.3	
(0)	3.4	(0)	0.02	0.03	1.1	0.04	2.4	25	0.21	Tr	0.03	0.05	0.06	130	(0)	(0)	(0)	0.8	*頭部，殻，内臓，尾部等
(0)	3.8	(0)	0.01	0.03	2.1	0.14	0.3	15	0.41	1	0.03	0.03	0.07	93	(0)	(0)	(0)	0.9	*頭部，殻，内臓，尾部等
(0)	1.8	(0)	0.11	0.06	3.8	0.12	1.9	23	1.11	Tr	0.08	0.05	0.12	170	(0)	(0)	(0)	0.4	*頭部，殻，内臓，尾部等
(0)	2.2	(0)	0.07	0.23	2.3	0.16	1.9	13	0.41	Tr	0.05	0.06	0.15	47	(0)	(0)	(0)	0.6	*殻，内臓等
(0)	2.1	(0)	0.24	0.60	8.0	0.13	4.3	15	0.48	Tr	0.03	0.06	0.13	44	(0)	(0)	(0)	0.8	*殻，内臓等
(0)	1.9	(0)	0.05	0.07	2.1	0.14	5.8	21	0.65	1	0.03	0.05	0.08	34	(0)	(0)	(0)	0.9	*殻，内臓等
0	2.1	(0)	0.05	0.04	4.2	0.20	6.5	5	0.54	1	0.16	0.05	0.29	270	(0)	(0)	(0)	0.8	*内臓等
(0)	1.9	Tr	0.03	0.09	2.2	0.07	1.3	4	0.24	Tr	0.07	0.03	0.14	150	(0)	(0)	(0)	0.7	*内臓等

またサメの肝油中にはスクワレン（Squalen）（$C_{30}H_{50}$）が特異的に多く，そのほか魚肝油にはビタミンA，Dなどがかなり含まれている。

(c) 糖　　質

グリコーゲンが筋肉中に1％前後見出されるが市販の魚肉にはほとんどない。

しかし貝類にはグリコーゲンが割合多く，カキにはとくに多いが，時期によって増減し5，6，7月は減少し，8月の産卵期には最低となる（3月が最高）。

(d) 無機質とビタミン

無機質は1％前後含まれ，その組成は獣鳥肉と似ているが，微量元素である銅，亜鉛，コバルトなどを特別に多く含むものもあり，とくにヨウ素を多く含む点が獣鳥肉と異なる。ビタミン類は脂溶性ビタミンが並肉より血合肉に多く，とくに肝油中に多く含まれている。水溶性ビタミンのB_1は眼球に多く，またウナギ，ドジョウの皮にはB_2が比較的多い。

特殊なものとしてビタミンB_1分解酵素がハマグリ，アサリ，シジミなどに見出されるが，カキ，アカガイにはないといわれる。

(e) 魚介類の色素

魚肉筋肉中の色素には水溶性の色素タンパク質と脂溶性のカロテノイドとがある。赤身の魚肉の色はおもに筋肉色素のミオグロビンによるもので血液色素のヘモグロビンも含まれる。サケ，マスなどは脂溶性のアスタキサンチンを含むが，これがタンパク質と結合したオボベルジン（Ovoverdin）は青緑色を呈し，カニ，エビなどの甲殻中にあるが，加熱によりタンパク質が変性し赤色のアスタキサンチンを遊離し，さらに酸化物のアスタシンを生じて赤色を呈する。

v 魚介類の冷蔵，冷凍

魚介類は死後硬直が早く，軟化も速いため，自己消化は硬直の末期から激しくなり，ついで腐敗が起こる。一方魚油は酵素や空気によってしだいに酸化されていく。これらの変化を防ぐため魚類はそのまま，あるいは内臓を除いて$-25 \sim -30$℃に急速に冷凍した後，$-10 \sim -20$℃に貯蔵する。短期間の貯蔵では0℃のところに冷蔵する。冷凍により氷の結晶が生成するため肉組織はある程度破壊され，また脱水も生じて肉質は新鮮なものとは異なってくる場合が多い。冷凍でも油脂は長期保存では酸敗する。

vi 魚介類の品質と鮮度評価

魚介類の品質はおもに，その生鮮度により評価されるが，もっぱら色，にお

い，触感などの官能的な感覚によって，経験的に評価され，科学的な方法はほとんどいまだ実用化されていないのが現状である。

鮮度評価の官能的な方法としては，
- a) 皮膚の色：魚介類本来の特有の色彩をもち，みずみずしいものがよい。
- b) えらの色：新しいものは鮮紅色で不快臭がないが，古くなると暗赤色，暗緑色，褐色と変わり腐敗臭がしてくる。
- c) 目：澄みきって美しいものがよく，古くなると白濁し，また眼窩が落ち込むようになる。
- d) 硬直：死後硬直状態にあるものはきわめて新鮮で堅さから判定する。
- e) 腹部：古くなると自己消化によって腹切れが起こる。
- f) 肉の色とにおい：新鮮なものは鮮紅色か白色または透明で美しい光沢を有し，においも自然で不快臭がない。古くなると生臭くなり，ついでアンモニア臭や刺激臭が増える。

以上のうち一般的には堅さ，皮膚の色，目，えらの観察が行われる。

科学的な方法としては，魚介類の硬度や電気抵抗をはかる物理的方法や細菌類をはかる微生物学的方法などが試みられているが，一般には化学的方法が広く研究されている。

化学的方法としては魚肉の分解によって生ずるアンモニアやトリメチルアミンなどの揮発性塩基物質を定量したり，生鮮度によるpHの変化を測定する方法，魚肉タンパク質の溶解性の変化などを調べる方法などがあるが，最近は魚肉中の核酸系物質の変化，とくに死後初期に生ずるヒポキサンチンの生成量を測定して鮮度評価の指標とする方法が研究開発されている。

vii 魚介類の加工品

(a) 練り製品

かまぼこ，ちくわ，はんぺんなどの練り製品は鮮度のよい白身の魚（グチ，ヒラメ，トビウオなど）を水でさらした後，すりつぶし，これに食塩を加えて粘稠性をもたせ，必要ならばデンプンなどの弾力補強剤を加えて成型し加熱し

てつくられる。

練り製品では化学的な味のほかに物理的な触感である歯ごたえや歯切れが問題となるが，このような弾力的性質を"あし"と呼んでいる。"あし"の強さは魚の種類や鮮度などで異なり，その形成機構はまだ充分には解明されていないが，これらの魚のすり身を加熱凝固してできる筋肉タンパク質の網状構造によるものとされている。最近漁獲後すみやかに"あし"形成能を失うスケソウダラでも，ごく新鮮なうちに砂糖やソルビトールなどの糖類を加えてすり身としたものは冷凍保存してもかまぼこなどが製造できることが開発され，冷凍すり身として広く利用されている。

またすり身を放置しただけで，加熱しなくてもゲル化する場合があるが，これを"すわり"という。一度すわったすり身は再び磨砕し，加熱してももはや弾力のあるかまぼこをつくらない。"すわり"やすい魚が必ずしも"あし"の強いかまぼこを形成するとはかぎらない。

(b) 節　類

かつお節は日本独特のもので燻製品であり乾製品でもあるが，カツオの内臓，頭，尾などを除き，ふつう三枚におろしたもの（背側が男節，腹側が女節で計4本，1本のものの亀節では計2本）を蒸して油をぬき，火力であぶり干しする。一番火の仕上げが生節（なまり）で，弱火で3回位焙乾したものが新節で20回位火にかけ整形し，かびづけして日干したものがかつお節（本枯れ節）である。この呈味成分はイノシン酸のヒスチジン塩といわれ，コンブとともに日本料理の味の基本とされている。使う直前に削るのが原則であるが最近はサバ，マグロなどを交ぜた削り節（花かつお）がよく用いられる。

2.3　卵　類 (Eggs)

i　鶏卵の性状

卵を利用する家きんにはニワトリ，アヒル，シチメンチョウ，ガチョウ，ウズラなどがあるが日本でもっとも広く利用されているのは鶏卵である。鶏卵は1個約65gで卵殻が8～11%，卵白が56～59%，卵黄30～33%をしめる。

図17 鶏卵の構造

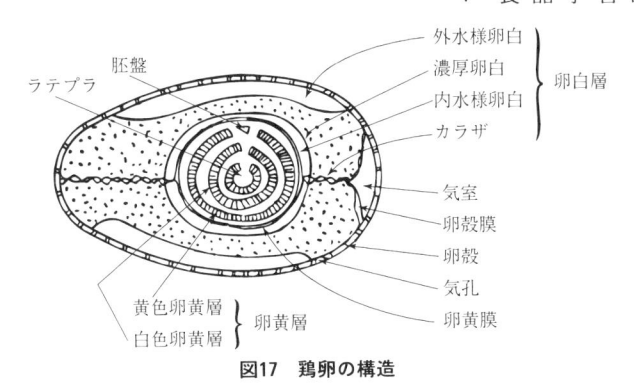

卵殻には多数の気孔があって空気の流通や水分の蒸散などの調節を行っているが，その表面には薄いケラチン繊維の被膜があり，卵が古くなるとケラチン膜が消失するため殻の表面はつやをもち滑らかになるから，卵の新しいか古いかのみわけができる。卵殻の内側に二層の卵殻膜があって卵の鈍端では分かれて，その間に気室をつくる。気室は空気や内容物から出た水蒸気で満たされており産卵直後にはみられないが古くなるにしたがって大きくなるから，気室の大きさを測定して鶏卵の鮮度の判定をする。

卵白の固形分含有量は約12％でそのほとんどがタンパク質からなるが，その性状から外水様卵白，濃厚卵白，内水様卵白，カラザの四層に分けられ，前者の三層の比率は鶏の品種，個体などによって異なる。また時間の経過とともに変化し，水様卵白が増加し濃厚卵白が減少する。

卵黄は無色透明の卵黄膜で包まれ球状で卵の中央部よりやや上方に位置し，卵白より比重が小さいため卵白中に浮んでいる。その上部には浮き出た直径3mm位の白い円盤状の胚（盤）がある。無精卵では胚全体が白色であるが，有精卵では無精卵より胚はやや大きく内部が透明な小円盤状で，その中央に白い斑点がみえる。卵黄膜は卵が古くなると卵白中の水分が卵黄に移り卵黄膜は弱くやぶれやすくなるから鮮度判定に利用される。

ⅱ 鶏卵の成分

鶏卵は平均して水分76％，タンパク質12.3％，脂質10.3％で，ほとんど糖質

食品名	廃棄率	エネルギー		水分	たんぱく質	脂質	炭水化物	灰分	無機質								ビタミン A		
									ナトリウム	カリウム	カルシウム	マグネシウム	リン	鉄	亜鉛	銅	レチノール	カロテン	レチノール当量
	%	kcal	kJ	(………… g …………)					(………………… mg …………………)								(…… μg ……)		
鶏卵 全卵, 生	*15	151	632	76.1	12.3	10.3	0.3	1.0	140	130	51	11	180	1.8	1.3	0.08	140	17	150
卵黄, 生	0	387	1,619	48.2	16.5	33.5	0.1	1.7	48	87	150	12	570	6.0	4.2	0.20	470	55	480
卵白, 生	0	47	197	88.4	10.5	Tr	0.4	0.7	180	140	6	11	11	0	Tr	0.02	0	0	0

食品名	たんぱく質	イソロイシン	ロイシン	リジン	メチオニン	シスチン	フェニルアラニン	チロシン	トレオニン	トリプトファン	バリン
	g	g	g	g	g	g	g	g	g	g	g
鶏卵 全卵	12.3	0.68	1.10	0.89	0.40	0.32	0.64	0.50	0.57	0.19	0.83
卵黄	15.3	0.82	1.30	1.20	0.38	0.31	0.65	0.63	0.73	0.22	0.93
卵白	10.4	0.58	0.93	0.72	0.41	0.32	0.62	0.42	0.47	0.16	0.76

を含まず（1％以下），この点がほかの食品ともっとも異なる。

(a) タンパク質

卵白には表42のように八種類のタンパク質が含まれる。卵白に同量の硫酸アンモニウム飽和溶液を加えるとグロブリン区分がリゾチーム，オボムチンとともに沈殿する。溶液に残るアルブミン区分にはオボアルブミン，コンアルブミン，オボムコイドが存在する。

オボアルブミンは卵白の主要なタンパク質であるが，超遠心分離では単一と思われたタンパク質も電気泳動で三成分に分けられる。オボアルブミンは室温で振とうしただけで簡単に変性し，元の2〜20倍の分子量のものとなり等電点で溶解性が悪くなる性質がある。オボアルブミンとコンアルブミンは煮ると固まるが，オボムコイドは固化しにくく，またトリプシンの消化作用を阻害する

V 食品学各論

ビタミン											脂肪酸			コレステロール	食物繊維			食塩相当量	備考
D	E	K	B_1	B_2	ナイアシン	B_6	B_{12}	葉酸	パントテン酸	C	飽和	一価不飽和	多価不飽和		水溶性	不溶性	総量		
μg	mg	μg	(……mg……)					(…μg…)	(…mg…)		(……g……)			mg	(……g……)			g	
**3	1.1	13	0.06	0.43	0.1	0.08	0.9	43	1.45	0	2.64	3.72	1.44	420	(0)	(0)	(0)	0.4	冷凍液全卵を含む。*付着卵白を含む卵殻。*卵殻13%。卵黄：卵白；31：69。**ビタミンD活性代謝物を含む
*6	3.6	40	0.21	0.52	0	0.26	3.0	140	4.33	0	9.22	11.99	5.39	1,400	(0)	(0)	(0)	0.1	液卵黄を含む。*ビタミンD活性代謝物を含む
0	0	1	0	0.39	0.1	0	0	0	0.18	0	Tr	Tr	Tr	1	(0)	(0)	(0)	0.5	液卵白を含む

ヒスチジン	アルギニン	アラニン	アスパラギン酸	グルタミン酸	グリシン	プロリン	セリン	アミノ酸スコア	備考
g	g	g	g	g	g	g	g		
0.31	0.78	0.70	1.30	1.60	0.41	0.47	0.84	100	
0.38	1.10	0.78	1.50	1.80	0.46	0.61	1.10	100	
0.26	0.61	0.65	1.10	1.40	0.38	0.38	0.67	100	

ため，生卵白の消化は半熟卵に比べて悪くなる。オボグロブリンにはG_2, G_3の二種類があり，リゾチームには細菌の細胞膜の糖質を破壊する性質（溶菌性）がある。アビジンはビタミンのビオチンと結合して不活性にする。

卵黄にはリポイドが多量に含まれ，遊離状態のものやタンパク質と結合した形のものなど複雑な形態で存在するため，これからタンパク質を純粋に分離するのが難しく研究者の研究方法によっていろいろの違いが出てくる。現在までの研究によるとだいたいつぎの三区分に分けられる。

1. リポプロテイン区分 　$\begin{cases} \alpha\text{-リポビテリン} \\ (\alpha\text{-Lipovitellin}) \\ \beta\text{-リポビテリン} \\ (\beta\text{-Lipovitellin}) \\ \text{ビテリニン} \\ (\text{Vitellenin}) \end{cases}$
   (Lipoprotein fraction)

2. フォスビチン区分
   (Phosvitin fraction)
3. リベチン区分　　　　$\begin{cases} \alpha \\ \beta \\ \gamma \end{cases}$
   (Livetin fraction)

表42　卵白タンパク質

(鶏卵)

タンパク質名	タンパク質中の%	分子量	等電点
オボアルブミン (Ovoalbumin)	65	45,000	4.58
コンアルブミン (Conalbumin)	13	76,600	6.8
オボムコイド (Ovomucoid)	12	28,000	3.9
リゾチーム (Lysozyme)	3	14,800	11.3
グロブリン G_2 (Globulin)	4	—	—
グロブリン G_3 (Globulin)	4	—	—
オボムチン (Ovomucin)	2	—	—
アビジン (Avidine)	0.1	40,000〜70,000	10

　リポプロテイン区分はリポイドと結合したタンパク質の区分でα-リポビテリン, β-リポビテリンやビテリニンが含まれる。フォスビチン区分は卵黄タンパク質の約10%をしめ, タンパク質性リンの60〜70%を含む。リベチン区分は卵黄タンパク質の約25%をしめ水溶性の熱凝固性のタンパク質でα, β, γの三区分, あるいは, それ以上に分画されており, 卵黄の酵素の大部分はリベチンに含まれているといわれる。

　鶏卵タンパク質のアミノ酸組成はとくに優れ, 完全タンパク質として動物実験にも使用される。

(b) 脂　質

　脂質のほとんどが卵黄に含まれ, その2/3が中性脂肪, 1/3がリン脂質で, そのほかわずかのステロール, セレブロシドなどが含まれる。脂肪酸としてはオレ

イン酸，パルミチン酸が大部分で，このほかリノール酸，ステアリン酸などが含まれる。リン脂質はレシチン（58％），セファリン（42％）からなりタンパク質と結合している。卵黄利用上の重要な性質である乳化性はおもにこのリポタンパク質およびその構成成分であるリン脂質によるものである。

卵黄中のコレステロールは脂質の約5％をしめ大部分は遊離の形で存在し，一部はエステルの形で含まれる。

(c) 糖　質

1％以下ときわめて少なく大部分はグルコースでタンパク質と結合して存在している。

(d) ビタミン，ミネラル，色素

ほとんどのビタミンが含まれるが，脂溶性ビタミンのA，D，E，K，および大部分のB_1が卵黄に含まれ，卵白にはビタミンB_2やニコチン酸が含まれ，そのほかパントテン酸，葉酸，ビオチン，ビタミンB_{12}などがあるがビタミンCは含まれていない。

鶏卵のミネラルの大部分は卵殻がしめるが，卵白中に0.7％卵黄中に1.9％含まれ，大部分は有機物と結合して存在する。卵白にはS，K，Na，Clが多く，卵黄にはP，Ca，Mg，Feが多い。そのほか微量のCu，Znなどは卵黄中に含まれる。卵白の有機態のイオウのため食器の銀製品などが卵白に接触すると硫化銀の黒いよごれができる。また鶏卵を加熱すると卵白から硫化水素が発生し卵黄の鉄と化合しカロテン色素にまじるため，ゆで卵の卵黄のまわりは緑黒色になる。

卵黄の色素は大部分がゼアキサンチンとルテインで，このほかクリプトキサンチンやβ-カロテンが含まれるが，飼料に由来するものが多い。

iii　鶏卵の理化学的特性と品質

新鮮全卵の比重は1.088～1.095で古くなると減少し10日で1.070位，20日目で1.053位となる。したがって4％食塩水（比重1.03）や10％食塩水（比重1.074）に卵を入れて新鮮度を鑑別できる。比重1.03以下のものは食用として不適当である。また卵は古くなるに従い気室が増大し，卵白の水様化が進むた

め粘度が減少し，割卵した場合卵白は扁平となり卵黄も強くもり上がらなくなり，破れやすくなる。

$$\text{ハウユニット（Haugh Unit）} = 100\log(H - 1.7W^{0.37} + 7.6)$$

（Hは卵白の高さ（mm），Wは卵重(g)，普通40〜80で60以上がよく値の高いほど卵質がよい）

$$\text{卵黄係数} = \frac{\text{卵黄の高さ}}{\text{卵黄の平均直径}} \quad \left(\begin{array}{l} \text{新鮮卵黄0.4位} \\ \text{0.25以下になると破れる} \end{array} \right)$$

鶏卵から取り出した卵白は62〜64℃で凝固しはじめ70℃以上で固化する。卵黄は68〜72℃で凝固する。これらの凝固点は鶏卵の新鮮度や温度のかけ方などにより異なるが卵が古くなれば凝固温度は高くなり，加熱がゆるやかな場合は比較的低温から凝固しはじめる。

卵白のタンパク質は攪拌によっても変性し泡立ちの現象が起きる。卵黄も適当に薄めて攪拌すれば泡立つが，卵黄は乳化力が強いため油を加えて攪拌するときは多量の油を安定な状態で乳化する。また卵白の凝固は酢や食塩で促進され，砂糖は凝固を妨げる。

卵を貯蔵すると卵殻を通して炭酸ガスを失い，それに従ってpHは高くなり，一方保水性が減少して粘度は低くなるが，生活機能を続けている間は新鮮度は失われても腐敗に至らない。

ふつう卵の貯蔵には冷蔵（0℃，湿度75〜80%，湿度がたいせつで，とくに孵化卵の場合），表面塗布（油脂，パラフィン），ガス貯蔵（炭酸ガス）が用いられるが，鋸屑，もみがらに埋めて風通しのよい冷所に置けば1〜2カ月位は貯蔵できる。

2.4 乳 類（Milk）

i 牛乳の性状

哺乳動物の乳の成分は新生児の唯一の栄養源であり，また産児の発育の速さのいかんに関係があるため動物の種類によってかなり異なる。一般的には発育の速いものではタンパク質や無機質など体構成に必要な成分が濃く，発育の遅いものではこれらの成分は少なく乳糖が多くなっている。

したがって獣乳は人間の乳児にとっては完全な食品ではないが，各種の成分

表43　各種牛乳の組成　　　　　　　　　　(品種別%)

品　種	水　分	タンパク質	脂　質	乳　糖	灰　分
ホルスタイン (Holstein)	88.01	3.15	3.45	4.65	0.63
ジャージー (Jersey)	85.27	3.80	5.14	5.04	0.75
ガンジー (Guernsey)	85.45	3.84	4.98	4.98	0.75
エアシアー (Ayrshire)	87.10	3.34	3.85	5.02	0.69
ショートホルン (Shorthorn)	87.43	3.32	3.63	4.89	0.73

の質および量が優れており，動物学上では人間に近縁な哺乳類の哺育用のものであるから，人間にとっては卵とともにもっとも優秀な食品であることは当然である。

食品として利用されている乳類としては牛乳，山羊乳，羊乳，馬乳などがあるが，日本ではほとんど牛乳である。これを人乳と比較した場合，牛乳は鉄およびビタミンC，Dが少なく，また胃のなかに入ったときのタンパク質の凝固状態のカード（Curd）は人乳では細かく牛乳では粗い点が大きな相違である。

牛乳の成分はウシの種類，年齢，飼料などにより多少の差があるが，ふつう水分88％，タンパク質3.2％，脂質3.7％，糖質4.7％，無機質0.7％を含む。また分娩直後数日間出る初乳（Colostrum）や疾病のときの病乳では成分の変動が激しくその使用は禁じられている。

牛乳の比重は平均1.032で脂肪の少ないものほど大きく脱脂乳は平均1.034を示す。酸度は乳酸として平均0.15％を示すが，元来搾乳直後の牛乳は乳酸を含んでおらず，放置などにより細菌とくに乳酸菌の繁殖によるものである。新鮮な牛乳のpHは6.4～6.8であるが，酸度が大きくなりpH4.6になると加熱しなくても凝固する。

ii　牛乳の一般成分

牛乳に酸または凝乳酵素レンニン（Rennin）を加えるとタンパク質のカゼイン（Casein）が凝固し，その沪液の乳清（Whey）中には乳清タンパク質のラク

食品名	廃棄率	エネルギー		水分	たんぱく質	脂質	炭水化物	灰分	無機質								ビタミン A		
									ナトリウム	カリウム	カルシウム	マグネシウム	リン	鉄	亜鉛	銅	レチノール	カロテン	レチノール当量
	%	kcal	kJ	(………… g …………)					(………………… mg …………………)								(……μg……)		
牛乳及び乳製品																			
生乳, ホルスタイン種	0	66	276	87.7	3.2	3.7	4.7	0.7	40	140	110	10	91	Tr	0.4	Tr	37	6	38
普通牛乳	0	67	280	87.4	3.3	3.8	4.8	0.7	41	150	110	10	93	*Tr	0.4	0.01	38	6	39
ヨーグルト, 全脂無糖	0	62	259	87.7	3.6	3.0	4.9	0.8	48	170	120	12	100	Tr	0.4	0.01	33	3	33
プロセスチーズ	0	339	1,418	45.0	22.7	26.0	1.3	5.0	1,100	60	830	19	730	0.3	3.2	0.08	240	230	280
人乳	0	65	272	88.0	1.1	3.5	7.2	0.2	15	48	27	3	14	*Tr	0.3	0.03	45	12	47

食品名	たん質ぱく	イソロイシン	ロイシン	リジン	メチオニン	シスチン	フェニルアラニン	チロシン	トレオニン	トリプトファン	バリン
	g	g	g	g	g	g	g	g	g	g	g
乳類											
牛乳	2.9	0.15	0.28	0.24	0.08	0.02	0.14	0.11	0.12	0.04	0.19
チーズ	22.7	1.20	2.30	1.90	(0.58)	(0.12)	1.20	1.30	0.83	0.29	1.60
人乳	1.1	0.05	0.10	0.70	0.02	0.02	0.04	0.04	0.04	0.02	0.06

( ) は第一制限アミノ酸

トアルブミン (Lactalbumin) とラクトグロブリン (Lactoglobulin) が含まれるが, これらは加熱により凝固沈殿する。

(a) タンパク質

　牛乳タンパク質の主成分はカゼインであるがそのほか乳清タンパク質, 免疫グロブリンを少量含む。

　カゼインは牛乳を酸でpH 4.6にすると凝固沈殿してくるが均一なものではなく75%のα-カゼイン, 22%のβ-カゼイン, 3%のγ-カゼインよりなる。このカゼインの分割には尿素による分別溶解により行われ, 酸で沈殿したカゼインを6.6モル尿素溶液に溶解し, 水でうすめていくと, 4.6モルでα-カゼイン

	ビタミン									脂肪酸			コレステロール	食物繊維			食塩相当量	備考
D	E	K	B_1	B_2	ナイアシン	B_6	B_{12}	葉酸	パントテン酸	C	飽和	一価不飽和	多価不飽和		水溶性	不溶性	総量	
μg	mg	μg	(………mg………)					(…μg…)	(…mg…)		(……g……)			mg	(……g……)			g
Tr	0.1	1	0.04	0.15	0.1	0.03	0.3	5	0.53	1	2.28	1.06	0.15	12	(0)	(0)	(0)	0.1	未殺菌のもの
**Tr	0.1	2	0.04	0.15	0.1	0.03	0.3	5	0.55	1	2.33	0.87	0.12	12	(0)	(0)	(0)	0.1	*Tr：0.02 mg。**ビタミンD活性を含む量 Tr：0.3μg
0	0.1	1	0.04	0.14	0.1	0.04	0.1	11	0.49	1	1.83	0.71	0.10	12	(0)	(0)	(0)	0.1	別名：プレーンヨーグルト
Tr	1.1	2	0.03	0.38	0.1	0.01	3.2	27	0.14	0	16.02	6.84	0.55	78	(0)	(0)	(0)	2.8	
**Tr	0.4	1	0.01	0.03	0.2	Tr	Tr	Tr	0.50	5	1.25	1.30	0.60	15	(0)	(0)	(0)	0	成熟乳。*Tr：0.04 mg。**ビタミンD活性代謝物を含む量 Tr：0.3μg

ヒスチジン	アルギニン	アラニン	アスパラギン酸	グルタミン酸	グリシン	プロリン	セリン	アミノ酸スコア	備考
g	g	g	g	g	g	g	g		
0.08	0.09	0.09	0.23	0.56	0.05	0.28	0.14	100	
0.72	0.82	0.67	1.70	5.00	0.44	2.60	1.10	91	プロセスチーズ
0.03	0.03	0.04	0.09	0.17	0.02	0.09	0.04	100	

が，1.7モルでβ-カゼインが沈殿してくるが，γ-カゼインは沪液に残り，これに硫酸アンモニウムを1.6モルまで加えると沈殿してくる。

しかし最近の研究によると，これらのカゼインはなお単一なものではなく，とくにα-カゼインは複雑で，β-およびγ-カゼインは比較的単一なものといわれている。α-カゼインはカルシウムイオンによって沈殿する部分（$α_s$もしくは$α_1$-カゼイン）と沈殿しない部分（$κ$もしくは$α_3$-カゼイン，さらに$α_2$と$λ$-カゼイン）とに分けられ，$κ$および$α_3$-カゼインには糖質が含まれ，カゼイン-カルシウム塩の保護膠質の役目をしていると思われる。

カゼインの沈降した乳清中のタンパク質は牛乳中の0.6%をしめるが飽和硫

表44 牛乳タンパク質の種類とその特性

種類	全タンパク質中の%	分子量	等電点	摘要
カゼイン区分				
α-カゼイン	45〜63	27,000	4.1	0.98%のリンを含む
β-カゼイン	19〜28	24,100	4.5	0.55% 〃
γ-カゼイン	3〜7	30,600	5.8〜6.0	0.11% 〃
乳清タンパク質区分				
β-ラクトグロブリン	7〜12	35,000		
α-ラクトアルブミン	2〜5	16,500	5.1	
血清アルブミン	0.7〜1.3	69,000	4.7	
免疫グロブリン区分				
オイグロブリン	0.8〜1.7	180,000〜250,000	6.0	
プソイドグロブリン	0.6〜1.4	180,000〜290,000	5.6	

(J.R.Bounner)

酸マグネシウムと半飽和硫酸アンモニウム溶液に対する溶解性からグロブリン区分とアルブミン区分とに分けられ，β-ラクトグロブリンがもっとも多く，ついでα-ラクトアルブミンなどが含まれている。

牛乳タンパク質全体としては消化率98%で，そのアミノ酸組成も優れているが，含硫アミノ酸がやや少ない。アミノ酸組成の面では乳清タンパク質のほうがカゼインより優れている。

(b) 脂　質

牛乳の脂質はほとんどが中性脂肪（98〜99%）で，そのほかリン脂質（0.2〜1.0%），ステロール（0.2〜0.4%）をわずかに含む。乳脂肪は乳のなかで微細な脂肪球（0.1〜10μm）のかたちで分散しアルブミンやグロブリンなどのタンパク質を吸着して安定な乳濁状を呈するが，長時間放置すれば比重の軽い脂肪は浮上しクリーム層（Cream line）をつくる。

牛乳脂肪は人乳脂肪に比べ低級脂肪酸が多いためライヘルトマイスル価は高く（20〜35）（人乳14〜34），またケン化価も高いが（220〜229）（人乳205〜209），リノール酸などの不飽和脂肪酸が少ないためヨウ素価はそれほど高くない（26〜40）（人乳34〜47）。

表45 乳脂肪の構成脂肪酸

(モル%)

乳	飽和脂肪酸				不飽和脂肪酸		特徴的な低級脂肪酸
	$C_4 \sim C_{12}$	C_{14}	C_{16}	C_{18}	オレイン酸	その他	
牛乳	21	8	24	11	29	7	酪酸
人乳	10	9	23	9	34	15	ラウリン酸

(H.M.Rauen)

しかし季節や飼料などによって影響を受けやすく，ことにオレイン酸と揮発性脂肪酸の量が変わりやすい。青草の多い夏のバターは軟らかく，乾草の多い冬のバターが硬いのはこのためである。

動物の反芻胃中で微生物の働きにより繊維素が分解され揮発酸がつくられて吸収されるため牛乳脂肪には低級脂肪酸が多く，また乳脂肪は乳中にあらかじめ存在するリパーゼや微生物のリパーゼにより分解されやすく，また空気酸化によって変質しやすく異臭を放つ場合が多い。

(c) 糖　質

糖質は4.7%と人乳に比べて少なく大部分は乳糖である。乳汁中の α-乳糖と β-乳糖の比は1:2であるが，牛乳の乳清から晶出させてつくる乳糖は晶出温度により α，β のいずれかになるため，調製粉乳に添加するものは高温(94℃以上)で結晶させた β-乳糖が用いられ，溶解度，甘味，乳酸菌の繁殖などで α-乳糖より優れていると考えられている。

(d) 無機質

栄養的にすべての無機成分を含むが灰分含有量は牛乳0.7%と人乳の0.2%よりかなり多い。またその各成分の量，比率などは幼牛の成長に適当な割合になっており，乳の加工上の耐熱性とも関係がある。酸性元素に比べてアルカリ性元素がやや多く乳全体としては中性に近いアルカリ性食品である。

おもな無機質としてはCaとPがあるがCaは110mg%，Pは90mg%（人乳Ca 27mg%，P14mg%）とかなり多く，Caの過多がカードの硬さを増し消化を悪くすると考えられている。また牛乳中のCaの2/3はカゼインと結合しコロイド

状をなし，残りのCaは溶解しているが，この両者の比率も人乳と異なる。Pは酸不溶の有機態のもの18.7％，酸可溶の有機態のもの13.2％，酸可溶の無機態のもの68.1％と，これらも人乳の16.3％，47.3％，36.4％と比べるとかなりの相違がある。Mgは，約80％が可溶性でこれらCaとMg，リン酸塩，クエン酸塩の平衡が加工の際の牛乳の熱安定性に重大な関係をもっている。

牛乳中のFeは少なく0.1mg％であるため育児用には鉄分を補わねばならない。

(e) ビタミン

生長に必要なビタミンのほとんど全部を含むが種類によっては不安定で飲用時にはなくなり（ビタミンC），また含有量の少ないものもある（ビタミンD）。

牛乳中のA効力は飼料中のカロテン量によりかなり変動する。ビタミンB群は反芻胃中の微生物によって合成されるため変動は少なく，B_1は0.04mg％と少ないがB_2は0.15mg％含まれ，B_2源としては優れた食品である。ビタミンCは新鮮乳中には還元型のCとして含まれるが，その量は少なく，こわれやすいため育児用には補う必要がある。ビタミンDもかなり少ない（0.01〜0.1γ D_2/100ml）。

(f) 酵素と微生物

(1) 酵素：各種の加水分解酵素（リパーゼ，ホスファターゼ，アミラーゼ，ラクターゼ，プロテナーゼなど），酸化酵素（カタラーゼ，ペルオキシダーゼ），還元酵素などが検出されているが，その量は少なく，生乳を飲む幼動物に有益であるかどうかは不明である。かえって貯蔵中に乳成分を分解し風味を悪くすることにもなる。加熱により不活性化されるが，熱に対する抵抗性はかならずしも一様ではなく，たとえばホスファターゼ酵素力を測定して低温殺菌の程度を判定することもある。また本来の乳汁中の酵素よりは繁殖した微生物の酵素のほうが遥かに多い。

(2) 微生物：乳は微生物の発育，繁殖にとって好適なものであるため乳汁中の細菌は驚くべき速さで繁殖する。しかも病原菌や有害細菌が混入しやすいた

め取扱いには細心の注意が必要である。

原乳中の細菌類は元来，乳房に由来するものや，搾乳時の人間の手，牧舎内の空気，容器などから汚染されたものが繁殖したものである。したがってその細菌数から汚染の度合い，貯蔵温度，貯蔵時間を推測することができる。

ⅲ 牛乳の検査

牛乳および乳製品は乳児のみならず一般市民の栄養に対しても重大な影響をもつため，その品質を検査し監視する必要がある。そのため種々の検査法が考案され，その一部は法令により定められている。また牛乳の加工に際して牛乳中の各成分の挙動を知ることは重要な意義があるが，そのうちおもな食品化学的な検査法としてはつぎのようなものがある。

(a) 脂肪検定

乳脂肪は微細な小球をなし，その表面をリポプロテインなどのタンパク質が包むためふつうの脂肪抽出法では定量できない。このため脂肪検定では乳に硫酸を加えて脂肪以外の乳成分を融解させ，同時に発生する熱で乳脂肪を液化し液面に上昇させ，遠心分離により分離してその量を測定する。この方法にバブコック氏法とゲルベル氏法とがある。

(b) アルコール試験

牛乳の加熱に対する安定性をみるために用いられる方法で一定濃度のアルコール（70％V）と，同量の牛乳を混合したときの凝固の有無と状態を検査するもので酸度の高い牛乳や異常乳は陽性を示す。

(c) 酵素試験

牛乳中の酵素力を知って牛乳中のおおよその細菌数を推定する場合と，牛乳に対する加熱の有無や加熱殺菌の効果を知る場合とがある。そのおもなものとしてつぎのものがある。

(1) メチレンブルー還元試験：細菌のもつ還元酵素によりメチレンブルーの青色が無色に還元されることから，その牛乳中の細菌数を推定するもので早く退色するほど細菌数の多い不良乳である。

(2) ホスファターゼ試験：牛乳中の各種の酵素は加熱により不活性化されるが，その程度は一様ではなく，たとえばホスファターゼはちょうど低温殺菌程度の加熱により不活性化されることから，その酵素力の有無，あるいはその程度から60℃以上に加熱した牛乳かどうか，低温殺菌が充分かどうか，生乳が混入しているかなどが判定できる。

このほかの検査としては色調，風味などの"官能検査"や"セジメントテスト"（塵埃検査），"酸度検定"や"比重測定""カードテンション測定"などの物理的な検査があり，細菌学的なものとしては"直接検鏡法"（総菌数検査）や"標準平板培養法"（生菌数検査）などがある。

iv 牛乳および乳製品 (Dairy Products)

牛乳を遠心分離すると比重の軽いクリームと残りの脱脂乳に分かれる。クリームに機械的衝撃を与えると脂肪球どうしが衝突し結着しながら粒状になる（チャーニング，Churning）。これを集めたものがバターで，残りはバターミルクである。脱脂乳に酸または凝乳酵素製品のレンネットを加えるとカゼインは凝固し，透明な淡黄緑色を帯びる乳清とに分かれる。乳清を加熱するとラクトグロブリンとラクトアルブミンは凝固沈殿し，沪液からは乳糖が得られる。

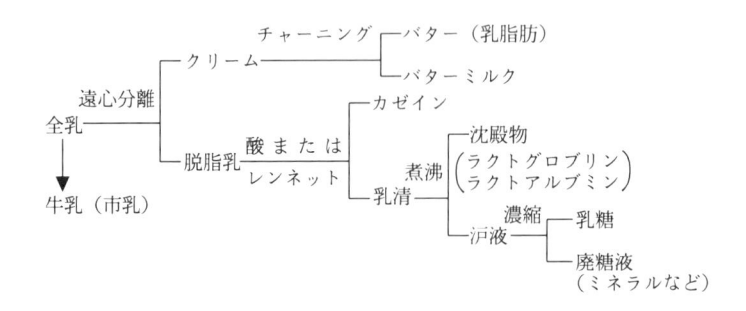

```
                  ┌─ チャーニング ─┬─ バター（乳脂肪）
         ┌─ クリーム ──────────┤
         │                    └─ バターミルク
遠心分離  │              ┌─ カゼイン
全乳 ────┤              │              ┌─ 沈殿物
  ↓     │  酸または    │   ┌─ 煮沸 ──┤（ラクトグロブリン）
牛乳（市乳）└─ 脱脂乳 ──┤   │          └ ラクトアルブミン
            レンネット  └─ 乳清 ─┤
                            │          ┌─ 濃縮 ─ 乳糖
                            └─ 沪液 ──┤
                                       └─ 廃糖液
                                          （ミネラルなど）
```

(a) 牛乳（市乳）

牛乳を市乳として用いる場合，種々の検査の後，加熱滅菌をするが62℃で30分間の低温殺菌（Pasteurization）により病原菌はなくなり，また牛乳中の細菌の95〜99％が殺滅される。しかし最近は75℃の15分間か，または130℃の瞬

表46 牛乳の成分規格　　　　　　（厚生省令　昭54，一部改正）

条件	生乳	牛乳	特別牛乳
比重	1.028〜1.034	1.028〜1.034	1.028〜1.034
乳脂肪分		3.0%以上	3.3%以上
無脂肪乳固形分		8.0%以上	8.5%以上
酸度（乳酸として）	0.18%以下	0.18%以下	0.17%以下
細菌数（標準平板培養法 1c.c. 当り）	4×10^6以下（直接検鏡法）	50,000以下	30,000以下
大腸菌群		陰性	陰性
殺菌処理条件		62〜65℃30分間または75℃以上15分間	62〜65℃30分間
保存基準		殺菌後ただちに10℃以下に冷却して保存すること	

間殺菌が行われる。

　無糖練乳の製造のときなどは胞子を含めて全細菌を完全に殺滅するには120℃に15〜20分間加熱する必要がある。加熱殺菌によりビタミンCとB$_1$などの損失がある。

　加熱殺菌後冷却し，市乳はびん詰めなどにされる。また最近のものはほとんどがホモゲナイズ（均質化）されており，脂肪球は細分され粒度の分布も均等であるため放置してもクリーム層を形成しがたい。

　牛乳（市乳）の成分規格は表46のとおりである。

(b)　バター（Butter）

　牛乳から分離したクリームの脂肪を振盪攪拌によって塊状に集め，これに食塩を加えて固形化したもので，古くからつくられてきたものであるが，製法により二種類に分けられ，一つは生クリームからつくる非発酵バター（スイートクリームバター）と他は発酵させたクリームからつくる発酵クリームバター（サワークリームバター）とがある。前者はアメリカ，日本で，後者はおもにヨーロッパで製造されている。また患者用，製菓用などに使用する無塩バターもある。

　バターは商品として一年中同一色調をもつことが必要なためアナトーの黄赤

色色素ビキシンが用いられている。バターの品質は風味が良く，酸味，苦味がなく，飼料臭，変質脂肪臭などの異臭のない新鮮なバターを特級としている。

(c) チーズ (Cheese)

チーズは原料乳に仔牛の胃からつくった凝乳酵素レンニンを含むレンネット (Rennet) を加えてカゼインを凝固させ，ホエイを分離後固形化した生チーズ (Green cheese) を適当な温度，および湿度の部屋で熟成したものが天然チーズ (Natural cheese) である。

チーズはその1/3がタンパク質，1/3が脂肪，1/3が水分でカルシウムのよい給源であるが，その成分組成はチーズの種類，新旧などによりかなり異なる。チーズは発酵，熟成中にタンパク質はいちじるしい変化を受け，しだいに可溶性のものが増大し，アミノ酸態窒素が増え，消化性がよくなるとともに独特の味を呈し，また脂肪も分解して特殊な風味を生ずる。また牛乳中のビタミンB_2もチーズに集まりカルシウムも大半は保留される。

チーズの種類はきわめて多く，50種類以上といわれるが，その水分含有量（硬さ）から区別すると表47のようになる。

表47 チーズの種類

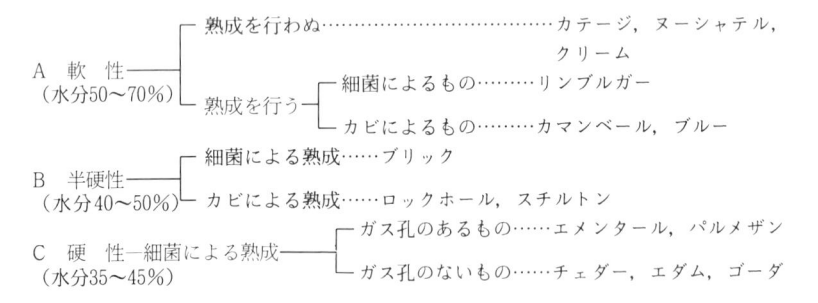

```
A 軟  性    ┌ 熟成を行わぬ ……………………………… カテージ，ヌーシャテル，
  (水分50～70%) │                                          クリーム
             └ 熟成を行う ┌ 細菌によるもの ……… リンブルガー
                         └ カビによるもの ……… カマンベール，ブルー
B 半硬性    ┌ 細菌による熟成 …… ブリック
  (水分40～50%) └ カビによる熟成 …… ロックホール，スチルトン
C 硬  性 ─ 細菌による熟成 ┌ ガス孔のあるもの …… エメンタール，パルメザン
  (水分35～45%)          └ ガス孔のないもの …… チェダー，エダム，ゴーダ
```

また組織は滑らかであっても風味の乏しい若チーズといろいろのチーズを粉砕混合して調味してつくったプロセスチーズ (Process cheese) があり，日本の大半はこれである。

§3 嗜好飲料（Beverages）

アルコール分を含むもの，含まないものなど種々のものがあり，最近は果汁を使ったものも多く，嗜好の多様化に応じていろいろのものがつくられている。

3.1 茶（Tea）

茶には表48のようなものがあるが，日本では非発酵茶の緑茶が多い。最近は食生活の多様化に伴い発酵茶の紅茶や中国茶等も広く用いられている。

茶は茶樹（Tea sinensis）の新葉が一芯，四，五葉に伸びた時期に手摘みで一芯，三葉にとるのが本式であるが，最近は鋏み摘みが多い。茶葉中の渋味を与えるタンニン系物質が発酵により黒紅色に変化するが，緑茶では蒸気により蒸稠させるので，発酵は起こらず緑色を保持している。覆下はよしずなどで茶樹を覆って光線を制限してつくる日本独特のもので碾茶は石うす（碾）でひいて粉としたものである。

茶葉中にはカフェイン（Caffeine）が含まれ覚醒作用がある。またテアニン（Theanine）といわれるL-グルタミン酸-γ-エチルアミドや，アルギニン，グルタミン酸などのアミノ酸が含まれて茶の旨味をつくっている。

渋味はタンニン系物質によるもので，そのほかケルセチン（Quercetin），ケ

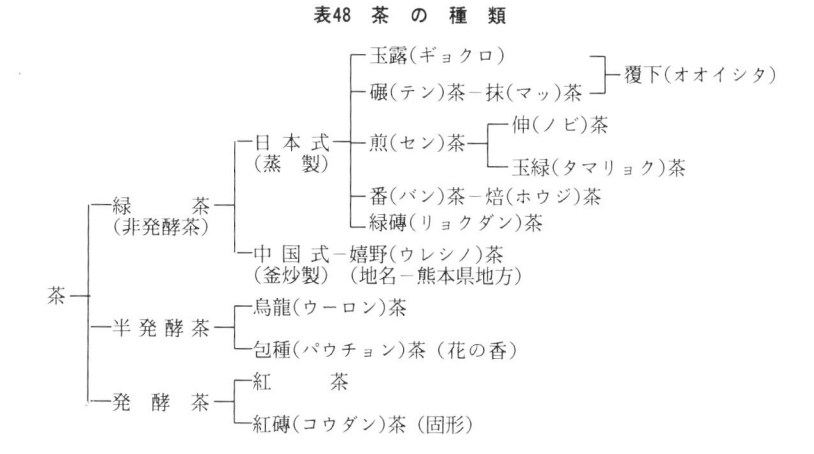

表48 茶の種類

```
          ┌─ 緑 茶  ┌─ 日本式  ┌─ 玉露（ギョクロ）─┐
          │ (非発酵茶)│ (蒸製)   ├─ 碾（テン）茶－抹（マッ）茶 ┤─覆下（オオイシタ）
          │          │          ├─ 煎（セン）茶  ┌─ 伸（ノビ）茶
          │          │          │                └─ 玉緑（タマリョク）茶
          │          │          ├─ 番（バン）茶－焙（ホウジ）茶
          │          │          └─ 緑磚（リョクダン）茶
          │          └─ 中国式 ─ 嬉野（ウレシノ）茶
          │            （釜炒製）（地名－熊本県地方）
 茶 ──────┤
          ├─ 半発酵茶 ┌─ 烏龍（ウーロン）茶
          │          └─ 包種（パウチョン）茶（花の香）
          │
          └─ 発酵茶  ┌─ 紅　　茶
                     └─ 紅磚（コウダン）茶（固形）
```

食品名	廃棄率	エネルギー		水分	たんぱく質	脂質	炭水化物	灰分	無機質								ビタミン		
									ナトリウム	カリウム	カルシウム	マグネシウム	リン	鉄	亜鉛	銅	A		
																	レチノール	カロテン	レチノール当量
	%	kcal	kJ	(………… g …………)					(……………………………… mg ………………………………)								(…… μg ……)		
茶																			
せん茶, 茶	0	331	1,385	2.8	24.5	4.7	47.7	5.0	3	2,200	450	200	290	20.0	3.2	1.30	(0)	13,000	2,200
浸出液	0	2	8	99.4	0.2	(0)	0.2	0.1	3	27	3	2	2	0.2	Tr	0.01	(0)	(0)	(0)
抹茶	0	324	1,356	5.0	30.6	5.3	38.5	7.4	6	2,700	420	230	350	17.0	6.3	0.60	(0)	2,900	480
紅茶, 茶	0	311	1,301	6.2	20.3	2.5	51.7	5.4	3	2,000	470	220	320	17.0	4.0	2.10	(0)	900	150
浸出液	0	1	4	99.7	0.1	(0)	0.1	Tr	1	8	1	1	2	0	Tr	0.01	(0)	(0)	(0)
コーヒー, 浸出液	0	4	17	98.6	0.2	Tr	0.7	0.2	1	65	2	6	7	Tr	Tr	0	0	0	0

ンフェロール (Kaempherol) などのフラボン系色素とともに茶の色調に関係している。ビタミンとしては茶葉にはカロテンやB_1, B_2, ニコチン酸, Cなどが比較的多く含まれるが, 飲茶にはビタミンCのみが浸出されるのみで, 紅茶にはない。

茶の渋味はタンニン系物質によるもので, おもなものはティーカテキンI, IIとティータンニンI, IIで, カテキンは渋味が弱く, あとに甘味が残り, 比

ティーカテキン I ($C_{15}H_{14}O_6$)   ティーカテキン II ($C_{15}H_{14}O_7$)

ティータンニン I ($C_{22}H_{18}O_{10}$)   ティータンニン II ($C_{22}H_{18}O_{11}$)

ビタミン											脂肪酸			コレステロール	食物繊維			食塩相当量	備考
D	E	K	B₁	B₂	ナイアシン	B₆	B₁₂	葉酸	パントテン酸	C	飽和	一価不飽和	多価不飽和		水溶性	不溶性	総量		
μg	mg	μg	(……mg……)					(…μg…)	(…mg…)		(…… g ……)			mg	(…… g ……)			g	
(0)	68.1	1,400	0.36	1.43	4.1	0.46	(0)	1,300	3.10	260	0.62	0.25	1.95	(0)	3.0	43.5	46.5	0	カフェイン2.3 g, タンニン13.0 g
(0)	—	32	0	5	0.2	0.01	(0)	16	0.04	6				(0)				0	浸出法：茶10 g/90℃ 430 ml, 1分。カフェイン0.02 g, タンニン0.07 g
(0)	28.1	2,900	0.60	1.35	4.0	0.96	(0)	1,200	3.70	60	0.68	0.34	2.16	(0)	6.6	31.9	38.5	0	カフェイン3.2 g, タンニン10.0 g
(0)	10.0	1,500	0.10	0.80	10.0	0.28	(0)	210	2.00	0				(0)	4.4	33.7	38.1	0	カフェイン2.9 g, タンニン11.0 g
(0)	—	6	0	0.01	0.1	0.01	(0)	3	0	0				(0)				0	浸出法：茶5 g/熱湯360 ml, 1.5〜4分。カフェイン0.03 g, タンニン0.10 g
0	0	0	0	0.01	0.8	0	0	0	0	0	Tr	Tr	Tr	0				0	浸出法：コーヒー粉末10 g/熱湯150 ml。カフェイン0.06 g, タンニン0.25 g

較的低い温度の湯にもよく溶けるが，タンニンの方は渋味が強く，低温の湯にはあまり溶けないが，高温の湯にはよく溶ける。

　茶の品質は原料の生葉の良否に左右され，摘採初期の軟芽からは良質の茶が得られるが，硬化した葉では収量は増加するが，良質の茶は得られない。もっとも良質なのは5月に摘む一番茶で，6〜7月に二番茶，8月に三番茶をとり，9〜10月に四番茶をとることもある。一番茶は含窒素成分が多く味も香りもよく，二番，三番茶と遅くなるほど渋味が強くなり香りは低くなる。さえた濃緑色で，光沢があり，丸く細く揉捻され，茎や粉がなく，よく乾燥（水分3〜4％）しているものがよく，浸出液が黄緑色で光沢があり芳香と旨味のあるものが良いものとされている。

　茶は水分含有量3〜4％とし，窒素置換包装して，冷蔵（5℃位）しておけば翌春まで新茶としての品質が保たれる。水分含有量5％程度では中期の貯蔵に耐えるが，6％以上では変質が早い，したがって吸湿しないようにすることがたいせつである。

表49 茶 の 入 れ 方

	茶わんの大きさ	きゅうすの大きさ	茶の量	お湯の量	注ぐ量	温度	時間	摘要
玉露	40cc	90cc (3人分)	10g (3人分)	60cc	13cc (1人)	50〜70°	2〜3分	＊茶葉は平均して目方の3倍の水を吸収する
煎茶 (上等)	100cc	250cc (3人分)	6g (3人分)	170cc	50cc (1人)	50〜70°	2分	1/3ずつ万べんなくつぐ
煎茶 (普通)	150cc	600cc (5人分)	10g (5人分)	430cc	50〜100cc (1人)	80〜90°	1〜1.5分	
番茶 ほうじ茶	240cc	800cc (5人分)	15g (5人分)	650cc	120cc (1人)	熱湯	0.5分	三煎までとし順次温度を上げる

(桑原氏)

茶の飲用法には古くからいろいろの方法が行われているが熱湯を用いれば苦味がまさり，やや冷えた湯では甘味を賞味することになる。

3.2 紅茶 (Black Tea)

緑茶は摘みとった茶葉を直ぐ蒸すことにより茶葉中の酸化酵素を不活性化して茶を緑色に保たせるのに対して，紅茶は摘みとった葉を萎凋室に広げ，さらに揉捻した後もしばらく発酵させ，ついで乾燥して製品とするもので，発酵によって特有の香気と紅褐色の色沢を生ずる。この紅褐色は発酵により茶葉中のタンニンが酸化重合して赤色系のテアフラビン (Theaflavin) と橙褐色系のテアルビジン (Thearubigin) などとなり，これらにフラボン系色素が加わって美しい色沢を出すものといわれている。

良質の紅茶は白いカップの周縁に沿ってコロナといわれる黄色の輪ができる。また紅茶は緑茶と違って冷やしても飲めるが，冷蔵庫などで冷やしたときクリーム色の混濁を生ずるが，これはクリーミングダウンといわれ，酸化型タンニンとカフェインの結合したもので，これが出るものは味がよいといわれている。

3.3 コーヒー (Coffee)

コーヒー樹 (Rubiaceae coffee arabica, liberia, または robusta) の桜桃に似てチェリーともいわれる果実の種子 (生豆, Green bean) を焙焼し粉砕してコーヒーに用いる。

生豆中にはカフェインやタンニンが含まれるがビタミン類はニコチン酸のほ

表50 おもなコーヒーの種類と特徴

産地名	おもな種類と特徴
1) ブラジル	ふつうブレンドの台として使用され積出港の名により"サントス""リオ"などがある。
2) コロンビア	ブラジルにつぐ生産国で品質はマイルドでブレンドの基準となっている。
3) ジャマイカ	有名な"ブルーマウンテン"を産し酸味もあり味も濃く独特のフレーバーをもちストレートで飲まれる。
4) アラビア	モカ(港町の名)といわれ強烈な風味があり酸味も強い。ストレートでは食後に向き,また少量ブレンドに入れる。
5) インドネシア	ロブスタ種が多く色は濃い。ブレンド用になる。

かはほとんどない。またクロロゲン酸,クエン酸,プロピオン酸,酢酸などの酸が含まれるが焙焼によりクロロゲン酸,クエン酸は減少し,酢酸などが増加してコーヒーの酸味をつくる。さらに焙焼によりコーヒー特有の香気を生ずる。

コーヒーの種類はおもにその産地により区別されているが,焙焼した豆を一種類(ストレート)か,または数種類を混ぜたもの(ブレンド)を粉砕し,沸とうする湯を注いで浸出する。長くかけると苦味を生じ,からをこしたあと再び煮沸すると風味をそこなう。食後のコーヒーはデミタス(Demitasse,小型のカップ)で濃く入れたものを供する。なおコーヒーには脂質などが含まれ病弱者には向かないともいわれる。

3.4 アルコール飲料

おもにデンプンに富む穀類や糖分を含む果実からアルコール発酵させてつくられている。それぞれの国には特有のアルコール飲料があるといわれ,日本ではコメから清酒をつくる。イギリスではオオムギからビールやウイスキーを,フランスではブドウからぶどう酒を,ドイツではオオムギからビールをつくっている。しかし現在では日本でも,このような代表的なアルコール飲料はつくられている。税法の関係上アルコール分1%以上のものをアルコール飲料としている。

アルコール1gは約7キロカロリーとなり,量によっては相当なエネルギーとなり,また気分転換にはよいが連日常用すれば中毒症状を起こしやすく注意

する必要がある。

1) 清　酒 (Sake)

精白米のデンプンを麹菌 (*Aspergillus oryzae*) の酵素で糖化しながら酵母でアルコール発酵させてつくるもので，その風味や製造法は日本独特のものである。

タンパク質を含むコメの外側をとった精白度 (70〜75％) の高い白米を蒸して，種麹を接種して繁殖させ"こうじ"をつくり，これに蒸し米と水を混ぜて酵母を培養した酒母 (もと，酛) をつくる。これにさらに蒸し米，こうじ，水を追加して約20〜30日間発酵させてできた"もろみ"(醪) を袋につめてしぼり，酒かすと清酒に分ける。なお多くの場合清酒の増量を行うため，もろみに薄いアルコールを添加して3倍増とする三倍増醸が行われる。沪液の清酒はまだ濁っているので，これを静置，熟成させ，清澄になったものを60℃位に加熱して殺菌操作 (火入れ) を行い製品とする。なお清酒の防腐剤としてサリチル酸を250ppm以内添加されたが現在はほとんど加えていない。清酒は15〜16％のアルコールを含み，糖質はほとんどがブドウ糖で有機酸としては乳酸，コハク酸，リンゴ酸，ギ酸が含まれ，窒素成分として各種アミノ酸を含み，これらのエキス分4〜6％が酒の旨味をつくっている。清酒は税法上，特級，一級，二級に分かれていたが，現在では等級は完全に撤廃された。

2)　ビール (Beer)

オオムギを発芽させた麦芽 (Malt) を乾燥，粉砕して麦芽汁をつくり，これにホップ (Hop) の雌花を加え煮沸浸出して芳香と苦味を与え，ビール酵母を加えて発酵させた後，熟成させて炭酸ガスを溶けこませたものが生ビールである。びん詰めや缶詰めには60℃位に加熱殺菌する (アルコール4.2％)。

苦味はおもにホップからくるフムロン類で芳香はリナロール (Linalol)，ゲラニオール (Geraniol) などの精油成分によるといわれる。

3)　ぶどう酒 (Wine)

白ぶどう酒は完熟した緑色ぶどうの搾汁だけを発酵させたものであり，赤ぶ

どう酒は黒ぶどうを皮のままつぶして発酵させ，果皮の赤色色素の溶け出したものである（アルコール13%）。

発酵には少量の亜硫酸ガスを用いて果実についている酢酸菌などの雑菌を殺菌する。主発酵の終わったものは圧搾沪過し，静置して器底の沈殿物（おもに酒石酸塩）を除き，密閉した樽に入れて10～15℃で熟成させる。

ぶどう酒の酸味はおもに酒石酸，リンゴ酸により，渋味はタンニン系物質による。また赤ぶどう酒の赤味はおもにアントシアン系色素のエニンによるものといわれる。ぶどう酒は比較的無機質が多く，ことにカリウム，カルシウムが多い。

びん詰めぶどう酒を貯蔵するときは，びんを横にしてコルク栓を湿らせておく。ふつう白ぶどう酒は冷やして魚料理に，赤ぶどう酒は肉料理のときに用い，甘口ぶどう酒は食後酒として飲用する。

またびん詰め白ぶどう酒に炭酸ガスを封じこめた発泡性ぶどう酒があるが，フランスのシャンパーニュ地方でつくられるものが有名でシャンパン（Champagne）といわれる。

4）蒸留酒

蒸留酒はアルコール発酵液を蒸留してえられるアルコール濃度の高い酒で，特有の香気をもっている。そのおもなものは表51のものがある。

(a) しょうちゅう（焼酎）

日本独特の蒸留酒で，穀類，いも類から古来の方法でつくられる香味の高い

表51 おもな蒸留酒の種類と性質

種類	原料	アルコール含有量 %	主産地
しょうちゅう	コメ，サツマイモ	20～35	日本
ウイスキー	オオムギ	37～43	イギリス
ブランデー	ブドウ	40～43	フランス
ウオッカ	ライムギ，オオムギ	50～60	ロシア
ジン	オオムギ，ライムギなど	37～47	オランダ，イギリス
ラム	カンショ	45	西インド諸島

もので酒税法では乙類焼酎として取扱われる。最近は廃糖蜜などを発酵させ，新式の連続蒸留器によって純アルコールをつくり，これを水でうすめた甲類焼酎が多い。ホワイトリカーともいわれるが香味はうすい。なお沖縄には黒こうじ菌で糖化させてつくる独特のしょうちゅうのあわもり（泡盛）がある。

(b) **ウイスキー**（Whisky）

オオムギの発芽した麦芽を原料とするモルト・ウイスキーと，オオムギなどの穀類（グレイン）のデンプンを糖化してつくるグレイン・ウイスキーとがあるが，ふつうこの両者を調合したブレンド・ウイスキー（Blended Whisky）が飲まれている。

モルト・ウイスキーは麦芽をピート（泥炭）で焙焼して特有の香味を与え，発酵後はポット・スチル（汽套のない蒸留器）で蒸留して，無色の留液をかしの木の樽（シェリー酒の空樽）に貯蔵して熟成すると，着色して風味もよくなる。

グレイン・ウイスキーは糖化液を発酵後新式の精留塔で蒸留してつくられるもので，風味はモルト・ウイスキーよりも軽い。

(c) **ブランデー**（Brandy）

果実酒を蒸留してつくるものをブランデーというが，ふつうぶどう酒からつくるものをいい，そのほかの果実酒には特別な名前がある。

フランスのコニャク付近（ボルドーの北）でつくられるものが良質でとくにコニャク（Cognac）といわれ，またコンドン付近（ボルドーの南）でつくられるアルマニャク（Armagnac）も有名である。白ぶどうの搾汁を亜硫酸ガスを用いないで短期間発酵させポット・スチルで蒸留し，かしの木の樽に長期間貯蔵熟成する。良質なものは20年位貯蔵され，その風味は樽の木の性質にもよるものといわれる。

以上のほかロシアのウオッカ，オランダのジンなどがある。

また混成酒といわれ，醸造酒，蒸留酒，酒精に糖類，香味料，色素などを加えて調製したものがある。代表的なものとしてリキュール（Liqueur）はイタ

リア産が有名で食後にコーヒーとともに飲まれ，またベルモット（Vermouth）はニガヨモギなどの薬味を入れた混成酒でイタリア産は甘口，フランス産は辛口が多く食前酒（アペリチーフ）として用いる。

§4 調　味　料

食物に塩味，甘味，酸味，旨味などの味つけをするのに用いる材料を調味料というが，日本では食塩，砂糖のほかは古くからダイズを用いるみそ，しょうゆ，あるいは水産食品のコンブ，かつおぶし，煮干しなどを使って味をととのえるのが料理の基本とされていたが，最近はこれらの調味材料から化学的な有効成分を抽出したり，また製造したものが広く用いられるようになった。

4.1　み　　そ

みそはコメ，ムギ，またはダイズを煮て，これに麹菌を接種してこうじをつくり，別にダイズを煮てつぶしたものに食塩とこのこうじを混合し発酵させてつくる。

種類は原料別にみれば米みそ，麦みそ，および豆みそに大別されるが，このほか塩辛味の強弱，色相の濃淡によっても類別され，さらに生産地によっても区別している。

一般にダイズに対しこうじの多いものほど甘味が多く，こうじの少ないものほど熟成も遅れて色は濃くなる。豆みそはこうじも仕込みもダイズのみで行うもので熟成も遅く，色は濃赤褐色を呈する。

甘みそは食塩濃度が5〜7％で貯蔵性に乏しい。辛みそは食塩濃度12〜14％で，生産量も多く，みその代表的なものである。みそのタンパク質はふつう10〜14％で，その60％が水に溶け，20％はアミノ酸となっている。有機酸は乳酸，酢酸，およびコハク酸がおもなもので，糖分の大部分はブドウ糖である。このほかダイズからの油脂を含む。

みそは赤みそや白みそを単独で使用するよりも，種類の違ったみそを合わせ

食品名	廃棄率	エネルギー		水分	たんぱく質	脂質	炭水化物	灰分	無機質								ビタミン		
									ナトリウム	カリウム	カルシウム	マグネシウム	リン	鉄	亜鉛	銅	A		
																	レチノール	カロテン	レチノール当量
	%	kcal	kJ	(……………… g ………………)					(……………………………………… mg ………………………………………)								(…… μg ……)		
米みそ,甘みそ	0	217	908	42.6	9.7	3.0	37.9	6.8	2,400	340	80	32	130	3.4	0.9	0.22	(0)	(0)	(0)
淡色辛みそ	0	192	803	45.4	12.5	6.0	21.9	14.2	4,900	380	100	75	170	4.0	1.1	0.39	(0)	(0)	(0)
赤色辛みそ	0	186	778	45.7	13.1	5.5	21.1	14.6	5,100	440	130	80	200	4.3	1.2	0.35	(0)	(0)	(0)
麦みそ	0	198	828	44.0	9.7	4.3	30.0	12.0	4,200	340	80	55	120	3.0	0.9	0.31	(0)	(0)	(0)
豆みそ	0	217	908	44.9	17.2	10.5	14.5	12.9	4,300	930	150	130	250	6.8	2.0	0.66	(0)	(0)	(0)
こいくちしょうゆ	0	71	297	67.1	7.7	0	10.1	15.1	5,700	390	29	65	160	1.7	0.9	0.01			
うすくちしょうゆ	0	54	226	69.7	5.7	0	7.8	16.8	6,300	320	24	50	130	1.1	0.6	0.01			
穀物酢	0	25	105	93.3	0.1	0	2.4	Tr	6	4	2	1	2	Tr	0.1	Tr			
ぶどう酢	0	22	92	93.7	0.1	Tr	1.2	0.2	4	22	3	2	8	0.2	Tr	0.01	(0)	Tr	(0)

て用いると味がよくなる。また煮かえすと味が落ちるから仕上げにも少量を用い香味をよくする。

4.2 しょうゆ

おもに脱脂大豆とコムギ，食塩を原料としてつくる。製造方法はみそと同じようにこうじの発酵作用による在来の方法と化学的にダイズのタンパク質を分解してつくる方法と，この両者を混合した方法とがある。ふつう濃口しょうゆと淡口しょうゆとが多いが，このほか，たまりしょうゆ，甘露しょうゆなどがある。

脱脂大豆を吸水させて蒸煮し，これにコムギを炒って割砕したものを混ぜ，種麹を加えて培養し，しょうゆ麹をつくる。これを約18％の食塩水を入れたタンクに投入して，ときどき攪拌しながら発酵させ"もろみ"をつくる。発酵は約12カ月すると熟成する。これを袋に入れて圧搾，沪過してえられる生しょうゆを約80℃に加熱して殺菌を行い，びん詰めなどにする。以上は濃口しょうゆで淡口しょうゆは"もろみ"にコメの甘酒を加えたりして色を淡くしている。たまりはコムギを使わずダイズのみの濃厚なしょうゆで，甘露しょうゆはしょうゆ麹を塩水中で仕込むところを，しょうゆ中で仕込むもので味はきわめて濃厚で，刺身しょうゆなどとして用いられる。

ビタミン										脂肪酸			コレステロール	食物繊維			食塩相当量	備考
D	E	K	B₁	B₂	ナイアシン	B₆	B₁₂	葉酸	パントテン酸	C	飽和	一価不飽和	多価不飽和		水溶性	不溶性	総量	
μg	mg	μg	(……mg……)					(…μg…)		(…mg…)	(…… g ……)			mg	(…… g ……)			g
(0)	0.7	8	0.05	0.10	1.5	0.04	0.1	21	Tr	(0)	0.49	0.52	1.84	(0)	0.3	5.3	5.6	6.1	
(0)	1.3	11	0.03	0.10	1.5	0.11	0.1	68	Tr	(0)	0.97	1.11	3.61	(0)	0.6	4.3	4.9	12.4	
(0)	1.1	11	0.03	0.10	1.5	0.12	Tr	42	0.23	(0)	0.88	1.07	3.21	(0)	0.6	3.5	4.1	13.0	
(0)	0.8	9	0.04	0.10	1.5	0.10	Tr	35	0.26	(0)	0.74	0.73	2.51	(0)	0.7	5.6	6.3	10.7	
(0)	2.4	19	0.04	0.12	1.2	0.13	Tr	54	0.36	(0)	1.62	1.88	6.29	(0)	2.2	4.3	6.5	10.9	
(0)	(0)	0	0.05	0.17	1.3	0.17	0.1	33	0.48	(0)	0	0	0	(0)				14.5	
(0)	(0)	0	0.05	0.11	1.0	0.13	0.1	31	0.37	(0)	0	0	0	(0)				16.0	
(0)	(0)	(0)	0.01	0.01	0.1	0.01	0.1	0	0	(0)	(0)	(0)	(0)	(0)	(0)	(0)	(0)	0	酢酸4.2 g
Tr	Tr	Tr	Tr	Tr	Tr	Tr	0.1	Tr	0.08	Tr	(0)	(0)	(0)	(0)	(0)	(0)	(0)	0	別名:ワインビネガー、ワイン酢、酢酸4.8 g

　しょうゆの熟成期間は、みそより長く、しかも水分が多く、また攪拌もしばしば行われてタンパク質などの分解は充分に進み、こうじ菌のほか、各種のかびや酵母などが繁殖して種々の分解物を生じて独特の香味を生ずる。

　なお、しょうゆは貯蔵中かびが生えやすいので、必要に応じてパラオキシ安息香酸ブチルエステルなどの安息香酸塩を添加する。

　純化学的な方法としては脱脂大豆を濃塩酸で110〜115℃で10時間位加熱して、加水分解後、炭酸ナトリウムで中和し、食塩を加えてつくるものでアミノ酸しょうゆともいわれ、熟成時間がほとんど要らず、早くできるが、特有の分解臭があり、香味に乏しい。またこの化学的な方法と前記の発酵法とを併用したものがあり、脱脂大豆を95℃前後の少し低温で、6％程度の塩酸により加水分解した後、中和し、これにコムギからつくった"こうじ"を加えて1〜2カ月、発酵と熟成を行うもので、製品は醸造品に似た風味をもっている。

　なお食塩を制限している場合、しょうゆには食塩の多いものがあるからその使用には注意する必要がある。

4.3 酢(Vinegar)

　酢は4〜5％の酢酸を含む酸味調味料で、これに醸造酢と合成酢とがある。醸造酢はアルコール発酵したものを酢酸菌で酢酸発酵させたもので、米酢

（ヨネズ）と粕酢とがある。コメを麹により糖化し，アルコール発酵させたものからつくるのが米酢で，ふつう2カ月位で製品となり上質である。粕酢は酒粕を1年以上密封貯蔵して熟成させ，これに水を加えて抽出したものを原料として発酵させる。また，これにアルコールを加えて酢化する場合もある。合成酢は合成した酢酸をうすめてつくり，これに化学調味料や香料などを加えてつくるが，風味に乏しいため酒粕や醸造酢を加えたりしている。

ビネガーは西洋酢のことをいい，原料によってワイン・ビネガー（ブドウが原料），モルト・ビネガー（麦芽が原料），アップル・ビネガー（リンゴが原料）などがある。また蒸留酢（ディスティルド・ビネガー）といって酢を蒸留した無色のものもあり，上記のビネガーとともにいろいろの酢漬けやドレッシングなどに使用されている。

4.4 化学調味料

コンブやかつお節などの天然調味材料を研究してその旨味成分を究明する研究はとくに日本で行われ，その結果，旨味を増強するものとして化学的に製造され，日本独特の工業製品となっている。

1) グルタミン酸ナトリウム (Monosodium glutamate, MSG)

コンブの旨味成分として池田菊苗により取り出されたもので(1908)，その後小麦粉のグルテンやダイズのタンパク質を分解してつくられていたが，現在では特殊な菌 (*Micrococcus glutamicus* など) の発酵によっても製造されている。

ふつう煮物などの場合塩分の量（約1％）の $1/10 \sim 5/10$ 程度を加えるが，濃いと塩味を増し，淡いと甘味を増す。また食品のpHがMSGの溶液のpH7のとき呈味力がもっとも強いが，酢のものなどの酸性のとき呈味力は減少する。

2) 核酸系調味料

かつお節の旨味成分としてイノシン酸塩が小玉新太郎により初めて取り出されたが (1913)，工業化はされなかった。今日では発酵法や分離法などの技術の発達とともに再びこのものが注目され，また同時に5′-グアニル酸が同じような呈味性をもち，シイタケの旨味成分であることも解明されて，核酸系調味

料として製造されるようになった。

核酸系化合物のうち，イノシン-5′-モノリン酸（5′-IMP）とグアノシン-5′-モノリン酸（5′-GMP）の構造をもつヌクレオチドのみが呈味力をもち，リン酸の結合位置の異なる3′-IMPや3′-GMPは味をもたず，またリン酸の切れたヌクレオシドのイノシンやグアノシンは呈味力がない。したがって調理の途中などで酵素や酸によってリン酸が切れると呈味力が落ちる。

呈味性がMSGと異なり，またMSGと混合すると旨味が相乗的に増加することから，最近はMSGに核酸系調味料を5〜10％位混入したものが複合調味料として使用されている。

4.5 砂　糖（Sugar）

砂糖は化学的にはスクロースであるが，熱帯地方のサトウキビ（甘しょ）や寒冷地のテンサイ（ビート）を原料としてつくられ，その製法，精製度，加工形態などによっていろいろのものがある。

日本ではおもに原料糖（粗糖）の形で輸入し，これを脱色，精製して種々の砂糖として販売している。ふつう結晶が比較的大きく硬い感じの双目糖（ざらめとう，ハードシュガー）と結晶の細い，しっとりした感じの車糖（くるまとう，ソフトシュガー）とがある。双目糖に白双（しろざら），中双，グラニュー糖などがあり，車糖には上白（じょうはく），中白，三温（さんおん）の三種

表52　砂糖の種類と成分組成

(%)

種　類			糖度 (甘しょ糖)	水分	転化糖	灰分	用　　　途
車　糖	┌	三　温	94.0	2.1	2.5	0.2	駄菓子，煮物用（小麦色）
	├	中　白	95.0	2.1	2.2	0.1	製菓用（淡かっ色）
	└	上　白	97.0	1.0	1.5	0.04	家庭用，佃煮，缶詰など
双目糖	┌	中　双	99.3	0.05	0.10	0.08	製菓用（淡黄かっ色）
	├	白　双	99.6	0.03	0.06	0.06	高級菓子用，清涼飲料水など
	└	グラニュー	99.9	0.03	0.02	0.02	コーヒー，紅茶用，高級菓子用
		角砂糖	99.9	0.04	0.02	0.02	コーヒー，紅茶用
		氷砂糖	100	0	0	0.01	菓子，果実酒

類がある。それぞれ精製度が違い，用途も異なる。

一般に着色度の強いものほど転化糖や灰分，あるいは糖以外の有機物が多く，甘味はしつこくなる。三盆白は白糖に転化糖シロップ（ショ糖を加水分解した果糖とブドウ糖との混合物でビスコともいう）を振りかけ，しっとりした感じのもので一般家庭用に使われている。

砂糖は一般に吸湿性で，湿度が高くなれば吸湿し，湿度が低くなれば失湿する。砂糖の貯蔵中全体が硬くなることがあるが，これは吸湿と失湿の繰返しによるものとされている。砂糖は水に溶けやすく20℃で100gの水に約200gの砂糖が溶ける。したがって砂糖の高濃度の浸透圧では微生物の発育が阻害され防腐作用を示す。また抱水力があるためデンプン食品の老化防止や卵料理の柔軟性などにも利用されている。

黒砂糖は含蜜糖で糖質のほかに各種ビタミンやカルシウム，鉄などの無機質をわずかながら含み，独特の風味を利用した豆料理やかりんとうなどに用いられ，また健康食品としても使用される。氷砂糖は精製糖を溶解し，結晶の大きな砂糖としたもので純粋の砂糖である。また精製糖をすりつぶして粉にした粉糖（パウダー・シュガー）が製菓用クリームなどに用いられる。

紅茶などの色や味をたいせつにするにはビート・グラニュー糖か氷砂糖を用いるとよい。

4.6 ブドウ糖と水あめ

食用および食品加工に使用されている甘味料で，穀類やいも類のデンプンを酸や酵素により加水分解して造る。

ブドウ糖は酸糖化にはシュウ酸が用いられたが，現在では種々の微生物酵素を利用する酵素糖化法が行われている。この方法は酸糖化の欠点とされる苦味物質の副生物もないからである。糖化したブドウ糖液が結晶固化したものを粉砕したものが粉末ブドウ糖で，結晶を析出させ遠心分離したものが結晶ブドウ糖である。糖化液そのものは水あめであるが，水あめにはこのほか麦芽で糖化した麦芽あめがある。麦芽あめの主成分はマルトース（麦芽糖）である。

デンプンの糖化率を表わすのにD. E.（Dextrose Equivalent）が用いられるが，この値の低いものほどオリゴ糖およびデキストリンが多く，結晶ブドウ糖はD. E. 100，粉末ブドウ糖では92～94となり，水あめでは35～50となる。一般に水あめや麦芽あめではデキストリンを25％位含む。原料の種類，糖の組成，D. E. によって甘さ，粘度，糖類結晶析出状態，吸湿性などが異なるから，使用する食品によって使い分ける必要がある。

製菓原料には，ブドウ糖単独で用いることは少なく砂糖と併用されることが多い。また麦芽あめは独特の風味があるためキャラメルなどの製菓原料に用いられている。

4.7　はちみつ（Honey）

みつ蜂は花みつを吸い腹部にあるみつ嚢に入れて（0.03～0.04g）運び巣房内に貯える。花みつにみつ蜂の分泌物が加わり，巣内の温度で濃縮され成熟してはちみつとなる。

はちみつの主成分は転化糖で花みつのショ糖が加水分解した果糖（36～38％）とブドウ糖（34～36％）を含み，このほか少量のショ糖やデキストリンを含む。無機質としてはカリウムが多く，ビタミンB群，有機酸なども含み，健康食品としても使用されている。

はちみつの色や味などは花みつの種類によって異なり，レンゲ，ナタネ，クローバー，アカシアのものは淡黄色，ミカン，ナタネのものは黄金色，ソバ，クリからのものは暗褐色で独特のにおいがある。日本では淡黄色のクセのないレンゲなどのはちみつが好まれる。

はちみつの水分は約20％であるが吸湿性があり，また成熟不充分で比重1.410以下になると貯蔵中に変質しやすく，発酵して上層に白い泡を生ずる。また貯蔵中に白いブドウ糖の結晶が析出してくるが，これは品質とは関係がない。

4.8　食　塩（Salt）

塩味の代表的なもので，ふつうの汁ものでは約1％の濃度が生理的欲求と一致するといわれている。日本では古くから海水を原料として種々の方法で食塩

表53　食塩の種類とその分析例（昭36　日本専売公社）

項目	類別	特級精製塩	精製塩 （業務用）	上質塩	白塩
規格	塩化ナトリウム含有量 粒度	99.5%以上 500～177μm 85%以上	99.0%以上 500～177μm 85%以上	95.0%以上	93.0%以上
分析値例	塩化ナトリウム	99.74%	99.71%	96.24%	94.37%
	不溶解分	—	—	0.01	0.02
	水分	0.07	0.08	2.19	3.26
	硫酸カルシウム	0.06	0.06	0.31	0.58
	硫酸マグネシウム	0.02	0.03	0.22	0.46
	塩化カリウム	0.03	0.03	0.15	0.21
	塩化マグネシウム	—	—	0.16	0.63
	硫酸ナトリウム	0.05	0.07	—	—

を製造しているが，このほか岩塩，あるいは湖水からもつくられている。ふつう海水中に塩化ナトリウムは2.7%程度含まれ，そのほか0.8%位の塩化マグネシウム，硫酸ナトリウムなどの無機塩を含む。この海水を塩田法などで濃縮してつくられるが，今日ではイオン交換樹脂膜を利用する方法も行われている。食塩には種々のものがあるが（表53），吸湿性があるため家庭用食塩には炭酸マグネシウムが添加され，また食卓塩には精製塩に炭酸カルシウム0.6%と炭酸マグネシウム0.4%が吸湿防止剤として混合されている。このほか食品加工用として種々の粒形の塩化ナトリウムが販売されている。

§5　香辛料（Spices and Herbs）

食品の調理加工のときや卓上において料理に使用し，その香りや辛味などを賞味するもので，熱帯産の種々の植物の種子などの独特の辛味や香りなどをもつ狭い意味の香辛料（Spices）と，温帯の各地でも栽培され葉や根などの香りをおもに賞味する香味料（Herbs）とがある。

香辛料は肉料理や魚料理の醍味（生ぐさみ）を消す矯臭の作用があるばかり

でなく，独特の香りや辛味は食欲を増進したり，防腐，殺菌の効果もあり広く用いられている。しかし各人の好みの違いもあり使用法には注意する必要がある。また香辛料の有効成分はほとんどその精油中に含まれ 1～2 年位で劣化するものが多いため，少量の購入にとどめ，保存にもなるべく褐色びんに密封して冷暗所におくことが肝要である。

5.1 辛味がおもなもの

1) ショウガ（生薑，生姜，Ginger，根）

原産は東南アジア地方といわれ，ショウガ科の植物の塊茎が用いられる。日本では古くから生食（おろし，煮物，紅しょうが）され香辛，薬味に供されている。ショウガは塊茎の性状から三つに分類され，小しょうがは早生で辛味が強く，中しょうがは中生種で葉しょうがとして利用され，大しょうがは晩生種で，辛味が少なく漬物，菓子などに用いられている。

このほか乾燥したもの（乾薑）が中国，インド，アフリカ，ジャマイカなどから輸入され焼菓子，焼肉などに用いられるほか，ジンジャエールなどの飲料の原料ともなっている。

ショウガの芳香成分の主体はシトラール，ジンギベレン，ジンギベロールなどのテルペン類で，辛味はジンゲロン，ショウガオールによる。

2) カラシ（芥子，Mustard，種子）

十字科植物の種子を乾燥したもので西洋系の黒からし，白からしと日本からしの黒からしがある。日本からしはカラシナの種子を天日乾燥し，粗く砕いたもので，西洋からしは油脂が約50％ぬいてあるため保存性はよく，ヨーロッパなどから輸入されている。

からし粉はそのままでは辛味を感じないが，温湯で練ると初めて辛味や芳香が出てくる。これは種子中のからし油配糖体がミロシナーゼ（Myrosinase）**酵素**の作用を受けて，からし油を遊離するからである。黒からしではアリルカラシ油の配糖体のシニグリンからアリルイソチオシアネートを生じ，白からしではシナルビン配糖体からオキシベンジルイソチオシアネートの白からし油を生

ずる(食品の味の項参照)。

　黒からし油は辛味が激しいが,白からし油は刺激も弱く香りもおだやかである。ふつう黒からしと白からしとをまぜてからし粉としている。このほかカレー粉,粉わさびにも用いられている。からしを練って長く放置するとしだいに苦味を生ずるが,酸性では起こりにくいので練りからしには酢が加えられている。

　3) ワサビ(山葵,根茎)

　山間の清流で栽培される十字科植物で全草に爽快な辛味があり,とくに根茎が珍重され伊豆地方のものが有名である。刺身などの魚料理にあい,またわさび漬けなどがつくられている。

　辛味はアリルカラシ油や第2級ブチルカラシ油などで,根茎の上端に多く,上端からおろすとよいといわれる。粉わさびはワサビやからし粉,色素などからつくられている。

　4) サンショウ(山淑,若葉,果皮)

　雌雄異株の落葉灌木の,若葉を木の芽として,果実は乾燥,粉砕して,日本料理の香辛料にする。七味唐辛子には不可欠のものである。

　芳香の主成分はフェルランドレン,シトロネロールなどのテルペン類で,辛味はサンショールという一種の不飽和アミド化合物で,舌がやや麻酔する性質がある。

　5) トウガラシ(唐辛子,藩椒,Chillie,果実)

　ナス科の鮮赤色の果実で,種類によって形状品質が異なる。日本産の「鷹の爪」は大きくて品質もよく,欧米にも輸出されているが,トウガラシは元来は熱帯アメリカ産で輸入もされている。

　辛味の主成分はカプサイシンできわめて激烈で$1g \times 10^{-5}$でも感ずるという。

　七味唐辛子,カレー粉,ソース,漬物などに広く用いられている。また防かび作用もあり,ビタミンCも多い。紅熟したシシトウガラシの一種のピーマンを乾燥粉末にしたパプリカ(Paprika)は色付けなどにも用いるが,辛味はおだやかである。

6） ニンニク（大蒜，Garlic，鱗茎）

ユリ科の地下茎を用いるが，強烈な臭気と辛味をもち，食欲を増進し，神経系統を刺激して血行を盛んにするといわれる。その主成分はジアリルサルファイドなどの硫化アリル類で，酵素作用などの結果生ずるものといわれる。その一つの前駆体であるアリインは酵素でアリシンとなるが，このものはジアリルサルファイドになるばかりでなく，ビタミンB_1（チアミン）と結合して吸収のよいアリチアミンになることは前述したとおりである。

ニンニクは生で各種の料理に用いるほか，乾燥して粉末としたガーリックがカレー粉，粉末スープ，加工肉食品などに広く用いられている。

7） コショウ（胡椒，Pepper，果実）

マレーシア，インドなどで産するコショウ科の果実で，黒こしょうと白こしょうとがある。前者は未熟のとき乾燥したもの，後者は完熟したものを摩擦して果皮を除いたもので，辛味は黒こしょうより弱いが香味はよい。辛味成分はピペリン，チャビシンで芳香はα-ピネンなどのテルペン類による。西洋料理とくに肉料理に合うため広く用いられ，そのほかカレー粉，ソースなどに配合され，多量に輸入されている。

5.2 芳香をおもにするもの

1） シンナモン（肉桂，桂皮，Cinnamon，樹皮，根皮）

クスノキ科の常緑喬木の樹皮の内皮，または根皮を干したもので特異な芳香と渋味を伴った甘味がある。芳香の大部分はチムトアルデヒド（桂皮アルデヒド）でそのほかシネオール，リナロオールなどを含む。焼き菓子，キャンデーなどに用いる。

2） ナッツメッグ，メース（肉豆蔲，Nutmeg，Mace，種子）

熱帯のニクズク科の常緑樹の種子の胚乳部をナッツメッグとし，種子と外果皮の間にある仮果皮を乾燥したものがメースである。

その芳香の主成分はカンフェン，ジペンテン，ゲラニオール，ミリスチシンなどで，キャベツの加熱調理時の不快臭を被覆するのに有効といわれているが

過度には使用しないことである。

3) ローレル（月桂葉，別名ベイ，Laurel，Bay，葉）

月桂樹の開花期の初期の若葉を乾燥して用いる。日本でも生育するがギリシア，イタリアのものを良質とする。獣肉，魚肉のにおい消しに効果があり，ことにマトンの矯臭によい。ソース，シチュウなど西洋料理に広く用いられる。芳香の主成分はシネオールでそのほかオイゲノールなどのテルペン類を含む。

4) タイム（タチジャコウ草，Thyme，若葉）

地中海原産のシソ科の草本で，日本でもできる。花は初夏に開花するが，全草に一種の芳香があり，ことに若葉は強く香辛料にする。肉料理の臭気消しに用いるほかソース，トマトケチャップ，ハムなどの防腐性芳香料として用いられる。主成分はチモール，カルバクロールである。

5) セージ（Sage，全草）

サルビア属の多年生宿根草で，ヨーロッパ，アメリカ，日本などでも園芸作物として栽培されている。全草白い絹のような毛でおおわれているため灰色にみえる。その特有の芳香はツーヨン，ピネン，シネオールなどのテルペン類による。肉料理に用いられ，とくにソーセージには必ず用いられる。セージ，ローレル，タイムの香辛料は肉の矯臭剤としてはよいが，薬品臭がつくのに注意する必要がある。

6) チョウジ（丁字，丁香，クローブ，Clove，花蕾）

テンニンクワ科の常緑樹で南洋諸島に多く，その花蕾を乾燥したものである。芳香の主成分はオイゲノールで菓子やリキュールなどに用いられる。

7) オールスパイス（Allspice，果実）

百味コショウともいわれ，中米カリブ海諸島原産のテンニンクワ科の常緑樹の果実を乾燥してつくる。主成分はチョウジと同じくオイゲノールであるが，このほかフェルランドレンなどのテルペン類を含み，コショウ，桂皮，丁字，ニクズクなど種々の香辛料を混ぜ合わせたような風味があるため百味コショウの名がある。西洋料理に広く用いられ，またピクルスなどにも用いられる。

8) バニラ（Vanilla, 果実）

メキシコ，西インド諸島の熱帯に産するラン科の果実をとり，これを乾燥して，アルコールで芳香成分を抽出したものがバニラエッセンスで洋菓子，アイスクリームなどに広く用いられ，主成分はバニリンで最近は合成したものが用いられている。

9) ハッカ（薄荷, Peppermint, 葉茎）

シソ科のハッカ草の葉茎からつくられる。主産地により芳香成分が異なり，オランダハッカ（スペアミント）の主成分はカルボンで，ミッチャムハッカ（イギリス）はそのほかメントールやジャスモンなどを含み芳香がよく，ペパーミント，リキュールなどの洋酒に用いられている。日本産ハッカの主成分はメントールである。

これらのハッカは爽快な清涼感を生じさせ，甘味とよく調和するので，キャンデー，チューインガムなどの洋菓子や清涼飲料に用いられる。またタバコ，歯磨，医薬品などにも広く用いられ，近年は合成メントールが大量生産されている。

10) シソ（紫蘇，葉と穂）

シソ科の一年生草本で，日本では広く栽培されている。葉や穂に特有の芳香があり，また赤しその葉はウメ，ショウガなどの染色にも使われる。芳香の主成分はペリラアルデヒドで，そのほかリモネン，ピネンなどを含む。

生葉は和菓子，汁粉，てんぷらなどの香料に用い，穂しそは刺身のつまなどに用いられる。

11) カレー粉（Curry）

カレー粉はインドなどで日常食に使用されるソースであるが，種々の香辛料や着色料を混合して独特の風味を出すもので，いろいろの調合法があり日本人にも好まれるものである。

カレー粉の例

コリアンダー	大サジ 1 杯
クミン	小サジ ½ 杯
ターメリック	小サジ 1 杯
カラシ	小サジ ½ 杯
唐ガラシ	小サジ ½ 杯
黒コショウ	少々
ジンジャー	少々
ニンニク	少々

以上のうちターメリックはウコン草の根茎で黄色の辛味成分クルクミンを含み，コリアンダーはコズイシ（胡荽子）ともいわれ，芳香成分はおもにピネンである。

12) 七味とうがらし

うどんなどの麺類によく用いられるもので，日本独特の混合香辛料である。ふつうトウガラシ，アサの実，陳皮（ミカンの皮），サンショウ，ケシの実，シソの実，ゴマ種子を適当に配合してつくる。湿気を吸い変質したり，虫が繁殖するから注意する必要がある。

VI 食品添加物

　食品の製造，加工，調理などの場合に添加する物質であって，食品の保存性や嗜好性を高め，また栄養価を増強する目的で用いられるもので，厚生省がその使用法を定めている食品添加物公定書に記載された薬品，着香料，着色料などのことを指している。

　食品が商品として広い流通過程にのるに従い，その商品的価値を高めるため着色したり着香することが行われ，また保存期間を長くするための防腐剤などを加えることは古くから行われてきたが，最近これら食品に添加するものの安全性，とくに発がん性が問題とされ，種々の動物実験の結果，その使用を禁止，または制限する必要を生じ，厚生省はその安全性を考慮して，添加物の成分規格，使用規準などを定めている。しかもその規制は年々多少変更されているため，添加物を使用する業者などは厚生省の食品衛生に関する法令に充分注意する必要がある。

§1 安全性の基準

　動物にある薬品を与えて，その実験動物の半数が死ぬ量をLD_{50}(Lethal Dose, 致死量)という。ふつう薬品の毒物といわれるものは体重1kgについてLD_{50}が30mg以下のものといわれている。食品添加物にはこのLD_{50}が1g以上のものが使用され，さらにまた動物実験の結果最大安全量を定めて，その1/100以内を使用することになっている。これは実験動物と人間とのその薬品に対する感受性が異なり，また個体間の差異も考慮しているからである。このほか遺伝の問題や最近は奇形児の生まれるおそれなども実験されて，だんだん使用基準は厳しくなっていく傾向がある。

§2 食品添加物の種類

食品添加物は使用目的および用途の別に従って調味料，甘味料，着色料，着香料，強化剤，保存料，殺菌料，酸化防止剤，漂白剤，小麦粉改良剤，糊料，乳化剤，防虫剤，発色剤，膨張剤，醸造用薬品，被膜剤，チューインガム基礎剤，溶剤，粘着剤，食品製造用薬品，その他に区分されている。そのうちおもなものだけについて述べることにする。

2.1 甘味料

砂糖やデンプン分解物の飴やブドウ糖以外で食品に甘味を与える目的で使用されるもので，合成品のサッカリンとそのナトリウム塩半合成品のソルビット，キシロース，天然品のグリチルリチン酸塩，アスパルテームがある。

サッカリンはトルエンを原料として製造され，白色の結晶または粉末できわめて甘く，砂糖の250〜500倍の甘さがあり，アイスクリーム，清涼飲料水，菓子，漬物など多くの食品に使用されてきたが，最近サッカリンの安全性が問題となり，一部の食品にのみ使用が認められている。サッカリンはチューインガムのみに，サッカリンナトリウムは漬物などに使用されている。

ズルチン，チクロ（サイクラミン酸）の使用は禁止されている。

ソルビットはブドウ糖をニッケル触媒で高圧水素還元して製造する。清涼な甘味をもち砂糖の半分の甘さがある。保湿剤としての作用もあり菓子などに使用される。キシロースはトウモロコシの芯などのキシランを酸分解してグルコースを除いて製造する。甘味を有し人体に吸収されないので体重調整食や糖尿病患者用の甘味料として用いられる。グリチルリチン酸塩は甘草の根茎の成分で砂糖の約200倍の甘味をもつ。アスパルテームはペプチド性甘味料で砂糖の約200倍の甘味がある。

2.2 着色料

食品に添加される着色料には，合成タール系色素とそれ以外の合成色素とがある。合成タール系色素は，かつては石炭タールを原料としたためこの名があ

るが，現在はおもに石油系のものを用いる。ことにアニリンを原料としてつくられるもので着色力は強いがその安全性から塩基性や脂溶性のものは食品に使用するのは禁止され，比較的無害な酸性タール系色素のみ許可されている。しかしこれも年々制限を受けて現在は12種類となり，またその製品の純度も検査するようになっている。

合成タール系色素使用の表示が義務づけされるようになったため，近年は添加物以外の天然色素の使用が急増しているが，1991年（平成3年）7月1日より食品添加物は原則としてすべてのものを表示することとなった。

2.3 保存料と殺菌料

保存料は食品の保存を目的とする添加物で，微生物の発育を阻止し食品の腐敗を抑制するもので防腐剤の意味が強い。日本で許可されている保存料の名称とその使用基準は表56に示したとおりである。

このうちサリチル酸は日本酒にみられる火落菌に効くため清酒には明治の頃より使われてきたが，最近はその毒性が問題となり昭和46年に国税庁長官通知により清酒にサリチル酸を使用することが原則的に禁止された。

ジフェニルは直接食品に混和されるものではなくジフェニルを塗布した紙片を果実の入った容器のなかに入れ，それが昇華して果実に付着してかび止めの効果を出すものであるため残存量で規制している。

殺菌料は微生物を死滅させる目的で使用するものであるが，食品に添加するものは表57に示すものがある。

このうち次亜塩素酸，次亜塩素酸ナトリウムは食品に添加されることはなく食器などの洗浄，消毒に使われている。

過酸化水素は強力な酸化作用が殺菌と漂白に用いられている。フリルフラマイドは日本で開発されたもので，最近は微生物の突然変異性の発生率が高くなることが報告されている。

表54　タール系色素の種類と用途（使用基準を省く）

色　素　名	用　　途
食用赤色2号（アマランス）	菓子，清涼飲料，洋酒，冷菓，20〜100ppm
食用赤色3号（エリスロシンB）	焼菓子，和洋菓子，桜桃，かまぼこ，福神漬
食用赤色102号（ニューコクシン）	漬物，たらこ，たこ，ソーセージ，ジャム，つくだ煮，あめ，和菓子，焼菓子，飲料
食用赤色104号（フロキシン）	かまぼこ，ソーセージ，でんぶ，和洋菓子，焼菓子
食用赤色105号（ローズベンガル）	桜桃，かまぼこ，なると，ソーセージ，和洋菓子，焼菓子
食用赤色106号（アシドレッド）	でんぶ，福神漬，桜えび，ハム，ソーセージ，和洋菓子，焼菓子
食用黄色4号（タートラジン）	漬物，ねりうに，つくだ煮，ドロップ，あめ，和菓子，焼菓子，飲料，冷菓
食用黄色5号（サンセットエローFCF）	菓子，あめ，漬物，つくだ煮，うに，飲料，冷菓
食用緑色3号（ファストグリーンFCF）	菓子，飲料
食用青色1号（ブリリアントブルーFCF）	菓子，飲料，グリンピース
食用青色2号（インジゴカルミン）	菓子，つくだ煮
食用赤色40号（アルラレッドAC）	まんじゅう，赤飯，キャンデー類，水ようかん，紅しょうが

（注）　合成タール系色素は豆類，食肉，生野菜，鮮魚介類，みそ，しょうゆ，茶（紅，緑），きなこ，わかめ，こんぶ，のりなどに使用してはいけない。合成タール系色素を使った食品のうち缶詰，タル詰，ツボ詰，合成樹脂容器詰にしたものは「合成着色料含有」と入れた色素名を容器のみやすいところに明記しなければならない。

表55　そのほかの合成色素類と用途（使用基準を省く）

色　素　名	用　　途
三二酸化鉄（べんがら）赤褐色	こんにゃく，バナナの果柄以外に使用してはいけない
銅クロロフィル（銅葉緑素）緑色	チューインガム以外に使用してはいけない
銅クロロフィリンナトリウム緑色	チューインガム，野菜，果物の貯蔵品，こんぶ，みつ豆の寒天
鉄クロロフィリンナトリウム緑色	みつ豆の寒天，キャラメル，ドロップ，ようかん，アイスクリーム
β-カロテン　　　　　　　　黄色	バター，チーズ，マヨネーズ，ショートニングオイル，菓子，パン，飲料
水溶性アナトー（ノルビキシンナトリウム）　　　　　　　　　黄色	ウインナーソーセージの表皮，チーズ，バター，アイスクリーム

表56 保存料とその使用基準

品　　名	対象食品	使用量	使用制限
安息香酸 安息香酸ナトリウム	キャビア，清涼飲料水（炭酸を含有するものを除く），しょうゆ	2.5g/kg以下（安息香酸として） 0.6g/kg以下（〃）	貯蔵または運搬の用に供する容器の中に入れる紙片に浸潤させて使用する場合に限る
ジフェニル	グレープフルーツ，レモン，オレンジ類	0.07g/kg以下（残存量）	
ソルビン酸 ソルビン酸カリウム	魚肉ねり製品（魚肉すり身を除く），鯨肉製品，食肉製品，うに	2g/kg以下（ソルビン酸として）	
	いかくん製品 たこくん製品	1.5g/kg以下（〃）	
	魚介乾製品（いかくん製品およびたこくん製品を除く），フラワーペースト，に豆，あん類，つくだ煮，みそ，たくあん漬，かす漬，こうじ漬，しょうゆ漬，みそ漬の漬物	1g/kg以下（〃）	
	ジャム，ケチャップ，ほしすもも，酢漬の漬物	0.5g/kg以下（〃）	
	甘酒，はっ酵乳（乳酸菌飲料の原料に供するものに限る）	0.3g/kg以下（〃）	
	ぶどう酒 乳酸菌飲料（殺菌したものを除く）	0.2g/kg以下（〃） 0.05g/kg以下（〃）（ただし乳酸菌飲料原料に供するときは0.3g/kg以下（〃））	
デヒドロ酢酸 デヒドロ酢酸ナトリウム	チーズ，バター，マーガリン	0.5g/kg以下（デヒドロ酢酸として）	
パラオキシ安息香酸イソブチル	しょうゆ	0.25g/l以下（パラオキシ安息香酸として）	
パラオキシ安息香酸イソプロピル	果物ソース	0.2g/kg以下（〃）	
パラオキシ安息香酸エチル	酢	0.1g/l以下（〃）	
パラオキシ安息香酸ブチル	清涼飲料水（炭酸を含有するものを除く）	0.1g/kg以下（〃）	
パラオキシ安息香酸プロピル	果実または果菜（いずれも表皮の部分に限る）	0.012g/kg以下（〃）	
プロピオン酸カルシウム プロピオン酸ナトリウム	パン，洋菓子	2.5g/kg以下（プロピオン酸として）	

表57 殺菌料とその使用基準

品　　名	対象食品	使用量	使用制限
過　酸　化　水　素			最終食品の完成前に分解または除去すること
次亜塩素酸ナトリウム			ごまに使用してはならない

2.4 酸化防止剤

　食品の酸化を防止する物質を意味するけれども，ふつうは自動酸化しやすい油脂類や，これらを多く含む食品の酸化を防止するために使用する化合物のことをいう。天然物と人工的な合成物とがあり，食品添加物として食品によりその使用物質，使用量の規制を受ける。天然物としてはビタミンEのトコフェロール類，ビタミンCおよびその異性体のエリソルビン酸，没食子酸エステル類グアヤク脂がある。トコフェロール類は胚芽油中に多いビタミンEで $\alpha, \beta, \gamma, \delta$ などの異性体があり，ビタミンEの効力はこの順に弱くなるが，抗酸化力は逆となり δ がもっとも強いが dl-α-トコフェロールが動物油脂やビタミンAなどの酸化防止に使用する。ビタミンCおよびその異性体のエリソルビン酸はおもに油脂のエマルジョンや果物の缶詰めなどの酸化褐変防止に広く用いられている。没食子酸エステル，グアヤク脂はバターなどの油脂製品の酸化防止に用いる。合成酸化防止剤としてはブチルヒドロオキシアニソール（B.H.A.），

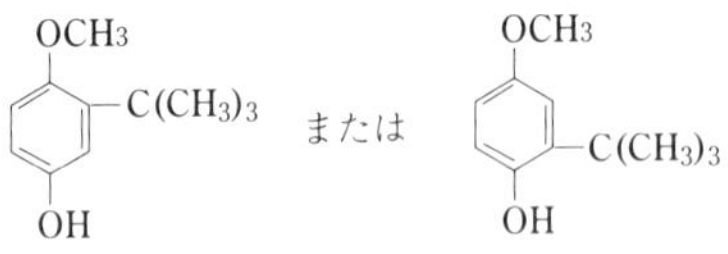

ブチルヒドロオキシアニソール(B.H.A.)

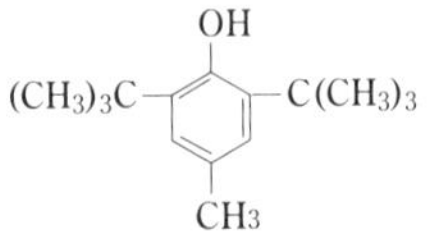

ジブチルヒドロオキシトルエン(B.H.T.)

$$\text{HO}-\underset{\text{HO}}{\bigcirc}-\text{CH}_2-\underset{\text{CH}_3}{\text{CH}}-\underset{\text{CH}_3}{\text{CH}}-\text{CH}_2-\underset{\text{OH}}{\bigcirc}-\text{OH}$$

ノルジヒドログアヤレチック酸 (N.G.D.A)

ジブチルヒドロオキシトルエン（B.H.T.），ノルジヒドログアヤレチック酸（N.D.G.A.）がある。いずれも多価フェノール類で毒性などの関係から使用量を限定して現在許可されているものである。単独より併用すると効力が強くなり，バター，マーガリンや油脂，魚介類製品に使用されている。この酸化防止剤の作用力を増強するものが協作剤（Synergist）で，クエン酸などが用いられている。

主な参考書

藤巻正生，金田尚志他『食品化学』朝倉書店　1968.
桜井芳人他編『食品保蔵』朝倉書店　1966.
山西貞編『食品学』（お茶の水女子大学講座7）光生館　1975.
稲垣長典監修,福場博保編『食物学用語辞典』学文社　1971.
二国二郎編『デンプンハンドブック』朝倉書店　1960.
文部省編『学術用語集 化学編』南江堂　1975.
J. B. S. Braverman, *Introduction to the Biochemistry of Foods*, Elsvier Publishing, Amsterdam, 1963.
L.H. Meyer, *Food Chemistry*, Reinhold Publishing, New York, 1960.
J.Schormüller, *Handbuch der Lebensmittelchemie*, Springer-Verlag, Berlin, 1967.
厚生省環境衛生局編『知っておきたい食品衛生』大蔵省印刷局　1979.
科学技術庁資源調査会編『四訂日本食品標準成分表』大蔵省印刷局　1982.
科学技術庁資源調査会編『五訂日本食品標準成分表』大蔵省印刷局　2000.

索　引

ア行

青豆　137
アクトミオシン　177
アグリコン　168
アクロレイン　82
アサクサノリ　169
アスコルビゲン　48
アフラトキシン　136
油の疲れ　82
アベナリン　122
α-アミラーゼ　69
β-アミラーゼ　70
アミロース　21
アミロペクチン　21
あらい　184
アラキン　132,135
β-アラニン　40
アラビノース　18
アルギン酸　23,170
アルドース　13
アントキサンチン　53
閾値　57
イソアミラーゼ　70
イソプレノイド誘導体　49
イソマルトース　19
イチゴ　157
一次誘導タンパク質　37
イノシトール　158
イノシン酸ナトリウム　62
イポメイン　128
ウイスキー　216
ATP　174
エキス分　180
えぐ味　130
NAD　47
N.D.G.A.　237
エピカテキン　54
FAD　47
エルゴステロール　32
LD_{50}　231
横紋筋　171
オキシミオグロビン　52
オボアルブミン　195

オリザニン　43
オリゼニン　10
オールスパイス　228

カ行

カキ　159
核酸系調味料　220
化工デンプン　69
カゼイン　200
かつお節　192
カード　199
カブ　148
カフェイン　209
カプサイシン　60
カボチャ　151
ガラクトース　17
カラザ　193
カラシ　225
カラギーナン　170
カラメル　71
カルシフェロール　44
カレー粉　229
カロテン類　49
ガングリオン　31
かん水　120
乾性油　33
寒天　23,170
キサントフィル類　49
キシロース　17
逆合成　69
キャベツ　145
吸湿曲線　3
牛肉　180
牛乳　198
キュウリ　149
強化米　113
強力粉　115
魚油酸　28
筋漿　172
筋線維　172
グアニル酸ナトリウム　62
クチクラ　139
グラハム粉　117
グリコーゲン　21

クリサンテミン　134
グリシニン　132
グリセリド　24
グリチルリチン酸　58
クリーム層　202
クルクミン　56
グルコース　16
グルタチオン　41
グルタミン酸ナトリウム
　61,220
グルテン　114
クロセチン　50
クロロゲン酸　61
鶏肉　182
削り節　192
結合型ニコチン酸　47
結合水　2
ケトース　13
ゲル　91
ゲルベル氏法　205
ケン化価　24
限界デキストリン　70
ケン化　33
懸濁液　91
ゲンチオビオース　19
光学異性体　14
厚角組織　139
硬化油　34
降伏値　87
合成タール系色素　232
紅茶　212
コカルボキシラーゼ　46
コショウ　227
コハク酸ナトリウム　63
コバルト　11
コーヒー　212
ゴボウ　149
コラーゲン線維　173
コレステロール　32
コンアルブミン　194
こん跡元素　5
コンドロイチン硫酸　10
コンニャクマンナン　22
コンブ　169

サ 行

細胞外液　7
細胞内液　7
サッカリン　232
砂　糖　221
サラダナ　146
酸　価　32
サンショウ　226
酸素吸収期　80
ジアセチル　66
シアニジン　54
シイタケ　164
CA貯蔵法　160
自己消化　173
シ　ソ　229
七味とうがらし　230
湿　麩　115
自動酸化　79
β-シトステロール　32
シトルリン　41
シニグリン　60
ジフェニル　233
ジブオール　61
ジャム　162
シュウ酸　142
自由水　2
しゅん　184
純正脂肪　24
ショウガ　225
しょうちゅう　216
しょうゆ　218
食　塩　224
植物ガム　23
食感要素　83
シンナモン　227
酢　220
スイカ　156
水素イオン　4
水素結合　1
炊　飯　112
水分活性　3
水分吸着等温線　3
水様卵白　193
スクロース　18
スクワレン　185
ストレッカー反応　78

スフィンゴ脂質　28
スフィンゴミエリン　30
清　酒　214
青　値　71
ゼイン　125
セカリン　122
セージ　228
セファリン　29
ゼリー　163
セルロース　22
セレブロシド　31
セロトニン　161
セロビオース　19
相乗剤　82
ソラニン　129
ゾ　ル　91

タ 行

ダイコン　148
対掌体　14
タイム　228
タウリン　10
脱湿曲線　3
タトイン　134
タマネギ　146
単純多糖　20
弾性率　86
タンニン系物質　156
血合肉　184
チアミン　46
チーズ　208
チャーニング　206
中力粉　114
チョウジ　228
漬　物　151
ツベリン　129
テアニン　63,209
テアフラビン　212
D.E.　223
低温殺菌　206
デオキシリボース　18
δ-デカラクトン　66
デキストリン　69
テクスチャー　85
TBA値　81
デミタス　213
デルフィニジン　54

転　化　18
転化糖　18
デンプン　20
α-デンプン　67
β-デンプン　67
デンプンの老化　68
トウガラシ　226
銅クロロフィリン　51
糖酸比　154
糖脂質　28
等電点　42
特異上昇現象　156
トコフェロール　45
トマト　150
トリゴネリン　142
トリメチルアミンオキサイド
　66,185
トレハロース　20
トロポミオシン　177

ナ 行

ナ　シ　159
ナ　ス　149
ナッツメッグ　227
ナメコ　165
ナリンジン　59
軟細胞組織　139
肉基質　176
肉　漿　176
肉の熟成　173
ニトロソミオグロビン　52
乳　清　199
乳濁液　90
ニュートンの法則　86
ニュートン流体　86
ニンジン　148
ニンニク　227
ニンヒドリン反応　42
ネ　ギ　146
練り製品　191
粘性率　86
濃度指数　4

ハ 行

灰　分　5
麦　芽　124
ハクサイ　145

索　引　241

薄力粉　115
バター　120, 207
はちみつ　223
ハッカ　229
バナナ　161
バニラ　229
バブコック氏法　205
半乾性油　33
ビュレット反応　42
B.H.A.　236
B.H.T.　236
非乾性油　34
ビキシン　50
ビシリン　132
ビタミンP.P.　47
必須アミノ酸　40
ヒドロパーオキシド　80
非ニュートン流体　87
ピーマン　150
ピラノース　14
ビール　214
フェオフィチン　51
フェオホーバイド　51
フェリチン　9
フォーリング・ナンバー試験　118
複合多糖　20
複合調味料　221
豚肉　181
フックの法則　86
フッ素　11
ブドウ　160
ぶどう酒　215
ブドウ糖　222
不飽和脂肪酸　25
フムロン　59
フラノース　14
フラボプロテイン　46
ブランチング　75
ブランデー　216
フルクトース　17
ブロイラー　182
プロセスチーズ　208

プロテオース　37
プロテナーゼ　73
プロトペクチン　153
プロビタミンA_1　44
ベーキングパウダー　120
ペクチン　22
ペクチン質　153
ヘスペリジン　53
ベタシアニン　56
ペプチダーゼ　75
ペプチド結合　34
ペプトン　37
ヘミアセタール　14
ヘモグロビン　9
ヘモシデリン　9
ペラルゴニジン　54
α-ヘリックス　38
変香　80
変性タンパク質　71
変旋光　15
防腐剤　235
泡沫　89
ホウレンソウ　144
飽和脂肪酸　25
ホルデイン　121

マ　行

マッシュルーム　166
マツタケ　163
マルトース　19
マンガン　10
マンノース　17
ミオグロビン　9
ミオゲン　177
ミカン　157
ミセル　21
みそ　217
ミリグラム当量　12
メイラード反応　76
メトミオグロビン　521
メラノイジン　77
メリビオース　20

モモ　161
もやし　147
モリブデン　11

ヤ　行

ヤラピン　129
有効性リジン　79
有色体　137
ユビキノン　55
ヨウ素　11
ヨウ素価　33
葉緑体　137

ラ　行

ライヘルト-マイスル価　34
β-ラクトグロブリン　201
ラクトース　19
ラクトフラビン　46
ラフィノース　20
卵黄係数　197
リゾチーム　194
リポイド　24
リボース　18
両性物質　41
緑茶　209
履歴現象　3
リンゴ　159
リンゴ酸ナトリウム　59
リン脂質　28
ルチン　53
レオロジー　85
レグミン　132
レシチン　29
レチノール　44
レモン　157
レンチオニン　165
レンニン　199
ロウ　25
ローレル　228

ワ　行

ワカメ　169
ワサビ　226

著者紹介

小島　喜久

大正5年	名古屋市に生れる
昭和16年	北海道帝国大学農学部農芸化学科卒　同年理化学研究所入所，鈴木梅太郎研究室勤務
昭和24年	復員後旧職に復帰　藪田貞治郎研究室勤務
昭和33年	生化学第一研究室研究員
昭和39年	実践女子大学教授
昭和63年	実践女子大学名誉教授　農学博士
著　書	『新世紀大辞典』『現代ホーム百科事典』（学習研究社）『食物学用語辞典』（学文社）などに執筆（食物および食品化学部門担当）

渡部　一穂

昭和10年	秋田市に生れる
昭和33年	東北大学農学部農芸化学科卒　同年理化学研究所入所，発酵工学研究室勤務
昭和43年	米国ハワイ大学生化学・生物物理学教室に2年間留学
昭和52年	同上に2年間再度留学
昭和53年	理化学研究所微生物生態学研究室副主任研究員
昭和59年	新技術開発事業団創造科学技術「特殊環境微生物プロジェクト」の技術参事兼職
昭和60年	実践女子大学教授
平成17年	元実践女子大学教授　農学博士
著　書	『好アルカリ性微生物』共著（海鳴社）がある。

食品学（総論・各論）　◎検印省略

1988年 3月10日	第一版第一刷発行
1999年 4月30日	新装版第一刷発行
2001年11月25日	新装版改訂第一刷発行
2005年 4月15日	新装版改訂第三刷発行

著　者　小島喜久
　　　　渡部一穂

発行所　株式会社　学文社
発行者　田中千津子

郵便番号　153-0064
東京都目黒区下目黒3-6-1
電話　03 (3715) 1501 (代)
振替口座　00130-9-98842

乱丁・落丁の場合は本社でお取替します　　印刷所　中央印刷
定価はカバーに表示

ISBN 4-7620-1092-8